Kurt Langbein, Bert Ehgartner

Das Medizinkartell

SERIE PIPER

Zu diesem Buch

Tagtäglich gibt es neue Schreckensmeldungen aus dem Gesundheitssystem. Die Pharmaindustrie sitzt auf der Anklagebank. Die Kunst der Ärzte versagt, jede vierte ärztliche Diagnose liegt nachweisbar daneben. Kranke Menschen sind nur noch Patientengut in einem symptomfixierten und profitorientierten System. Krebsbefunde werden gefälscht – mit schrecklichen Folgen für die Betroffenen. Und all dies bleibt lange unentdeckt, weil eine Qualitätskontrolle fehlt. Kurt Langbein und Bert Ehgartner haben in ihrer Innenansicht des Medizinkartells die »Menschenfalle Medizin« zum Thema gemacht. Ihre harte Diagnose hinterläßt am Bild der selbstlosen Heiler und der gesamten Gesundheitsindustrie erhebliche Kratzer, zeigt aber auch Chancen für Veränderungen auf.

Kurt Langbein, geboren 1953, war Journalist beim ORF und bei »Profil« und ist Mitautor des Bestsellers »Bittere Pillen« und des »Kursbuch Gesundheit». Er leitet heute das Redaktionsbüro Langbein & Skalnik in Wien (www.langbein-skalnik.com).
Bert Ehgartner, geboren 1962, ist Wissenschaftsjournalist, Dokumentarfilmer und Chefredakteur des Gesundheitsportals www.surfmed.de

Kurt Langbein, Bert Ehgartner

Das Medizinkartell

Die sieben Todsünden der Gesundheitsindustrie

Piper München Zürich

Hinweis: In einigen Fallbeispielen im Buch sind Namen von Personen verändert worden, um ihre Anonymität zu gewährleisten. In diesen Fällen haben wir einen Aliasnamen verwendet, der mit einem * gekennzeichnet ist. Die richtigen Namen sind den Autoren bekannt.

Wir danken Christoph Bart für die unermüdlichen Recherchen in historischen Archiven. Ebenso bedanken wir uns für die Mitarbeit an einzelnen Kapiteln bei Verena Ahne (»Trügerische Vorsorge«), Ulrich Kraft (»Beruf Arzt«), Jochen Niehaus (»Die Inflation der Risikofaktoren«) und Christine Reidl (»Die medikalisierte Gesellschaft«).

Ungekürzte Taschenbuchausgabe
Juli 2003

Umschlag/Bildredaktion: Büro Hamburg
Isabel Bünermann, Julia Martinez/
Charlotte Wippermann, Kathrin Hilse
Umschlagabbildung: Büro Jorge Schmidt, München
Fotos Umschlagrückseite: Fotostudio Bartl
Satz: Kösel, Kempten
Druck und Bindung: Clausen & Bosse, Leck
Printed in Germany ISBN 3-492-23872-6

www.piper.de

INHALT

Vorwort 13

Die erste Todsünde:
Kriegserklärung gegen den falschen Feind 17

Tricky Louis 21
Zum Ehrgeiz geboren 23
Kristalle und andere Leidenschaften 23
Damit Hopfen und Malz nicht verloren sind 24
Die Entdeckung der Fermente 25
Der Keim der Keimlehre 26
Pasteur pasteurisiert 26
Keimfreie Irrtümer 27
Pasteur »entdeckt« das Impfen 28
Ein Konkurrent tritt auf 30
Taschenspielertricks 31
Haß auf Deutschland 32
Der große Gegenspieler 33

Ein preußischer Landarzt macht Geschichte 34
Die Faszination der großen Bilder 35
Der Beginn der Bakteriologie 35
Die Zeit der großen Plagen 36
Virchows Sozialmedizin 37
Politik als Medizin 38

Der Siegeszug der Tuberkel 39
Der Triumph der Gründlichkeit 40
Die Weltsensation 41

Der Wettlauf um die Cholera 43
Das Rätsel der Ursachen 44
Krieg und Rebellion 46
Pettenkofers Gegenthesen 48
Zur ebenen Erde und im ersten Stock 49
Die ersten Präventionsideen 50
Kochs Erfolgsrezept 51
Das Duell 52
Preußens Held 54
Die Hamburger Epidemie 56
Die Konfrontation 58
Milliarden Bazillen in einem Schluck 59

Kochs Tuberkulin-Flop 61
Verführerischer Druck 63
Vom Entdecker zum Geschäftsmann 64
Wissenschaft als Dienerin der Industrie 66
Ein Star 67
Die Flucht 68
Hoechst geschäftstüchtig 69

Archie Cochrane: »Ärzte sind überflüssig« 71
Tödliche Krankheit ohne Tote 76
Essen entscheidet über Infektion 77

Die zweite Todsünde:
Medizin als chemischer Krieg **79**

Ehrlich im Farbenrausch 80
Versuchskaninchen für Koch 80
Forschungswunderland 82
Behrings Weg zu hoechstem Ruhm 82

Die Suche nach »magic bullets« ... 83
Das Experiment E 606 ... 84
Streitfall Salvarsan ... 86
Werk des Teufels ... 87

Die zufällige Entdeckung der Antibiotika ... 88
Die Spirale ist überdreht ... 89
Die Urlaubsüberraschung ... 91
Fleming verliert das Interesse ... 93
Das vergessene Wunder ... 94
Not macht erfinderisch ... 95

Chemischer Krieg gegen Krebs ... 97
Chemische Waffen als Ursprung ... 99
Das Phänomen des ersten Mals ... 99
Ein Raunen geht durchs Land ... 101
Rückkehr des Schreckens ... 102
Krieg als Weihnachtsgeschenk ... 103

Brustkrebs radikal ... 103
Ein menschenverachtender Pedant ... 106
Kokainpause im OP ... 107
Aufstieg der Chirurgie ... 109
Vom Fatalismus zum Krieg ... 110
Pro und contra Radikaloperation ... 110
Das Wunder der Radiologie ... 111
Was taugen die alten Studien? ... 112
Der Preis, eine Frau zu sein ... 113
Ein nutzloser Körperteil ... 114
Die Waffe der Angst ... 115
Halsted war nicht radikal genug ... 116
Überleben ohne Behandlung ... 117
Krebs ist nicht gleich Krebs ... 118
Das Ende der Willkür ... 119
Radikale Chemie ... 120
Der Schwindel fliegt auf ... 121

Die dritte Todsünde:
Vom Krankenbett ins Labor – die Abkehr vom Patienten 123

Trügerische Vorsorge 123
Verrat an Frauen 126
George Papanicolaous Meisterstück 128
Hohe Fehlerquoten 129
Die Last des positiven Befunds 130
Die Pap-Industrie 132

Irren ist ärztlich 135
Fehler der Unfehlbaren 137
30000 Tote pro Jahr 138
Minimal invasiv mit maximalen Folgen 140
Jeder vierte Befund ist falsch 141
Kränker durch die Medizin 143

Genforschung: neue Eugenik statt Therapiechancen 144
Die Diagnosefalle 148
Das Drama Amniozentese 149
Was ist lebenswert? 152
Diagnostik vor der Schwangerschaft 153

Die vierte Todsünde:
Menschenfalle Medizin 155

Beruf Arzt: vom Helfer zum Fabrikarbeiter 158
Der Ambulanzbetrieb 159
Der Umgang mit der Aussichtslosigkeit 161
Rush-hour 163
Menschlichkeit als Erinnerungsstück 165
Tribut an die Industrie 166
Klinikarzt und Gesundheit – ein Widerspruch 167
Lehrlinge als Ärzte 169
Unangenehme Wahrheiten 170
Not- und andere Fälle 172
Die Medizinfabrik 173

Eine Generation von Kriechern 175
Schreiben, schreiben, schreiben 177

Die medikalisierte Gesellschaft 180
Methusalem heute 181
Wie ein langes Leben möglich wird 183
Die wahren Ergebnisse der Medizin 185
Maximaler Aufwand bei minimalen Chancen 186
Falsch getestete Arzneien 187
Todesursache Heilmittel 189
Verlust der Menschlichkeit 190

Ein Patient im System:
»Es ist alles so unglaublich beliebig« 192
Die Liebe und der Tod 194
Diagnose Multiples Myelom 195
Die Hochdosis-Chemotherapie 196
»Hier wird Krieg geführt« 197
Im Hamsterrad 198
Termin beim Chef 200
Röntgenexzesse 201

Der Essener Brustkrebsskandal 202
Nur eine Biopsie 203
Die Entscheidung 205
Ein harmloser Befund 207
»Der Mann sieht das Gras wachsen« 209
Die Krebswelle fällt auf 210
Feurige Vertuschung 212
Einschlägige Vergangenheit 213

Die fünfte Todsünde:
Die Verwechslung von Symptom und Ursache **217**

Die Inflation der Risikofaktoren 217
Wer das Fett abbekommt 218
Ein lukrativer Jungbrunnen 220

Ein Städtchen schreibt Geschichte 221
Eifrige Herzlichkeit 223
Die Entdeckung der Risikofaktoren 224
Die Faktorenserie 226
Schlankheitsrekorde 228
Ist Fett Gift? 229
Auf der Startrampe 231

Geöffnete Herzen 232
Im Fitneßhotel 235
Schmerzhafte Gefühle 236
Die neue Eßkultur 237
Die ersten Ergebnisse 239
Dean Ornishs Lernprozeß 240
Die herzhafte Fünfjahresbilanz 242

Die Erfindung der Risikogeburt 242
Schuß ins Knie 245
Guter Hoffnung 246
Das erste Bild 247
Horrorstorys beim Bauchtanz 248
Zu Ihrer Sicherheit 250
Warten auf die Wehen 251
Der längste Tag 252
Schmerzlose Geburt 254
Das Treffen der jungen Mütter 255

Die sechste Todsünde:
Die Geringschätzung des Immunsystems 257

Coleys Gift 260
Rockefellers Freundin 263
Ein böser Verdacht 264
Ein Patient namens Stein 265
Der Versuch 266
Eine Idee verschwindet 269

Impfungen in Afrika 273
Aufregung bei der WHO 278
Aluminium unter Verdacht 279
Ein Fanal der Impflobby 280

Die Durchfallimpfung 283
Eine überraschende Einladung 283
Ein alltägliches Virus 286
Gut investiert 288

Allergien – wenn die Umwelt zum Feind wird 292
Zahlen verwechselt? 293
Trainingsrückstand des Immunsystems 295
Dem Rätsel der Autoimmunerkrankungen auf der Spur 296
Heilsamer Schmutz 299
Fataler Hygienewahn 300

Die Kraft der Psyche 303
Das Rätsel Spontanheilung 304
Der Placeboeffekt 306
Wundersame Kräfte 307
Glaube, der Diagnosen versetzt 309
Seele heilt 310
Wie Streß mobilisiert 312
Die Rolle des Fiebers 313
Risikofaktoren, einmal anders 315

Die siebte Todsünde:
Die Versklavung der Medizin durch die Industrie 317

Die Branche der Goldgräber 318

Der Fall Gelsinger 319
Die höchste Dosis 320
Ein typisch halsstarriger Teenager 321
Der Schritt zum Menschen 322

Ein medizinischer Hasardeur 324
Ein Damm bricht 325
Der Weg zur Lebertherapie 326
Laßt die Leute doch Helden sein 327
Auflagen werden ignoriert 329
Der Druck der Industrie wächst 330
Der Kampf geht verloren 331
Trefferquote: ein Prozent 332

Die verkaufte Medizin 334
Schläge ins Gesicht der Wissenschaft 336
An der Leine der Industrie 339
Große Geschenke erhalten die Freundschaft 340
Fortbildung mit Hintergedanken 340
Von Masse und Klasse 341
Von Grund auf verdorben 342
Der Fall Herrmann 343
Medikamente, die niemand braucht 344

Aids – die Allmacht des Virus 346
Wie wirkt HIV? 347
Ein leidenschaftlicher Brief 349
Keine sachliche Auseinandersetzung 351
Zahlenspiele der UNO 352
Trügerische Hoffnung 353
Chaotische Studien 355

Nachwort 359

Anmerkungen 363

Namenregister 383

Sachregister 389

VORWORT

Die Entdeckung des Altersgens, Ersatzorgane aus der Retorte, Durchbruch in der Krebstherapie, Impfung gegen Aids – etliche dutzendemal haben wir als Wissenschaftsjournalisten in den vergangenen zwei Jahrzehnten die Erfolge der modernen Medizin zelebriert. Blinde werden sehend, Lahme gehend gemacht, Organe wie Hemden gewechselt, die Sehnsucht nach dem ewigen Leben bald erfüllt, chronische Patienten werden von ihren Leiden erlöst und Schwangerschaften außerhalb des Mutterleibs möglich.

Manche Jubeltermine sind einigermaßen vorhersagbar: Der April etwa, knapp bevor die US-Gesundheitsbehörden über neue Budgets entscheiden, sorgt zuverlässig für vollmundige Hoffnungsverkündungen, denn mit realistischen Prognosen können die großen Fördertöpfe nicht geknackt werden. Manche sensationellen Coverstories sind schlicht ein Produkt redaktioneller Nöte: Hoffnung läßt sich gut verkaufen, Hoffnung auf Gesundheit und langes Leben allemal.

Oft führen die vielen Finanzströme der Pharma- und Medizingeräteindustrie zu allerlei Stiftungen, Kongressen, Agenturen und Publikationen auf im Detail schwer nachvollziehbare Art zu uniformen Buchstabenströmen in den großen Medien über die neuesten Hoffnungsträger für die Kranken und für den angeknacksten Börsenkurs. Allemal aber führt die Summe dieser Faktoren zu einem Zerrbild: dem Bild eines omnipotenten Medizinbetriebs als Gemeinschaftsprodukt der Forschungs- und Medienindustrie.

Doch hinter dem Flitter der Erfolgsmeldungen und Zukunftsverheißungen verbirgt sich die graue Realität: Trotz eines gigantischen Aufwands gibt es gegen die großen Killer der Wohlstandsgesellschaft – wie etwa den Herztod oder auch Krebs, Allergien und die Volkskrankheit Rheuma – nach wie vor allenfalls hinhaltende Mittel. Und das wird auch so bleiben, wenn die Medizin weiterhin in ihrem grundlegenden Irrtum verharrt, Krankheiten ausschließlich als fehlgesteuerte Organfunktionen zu begreifen und reparieren zu wollen.

In ihrem gewaltigen Siegeszug hat die naturwissenschaftlich orientierte Medizin in nur einem Jahrhundert fast alle ganzheitlich orientierten Wissenschaftsansätze an den Rand gedrängt. Patienten werden als Ansammlung von Risikofaktoren begriffen, Laborbefunde ersetzen das Gespräch. Der persönliche Hintergrund eines Patienten, seine Eigenheiten und Lebensumstände werden bei der Erstellung der Therapie nicht mehr berücksichtigt. Behandelt wird nicht die Person, sondern der Blutzuckerspiegel, der Blutdruck oder das Cholesterin.

Und an Studien, die den Erfolg dieser monokausalen Maßnahmen eindrucksvoll bestätigen, ist kein Mangel. Meist von den Herstellern der jeweiligen Präparate selbst finanziert, werden sie in den angesehensten Medizinjournalen publiziert. Weltweit strömen daraufhin die Vertreter der Konzerne aus, und dann folgt die Massenverschreibung in der Praxis.

Wenn lange Zeit später echte Langzeitstudien präsentiert werden, ist allerdings das Erstaunen meist groß. Wenn ein Eingriff nicht an einer kleinen, ausgewählten Patientengruppe über wenige Monate dokumentiert wird, sondern nach jahrelanger Massenverschreibung bei der normalen Bevölkerung, zeigt sich plötzlich, daß zwar eventuell eine Organfunktion positiv beeinflußt wurde, nicht aber der Gesundheitszustand und die Lebenserwartung insgesamt.

Eine zunehmende Zahl der Bürger in den Industriestaaten will sich nicht mehr auf Organfunktionen reduzieren lassen und strömt in Scharen den diversen Alternativmethoden in der Heilkunst zu. Esoterik, Dutzende unüberprüfte, mehr oder minder skurrile Methoden, ja sogar Schamanismus erleben eine Renaissance, weil sie glaubwürdiger als die Apparate- und Minutenmedizin vermitteln, daß sie den Menschen in den Mittelpunkt stellen.

Doch auch unter den Schulmedizinern wird der Ruf nach einer Ganzheitsmedizin immer lauter. Kein Wunder, fördern doch Fachrichtungen wie die Psychoneuroimmunologie oder auch die Epidemiologie Monat für Monat neue, unbestreitbare Resultate zutage, die belegen: Nahezu immer ist das gesamte Milieu eines Organismus am Gesundbleiben, Krankwerden oder Kranksein beteiligt. Auf einzelne Fehlfunktionen abzielende Reparaturansätze mögen in sich noch so logisch sein, sie werden bei einer großen Zahl der Betroffenen scheitern müssen.

Das Medizinsystem steht vor einer entscheidenden Weichenstellung: Ein ungebremstes Fortführen der immer feingliedriger verästelten Suche nach den Krankheitserregern als Bösewichte, seien es nun Keime oder fehlgesteuerte Gene, und deren Bekämpfung wird die Gesellschaft vor unlösbare Aufgaben stellen:

- Die Kosten steigen weiter überproportional und übersteigen die gesellschaftlichen Möglichkeiten; Rationierungen werden unvermeidlich.
- Eine neue Eugenik entsteht, weil zwar schon heute genetische Dispositionen für Krankheiten erkennbar sind, aber von einer Heilungschance auch in Jahrzehnten noch keine Spur sein wird.
- Der Medizinmarkt wird noch stärker zweigeteilt, weil sich immer mehr Kranke von der Reparaturmedizin abwenden. Ein immer breiteres und für Qualitätsstandards kaum erreichbares Alternativsegment wächst heran.

Zeit für eine Spurensuche: Was hat die medizinischen Forscher dazu gebracht, mit einem immer stärker ausgeprägten Tunnelblick Krankheitserreger zu suchen und zu jagen, anstatt zu untersuchen, wann und warum ein Organismus mit den Erregern nicht mehr fertig und in der Folge krank wird? Und wie war es möglich, daß sich das Medizinkartell – von der Pharma- und

Medizingeräteindustrie über die medizinische Forschung bis hin zu den niedergelassenen Ärzten – vor den sonst üblichen marktwirtschaftlichen Strafen für Erfolglosigkeit so abschotten konnte? Wie konnte es geschehen, daß das Denkgebäude einer simplen Kausalkette in der Medizin trotz gegenteiliger Evidenz kaum angekratzt wurde und sich sogar immer massiver und exklusiver verbreitete?

Wir haben Episoden und Beispiele aus eineinhalb Jahrhunderten zusammengetragen, die ein gemeinsames Muster ergeben sollen. Damit hoffen wir, einen Beitrag zum Verständnis zu leisten – und zur überfälligen Debatte über die längst notwendigen Weichenstellungen im Gesundheitswesen.

Kurt Langbein
Bert Ehgartner

DIE ERSTE TODSÜNDE:
Kriegserklärung gegen den falschen Feind

Es vergeht kaum ein Monat, in dem der Traum vom ewigen Leben, immerwährender Schönheit und kraftstrotzender Aktivität bis ins hohe Alter nicht durch die vollmundige Ankündigung eines Mediziners oder eines Pharmaherstellers neue Nahrung erhält. Mit Spannung verfolgt das Publikum dabei ein Kopf-an-Kopf-Rennen zweier Denkschulen. Die Molekularbiologen glauben an eine genetisch programmierte innere Uhr und suchen eifrig nach dem richtigen Zahnrädchen, das es anzuhalten oder notfalls auszutauschen gilt. Die biologisch orientierte Fraktion erklärt sich die Alterung und deren Begleiterscheinungen in erster Linie mit der versiegenden Produktion körpereigener Hormone. Ihr Rezept zum Durchbrechen der Altersspirale klingt bestechend einfach und macht entsprechend Furore: Was der Mensch nicht mehr in ausreichendem Maße selbst produziert, läßt sich im Pharmalabor exakt und – dank Gentechnik – auch in beliebiger Menge nachbauen und verabreichen.

Wonach Forscher momentan suchen und wofür die Pharmariesen derzeit schon fast die Hälfte ihrer Etats ausgeben, sind Wunderpillen, »magic bullets«, mit denen die menschliche Vergreisung gestoppt oder zumindest verzögert werden kann. Der Arbeitsauftrag scheint von Woody Allens Motto abgeleitet: »Ich möchte Unsterblichkeit einfach dadurch erreichen, daß ich nicht sterbe.«

Das gläubige Staunen des zahlungswilligen Publikums wird von Fakten gestützt, die sich sehen lassen können. Frauen können auf fast 80 Lebensjahre hoffen, Männer immerhin schon auf 75. Zu

Christi Geburt betrug das Durchschnittsalter eines Menschen nur 22 Jahre, und bis zum Mittelalter änderte sich daran wenig. Noch zu Bismarcks Zeiten starb ein Mann im Schnitt mit 45, eine Frau mit 48 Jahren. Und nun ein Plus von rund 30 Jahren zumindest in den Industrieländern, während im afrikanischen Sambia oder in Afghanistan die mittlere Lebenserwartung auch heute noch bei 37 Jahren liegt.

Noch nie wurde die Mehrzahl der Menschen so alt wie heute in den Industriestaaten. Mediziner reklamierten diese Leistung schnell für sich. In den Schulen wird gelehrt, daß die moderne Medizin mit ihren Wundermitteln für den Großteil dieses enormen Zuwachses verantwortlich sei. Immer neue Entwicklungen – zuletzt in der Gentechnologie – würden bald eine Lebensverlängerung bis jenseits der 100 ermöglichen; jeder könne dann aus Stammzellen gewonnene Ersatzorgane bereithalten lassen, falls eine seiner Funktionen irgendwann ausfällt. Objektiven Untersuchungen halten die Ansprüche jedoch ebensowenig stand, wie sich die markigen Versprechungen für die Zukunft einlösen lassen werden. Viel wichtiger als alle Eingriffe der Medizin war der Wandel der Lebensbedingungen.

Zur Jahrhundertwende lebten große Teile der Bevölkerung unter heute unvorstellbar elenden Bedingungen. Dunkle, feuchte Wohnungen, Kinder und Erwachsene auf engstem Raum, nahezu ohne sanitäre Einrichtungen, sauberes Trinkwasser war eher die Ausnahme denn die Regel. Dazu kamen Mangelernährung, unmenschliche Arbeitsbedingungen und eine in den Großstädten dramatische Umweltverschmutzung. Die häufigsten Todesursachen waren Lungenentzündung, Grippe, Tuberkulose und Durchfallerkrankungen.

Und eine enorme Säuglingssterblichkeit senkte die durchschnittliche Lebenserwartung. Noch um 1900 starb in Deutschland jedes fünfte Kind im ersten Lebensjahr. Heute sind es gerade noch 0,5 Prozent. Tatsächlich war bis zum Jahr 1970 die drastische Senkung der Kindersterblichkeit der entscheidende Faktor für den Anstieg der Lebenserwartung. Daß Impfungen und Antibiotika in diesem Zusammenhang nur eine sehr bescheidene Rolle spielten, hat der britische Epidemiologe Thomas McKeown schon in den siebziger Jahren nachgewiesen. Er zeigte, daß zu dem Zeitpunkt, als die Medizin erfolgversprechende medikamentöse Therapien – etwa zur Behandlung der Tuberkulose – anbieten konnte, die Seuche ihr ärgstes Wüten bereits lange hinter sich hatte. Die Todesfälle waren auch ohne ärztliche Intervention um 80 Prozent zurückgegangen.[1] McKeown zog daraus den Schluß, daß der Rückgang der Tuberkulose nicht aus der Anwendung der medizinischen Wissenschaft resultieren konnte. Im gleichen Zeitraum war nicht nur die Tuberkulose deutlich zurückgegangen, auch zahlreiche andere Infektionskrankheiten hatten an Schlagkraft verloren. »Die Analyse der Krankheitstrends für mehr als ein Jahrhundert zeigt, daß die Umwelt die ausschlaggebende Determinante des allgemeinen Gesundheitszustandes in jeder Bevölkerung ist«, kam der Medizinkritiker Ivan Illich zum selben Schluß. Wie gesund Menschen sich fühlen und in welchem Alter sie sterben, wird vor allem davon entschieden, welche Nahrung, Wasser und Luft sie aufnehmen und wie es um die Sozialstandards der Gesellschaft steht.[2]

McKeowns trockenes Resümee: Lediglich seine Kollegen von der Unfallchirurgie und vielleicht noch der Allgemein- und Herzchirurgie würden tatsächlich maßgeblichen Anteil an der Lebensverlängerung haben, die anderen dokterten lediglich an Symptomen herum, ohne massive Erfolge gegen die großen Killer der Gegenwart wie Krebs und koronare Herzerkrankungen oder gegen die großen Volksleiden wie Rheuma, Asthma oder Allergien aufweisen zu können.

Tatsächlich sticht ins Auge, daß dort, wo ein einfacher, aber massiver Eingriff von außen oder der Mangel an einer einzelnen Substanz im Körper zu einem Gesundheitsproblem führt, die Erfolge der Medizin am größten sind. Schwerste Unfälle mit daraus resultierendem Multiorganversagen können dank Unfallchirurgie und Intensivmedizin überlebt, Gliedmaßen wieder angenäht, Gelenke und Körpersäfte ersetzt werden.

Wo aber ein komplexer Prozeß im menschlichen Körper zu einer langwierigen Krankheit führt, ist die Medizin heute annähernd so hilflos wie vor 100 Jahren. Dem Herztod und dem Krebs, den großen Killern der modernen Industriegesellschaft, hat die moderne Medizin bislang trotz enormen Aufwands im wesentlichen nur Hinhaltendes entgegenzusetzen, auch wenn immer größere Diagnosegeräte, immer komplexere Behandlungsabläufe den Eindruck einer immer ausgeklügelteren Therapie erwecken. In ihrem Streben, einzelne Laborparameter, menschliche Moleküle und Genfunktionen beeinflussen zu können, haben die Mediziner freilich längst den Überblick über das Ganze verloren. Die enorme Vertiefung des Wissens über Abläufe im Körper bis in die Bestandteile der Zellen wird weniger zum Verständnis der komplexen Prozesse genutzt, die zu einer Krankheit führen, sondern fast ausschließlich, um ein Agens, ein Gen, ein Molekül zu finden, das Schuld hat und dessen Ausmerzung den heilenden Segen bringt. Doch der Mensch ist keine Nacktmaus, sondern ein enorm differenziertes System.

Begonnen hat die systematische Fehlentwicklung mit den größten Erfolgen der Medizin: Die Entdeckung der Bakterien als Ursache der Infektionen führte zu dem Irrtum, ein keimfreies Leben könnte zur Abwesenheit von Krankheiten führen. Und die Identifizierung von Chemikalien, die Bakterien töten können, schuf die Grundlage der industriell herstellbaren und vermarktbaren Medizin. Daß Antibiotika bislang die einzige Substanzgruppe blieben, die tatsächlich kausal in den Entstehungsprozeß von Krankheiten eingreift, hat den strukturellen Irrtum nicht verhindern können, der zentraler Motor des Medizinkartells ist: gesucht wird nach einfachen Lösungen, nach »magic bullets«, die vermarktbar sind.

Die Pioniere der Infektionsforschung waren Forscher und Marketinggenies in einem. Daß sie gelegentlich der Wahrheit ein wenig nachgeholfen haben, tut ihren Leistungen keinen Abbruch – im Gegenteil: Auch damit begründeten sie ein Denkgebäude, das bis heute die seriöse wissenschaftliche Überpüfung eher scheut denn sucht.

Tricky Louis

Es war ein wahrer Volksauflauf. Mehr als zweihundert Menschen waren an diesem Donnerstag, dem 2. Juni 1881, aus dem vierzig Kilometer entfernten Paris auf das Landgut des reichen Tierarztes Hippolyte Rossignol nach Pouilly-le-Fort angereist. Die meisten von ihnen Regierungsbeamte, Lokalpolitiker, Bauern und Zeitungsreporter. Sogar der Korrespondent der *London Times* hatte den Weg hinaus in das landwirtschaftlich stark genutzte Umfeld der französischen Hauptstadt gesucht. Denn was hier in einem wissenschaftlichen Experiment öffentlich dokumentiert werden sollte, klang geradezu abenteuerlich: der Sieg über die tödliche Schafseuche Milzbrand. Diese heimtückische Krankheit hatte zu jener Zeit ruinöse Ausmaße angenommen. Die jährlichen Verluste beliefen sich auf 20 bis 30 Millionen Franc. Viele Schafbauern waren ernsthaft in ihrer Existenz bedroht.

Am Nachmittag dieses Donnerstags ging schließlich ein Raunen durch die Menge. Der Hauptdarsteller des Spektakels, Louis Pasteur, war mit dem Zug aus Paris eingetroffen. Begleitet von seinen Mitarbeitern schritt der Held der französischen Wissenschaft durch die jubelnde und applaudierende Menge. Hin zu den abgezäunten Gehegen, wo sich ein beeindruckendes Schauspiel bot: Im linken Gatter grasten 25 Schafe, die augenscheinlich gesund waren. Sie hatten deutlich sichtbar ein Loch im Ohr – zum Zeichen, daß sie von Pasteurs Leuten vor einem Monat geimpft worden waren. Im Gatter daneben bot sich ein weniger friedliches Bild. Die meisten dieser 25 Tiere lagen bereits verendet am Boden. Einige wenige wankten noch, schwarzes Blut tropfte aus ihrem Maul, als sichtbares Zeichen von Milzbrand. Erst zwei Tage zuvor waren beide Herden mit den tödlichen Erregern infiziert worden. Und das Ergebnis konnte eindrucksvoller nicht sein.

Pasteur genoß den Triumph sichtlich. In seiner Dankesrede pries er die Kraft der französischen Wissenschaft, der es gelungen war, ihre Überlegenheit zu demonstrieren. Aus einem Schaden sei nun ein Nutzen geworden. Denn jetzt könne man darangehen, dieses konkurrenzlose Schutzserum auch wirtschaftlich zu verwerten, sprich, in alle Welt zu verkaufen.

Pasteurs Mitarbeiter freuten sich über ihren Chef. Jetzt war er wieder oben, selbstbewußt wie je. In den Tagen und Wochen vor diesem Triumph hatte es ganz anders ausgesehen. Nie hatten sie »den Alten« so nervös und unruhig erlebt. Erst heute morgen, als ein Telegramm des Tierarztes Rossignol aus Pouilly-le-Fort eintraf und den Triumph vorab ankündigte, war die ungeheure Anspannung gewichen.

Es war aber wohl weniger ein Gefühl der persönlichen Befriedigung, die Pasteur hier empfand, sondern eher die Erleichterung, daß ein Schurkenstück gelungen war. Daß er eine Schmach verhindert und gleichzeitig seine Kritiker und Konkurrenten mit einem klaren Beweis seines überlegenen Genies in die Schranken gewiesen hatte. Denn was nicht einmal seine engsten Mitarbeiter und schon gar niemand aus der jubelnden Menge ahnte: Der Impfstoff, den Pasteur hier erfolgreich verwendet hatte, war nicht seine Entdeckung. Er hatte ihn nach der Methode seines schärfsten Konkurrenten Jean-Joseph Toussaint zubereitet, jenes jungen Konkurrenten, den er zuvor gegenüber der Medizinischen Akademie der Lächerlichkeit preisgegeben und dessen wissenschaftliche Karriere er damit vernichtet hatte. Erst die Freigabe von Pasteurs persönlichen Arbeitstagebüchern und die penible Recherche des Medizinhistorikers Gerald L. Geison, Professor an der angesehenen Princeton University, brachte diesen Betrug ans Tageslicht, hundert Jahre nach dem Tod des französischen Nationalhelden.[3]

Tricky Louis' Schachzug in diesem weltweit ersten öffentlichen wissenschaftlichen Feldversuch war bei weitem nicht die einzige Unredlichkeit in seiner Karriere. Pasteur kann deswegen jedoch keinesfalls als bloßer Hochstapler und Trickbetrüger angesehen werden. Er war zeitlebens ein besessen Suchender, dessen Streben dem menschlichen Fortschritt galt und der Leben und Gesundheit seiner persönlichen Sicht von Wissenschaft opferte.

Zum Ehrgeiz geboren

Louis Pasteur wurde am 27. Dezember 1822 in Dole, im Osten Frankreichs, geboren. Er galt in seiner Kindheit als minderbegabt, doch schon im kleinen Gymnasium von Arbois im Nordosten Frankreichs trat sein Herrscherwille deutlich hervor. Er war der jüngste Schüler und wollte dennoch zum Aufseher über alle anderen gesetzt werden. Seine Schwester belehrte er in hochtrabenden Briefen. Der Traum seines Vaters, der im eigenen Haus eine kleine Gerberei betrieb, war, seinen Sohn studieren zu lassen. Schließlich wird Louis auf die berühmte Ecole Normale Supérieure in Paris geschickt, wo er sich für eine wissenschaftliche Ausbildung entscheidet. Pasteur schreibt damals: »... zu wollen ist eine große Sache; denn auf den Willen folgt naturgemäß die Tat, die Arbeit, und Arbeit führt fast immer zum Erfolg«[4]. Seine Lehrer bestätigen, daß Louis diesbezüglich auf gutem Weg sei, und schreiben in sein Endzeugnis: »Wird ein guter Professor!«[5]

Die Malerei ist die erste große Begabung des Jugendlichen. Ein Bildnis seiner Eltern, das er mit 13 Jahren gemalt hat, beweist, daß ihm auch hier eine große Karriere möglich gewesen wäre. Doch mit 19 Jahren hört er damit für immer auf, um sich ganz in sein Studium der Chemie zu vertiefen. Er verwandelt sein Studentenzimmer in ein Labor, beginnt »allerhand Versuche, die sein Zimmer mit üblen Gerüchen und seine Schränke mit glänzenden Flaschen und prächtig gefärbten Flüssigkeiten füllten«[6]. Am liebsten hätte Pasteur damals aus jedem Studenten einen Chemiker gemacht, wie 40 Jahre später aus jedem Arzt einen Bakterienschnüffler.

Kristalle und andere Leidenschaften

In seiner Doktorarbeit beschäftigte sich Pasteur mit Kristallen. 1848 nahm er eine Stelle als Professor für Chemie in Straßburg an. Hier lernt er die Tochter eines Universitätsbeamten, Marie Laurent, kennen und bemerkt, daß auch ein Leben außerhalb der Labors existiert. Er schreibt an sie: »...seit dem Tode meiner

Mutter habe ich nicht mehr so geweint wie in der letzten Nacht. Ich erwachte plötzlich mit dem Gedanken, daß du mich nicht mehr lieben würdest, und begann zu weinen. Mir, der ich meine Kristalle so lieb hatte, daß ich jeden Abend wünschte, die Nacht wäre schon vorbei, damit ich wieder an meine Arbeit gegen könnte, mir bedeutet meine Forschungsarbeit nichts mehr ...« Solche Ablenkung kann Marie nicht verantworten und heiratet Louis im folgenden Mai. Der kehrt daraufhin jedoch zu seiner wirklichen Leidenschaft, der Wissenschaft, zurück. Madame Pasteur beschrieb ihren Mann Jahre später in einem Brief an ihre Kinder so: »Euer Vater geht auf in seinen Gedanken. Er spricht nur wenig, schläft nicht viel, steht zeitig auf – lebt das Leben, das ich nunmehr schon seit 35 Jahren an seiner Seite miterlebe.«[7]

Damit Hopfen und Malz nicht verloren sind

Pasteur erhält eine Berufung an die Universität Lille, und von Beginn seiner Anstellung wird ausgemacht, daß er der regionalen Alkoholindustrie als wissenschaftlicher Berater beizustehen habe. Bald wird er mit dem Problem konfrontiert, daß der Gärungsprozeß oft nicht so wie gewünscht funktioniert. Einmal treten Verunreinigungen auf, und das Gebräu verfault, dann wieder will die Gärung überhaupt nicht in Gang kommen. Bis zur Mitte des Jahrhunderts waren gerade die ersten Beobachtungen zur Existenz und Wirkung der Kleinstlebewesen gemacht worden: Daß aus Hopfen und Malz nur Bier wird, wenn sich die Hefe nicht merkwürdig vermehrt, wurde in Frankreich von Cagniard de la Tour in einem Fachartikel publiziert, und in Deutschland zeigte Theodor Schwann, daß die Fäulnis von Fleisch durch winzige Lebewesen, »deren tausend auf einen Stecknadelkopf gehen«, verursacht wird.[8]

Die Entdeckung der Spielarten der Weinsteinsäure bringt Pasteur Anerkennung und bald den Professorentitel: »Ich bin Geheimnissen auf der Spur, deren Schleier immer dünner wird«, schreibt er. »Die Nächte werden mir zu lang. Meine Frau zankt mich aus, aber ich sage ihr, ich werde sie zum Ruhme führen.«[9]

Pasteur läßt große Magnete auf Lebewesen wirken, Pflanzen durch seltsame Uhrwerke hin- und herschwingen, alles in der Hoffnung, die Arten umzugestalten. Er will neue Arten schaffen. Madame Pasteur akzeptiert die Vernachlässigung der ehelichen Pflichten und schreibt ihrem Vater: »Die Experimente, die er heute unternimmt, werden der Welt, wenn sie gelingen, einen neuen Newton oder Galilei offenbaren.« Doch zunächst führen Pasteurs wirre Versuche zu nichts.

Die Entdeckung der Fermente

Seine eigentliche wissenschaftliche Karriere beginnt 1857 mit der Erforschung der Fermentation. Mittlerweile leitet er die Pariser Ecole Normale Supérieure, an der er einst studiert hatte. Bei der Fermentation werden organische Substanzen, meist sind es Kohlenhydrate, aufgelöst und in einfachere Komponenten umgewandelt. Das passiert, wenn der Sauerteig »aufgeht«, die Milch sauer wird oder Zucker und Stärke in Alkohol umgewandelt werden. Der Fermentationsprozeß benötigt, um in Schwung zu kommen, einen lebenden Organismus, der Startenzyme enthält. Diese Enzyme fungieren als natürliche Katalysatoren, die eine chemische Veränderung hervorrufen, ohne daß sie selbst verändert werden.

Eines der Probleme, das in diesem Zusammenhang an Pasteur herangetragen wird, ist ein Anliegen der französischen Weinbauern: In manchen Jahren wird ihr Wein ohne erkennbare Ursache binnen weniger Wochen sauer und bitter. Das bedeutete für Frankreich schon zur damaligen Zeit ein eminentes Wirtschaftsproblem, weil es den ehrgeizigen Weinexportplänen einen empfindlichen Schaden zufügte.

Pasteur beobachtet die Hefezellen bei der Alkoholgärung und beginnt zu unterscheiden, welche guten und welche schlechten Wein erzeugen. Einmal auf diese Mikroebene vorgedrungen, findet er gleich noch eine Reihe anderer Mikroorganismen, die bei der Weingärung mitspielen. Daraus entsteht seine Einsicht, daß der Fermentationsprozeß von lebenden Mikroorganismen initiiert wird, die anscheinend aus der Luft angeflogen kommen. In den Bergen des Montblanc-Massivs kann er feststellen, daß es offenbar nicht die Luft selbst, sondern Staubpartikel in der Luft sind, an denen die Mikroben ihre Reise um die Welt absolvieren – je weiter oben, desto weniger Staub findet sich in der Luft, und desto weniger vermehrt sich die Hefe.[10]

Der Keim der Keimlehre

Zu Pasteurs Zeit stand die These der Urzeugung noch in voller Blüte. Sie besagt, daß krankmachende Stoffe sich »aus nichts« entwickeln können. 1861 veröffentlicht Pasteur eine Studie, in der er diese Urzeugungslehre experimentell widerlegt. Er kann mit einer phantasievollen Darstellung beweisen, daß Gefäße mit Nährlösung steril bleiben, wenn die Luft der Umgebung zuvor gereinigt wurde. Umgekehrt ist sofort Mikrobenwachstum nachweisbar, wenn man die Außenluft ungefiltert an die Nährlösungen läßt. Damit beweist er, daß Keime die notwendige Ursache der Gärungs- oder Fäulnisprozesse sind.[11] 1876 verwendet er erstmals den Ausdruck »théorie des germes« (Keimtheorie).

Pasteur wird nicht müde, in Vorlesungen und Aufsätzen seine auch in vielen Experimenten abgesicherte These zu verkünden, daß die Millionen Hektoliter französischen Weins und deutschen Biers nicht vom Menschen, sondern von winzigen Lebewesen geschaffen werden. Der Ruhm ist ihm sicher. Auch die Tatsache, daß Mikroben das Fleisch zum Faulen bringen, hat Pasteur von neuem entdeckt, ohne den ersten Entdecker Schwann zu erwähnen.

Pasteur pasteurisiert

Er beobachtet, daß man Flaschen durch Auskochen sterilisieren kann. Vor dem Abkochen des Weins schreckt er jedoch als Genießer zurück. Er erprobt viele Methoden und kommt schließlich auf die schonendste: Der Wein sollte in Gefäßen, die keinen Sauerstoff mehr enthalten dürfen, auf 55 Grad erhitzt werden;

dadurch würden das Aroma und die Blume des Weins nicht beeinträchtigt, aber die unerwünschten Fermente abgetötet. Damit war die Pasteurisation entdeckt, die eine aufblühende nationale Industrie Frankreichs vor dem Ruin rettete.[12]

Als nächsten Problemfall nimmt sich Pasteur ab 1865 die Seidenindustrie und ihr wichtigstes Nutztier, die Seidenraupen, vor. Sie wurden von geheimnisvollen Krankheiten dahingerafft, und die nationale Industrie lag darnieder. Ohne die geringsten Vorkenntnisse übernimmt Pasteur die Leitung der staatlichen Kommission zur Aufklärung dieser Krankheit. Er vertieft sich mit nahezu manischer Besessenheit in dieses neue Metier. Nach dreijähriger Arbeit findet er heraus, daß ein einzelliger Parasit und die schlechte Ernährung der Raupen ihr Sterben verursachen, und organisiert Fachschulungen für die Seidenproduzenten.

Während dieser Zeit sterben zwei seiner drei Töchter, und er selbst erleidet eine Gehirnblutung. Ab seinem 46. Lebensjahr ist er daraufhin halbseitig gelähmt. Kaum aus dem Krankenhaus entlassen, begibt er sich aber wieder ins Seidengebiet der Cevennen.

Keimfreie Irrtümer

Pasteur, der stark unter Mikrobenangst leidet, ist überzeugt, daß auf Staubpartikeln durch die Luft gleitende Mikroben auch für die großen Infektionskrankheiten verantwortlich sind. »Es muß in der Macht des Menschen liegen, alle durch Schmarotzer verursachten Erkrankungen von der Oberfläche der Erde zu vertilgen«, lautet seine Devise.[13]

Aus diesen Entdeckungen und wissenschaftlichen Erfolgen bezieht er im wesentlichen seine Sicht der Bakteriologie. Pasteur glaubt, daß das Zellgewebe von gesunden Lebewesen bakteriologisch steril sei und Bakterien in einem gesunden Körper nicht nachgewiesen werden können. Erst die Gegenwart von Bakterien löse das Gewebe auf und zersetze es.[14]

Wie sehr Pasteur mit seiner Verteufelung der Bakterien irrte, zeigen einige drastische Experimente. So wurden Tiere in absolut keimfreier Umgebung gehalten. Schon die Geburt war per Kaiserschnitt durchgeführt worden. Dann wurden sie in aseptischen Käfigen gehalten und mit sterilem Futter und destilliertem Wasser gefüttert. Bereits nach wenigen Tagen starben alle Versuchstiere. Daraus folgt, daß eine gewisse »Kontaminierung« mit Bakterien absolut erforderlich scheint, um den Organismus gesund zu halten.[15]

Solche komplexen Zusammenhänge überstiegen den Horizont der aufstrebenden Bakteriologie aber bei weitem. Die damaligen Wissenschaftler waren überzeugt, mit der Erforschung des Keims der Grundursache allen Übels auf der Spur zu sein. Die damals entstehende bakteriologische Anschauung von Krankheiten führte in der Öffentlichkeit zu einer deutlich bemerkbaren Bazillenangst. Sie übertraf die bis dahin bestehende Ansteckungslehre bei weitem. Denn hier mußte man nur darauf achten, daß man den Kranken auswich, nun aber hieß es, daß die Bazillen allgegenwärtig seien. Daß sie in der Luft lauerten oder im Straßengraben oder im Vorratsschrank. Diese Angst wurde auch noch dadurch weiter geschürt, daß von seiten der neuen Wissenschaft diese Gefahr bewußt oder unbewußt stark übertrieben wurde. So lehrte die Koch-Gruppe, daß die Aufnahme eines einzigen Tuberkelbazillus stets Tuberkulose verursache.[16] Und das, wie spätere Untersuchungen zeigten, zu einer Zeit, wo in Wahrheit nahezu 100 Prozent der Bevölkerung Träger der Tuberkelbazillen waren.

Pasteur »entdeckt« das Impfen

Etwa zu jener Zeit, als Robert Koch in Berlin an der Entdeckung des Tuberkulosekeims arbeitet, kommt Pasteur – wie üblich eher zufällig – zur Immunologie und damit zur praktischen Anwendung der neuen Lehre. Er sucht im Frühjahr 1879 nach den Ursachen der Hühnerpest, isoliert die Erreger und wird dann durch anderweitige Aufgaben in seinen Studien unterbrochen. Als er im Herbst wieder zur Hühnerpest zurückkehrt, will er mit den Bazillenkulturen, die den ganzen Sommer im Labor gelegen hatten, eine neue Gruppe von Versuchstieren anstecken. Doch sie erkranken nicht. Pasteur hält die alte Kultur für verdorben und besorgt sich frische Bazillen von einem der vielen in den Landwirtschaften der Umgebung vorkommenden Ausbrüche der Geflügelpest. Abermals will er eine Reihe von Hühnern anstecken. Die meisten erkranken und sterben rasch. Jene Tiere, die zuvor mit der alten Kultur infiziert worden waren, widerstehen jedoch abermals. Die Verblüffung der Forscher ist groß. Schließlich schlägt sich Pasteur mit der Hand vor die Stirn und ruft aus: »Seht ihr denn nicht, daß wir diese Tiere geimpft haben!«

Heute scheint diese Entdeckung banal. Damals jedoch war allein der Begriff Impfung ein exotischer Fachausdruck und exklusiv für die Pocken reserviert. Der englische Arzt Edward Jenner hatte den Volksaberglauben, eine Infektion mit Kuhpocken würde vor den viel gefährlicheren »Blattern« schützen, ernst genommen und bereits 1798 einen Pockenimpfstoff entwickelt. Fast ein Jahrhundert lang bleibt dies der einzige Impfstoff.

Nun aber war Pasteur auf die richtige Spur gestoßen und von der Faszination des Impfgedankens augenblicklich gefangen. Da er den Auslöser der Hühnerpest im Labor züchten konnte, wäre es ja durchaus auch möglich, den Impfstoff industriell herzustellen. Statt vom Zufall abhängig zu sein, könnten alle Hühnerhalter ihre Tiere vorbeugend impfen. Und die verlockende Aussicht an diesem Konzept: Es müßte, so Pasteurs Theorie, auf viele Krankheiten und in der Folge auch auf Menschen anwendbar sein.[17]

Der inzwischen 58jährige Chemiker ist überzeugt, die Lösung für ein Rätsel der Natur gefunden zu haben: Wenn Keime frisch und gesund sind, überfallen sie einen Wirt und fressen ihn mehr oder weniger auf. Das befallene Tier – oder der Mensch – stirbt. Wenn hingegen ein lebender, aber sehr schwacher Erreger einen Wirt überfällt, kann er nicht so viel »fressen« und wird wieder ausgeschieden, noch bevor er sein Opfer töten konnte. Dessen Organismus sei aber fortan immun gegen Invasionen von »gesunden Verwandten dieses Keims«.[18] Und Sauerstoff sei ein ideales Mittel, diese Schwächung herbeizuführen. Lange abgelagerte Mikroben, schloß Pasteur nach der zufälligen Entdeckung seiner Hühnerpestimpfung, verlieren so viel an Kraft, daß sie kontrolliert zur Immunisierung verwendbar werden[19]: Ein und dieselbe Mikrobe kann töten, aber auch gegen die Krankheit schützen.

Schließlich wendet sich Pasteur dem Milzbrand zu. Auch hier will er seine Technik der Abschwächung der Bakterien anwenden. Dazu setzt er sie abermals der Luft aus und nennt dies »Sauerstoff-Attenuierung«. Mehr als drei Jahre forscht er mit seinem Team an diesem Problem. Hier aber versagt das Prinzip. Viele der geimpften Versuchstiere sterben. Pasteur hält jedoch stur wie immer an seiner These fest. Was er nicht weiß: Die Sporen des Milzbrands, die so klein sind, daß er sie mit den damals gebräuchlichen Mikroskopen noch nicht sehen konnte, widerstehen dem Einfluß des Sauerstoffs und bleiben großteils aktiv.

Ein Konkurrent tritt auf

Der junge Forscher und Veterinär Jean-Joseph Toussaint arbeitet zur gleichen Zeit an der Herstellung eines Totimpfstoffs. Er experimentiert mit mehreren Methoden, die Keime zu töten: durch Erhitzen, mit Hilfe von Kaliumbichromat und mit dem Zusatz von Karbolsäure. Allerdings hat er Schwierigkeiten, die Milzbrandbakterien sauber zu isolieren, und wendet sich deshalb an seinen berühmten Wissenschaftlerkollegen um Hilfe. Pasteur beauftragt seinen Mitarbeiter Charles Chamberland, sich des Problems anzunehmen. Große Hilfe bekommt Toussaint nicht. Im Gegenteil, Chamberland erprobt seinerseits die Rezeptur und berichtet seinem Chef, daß ein antiseptischer Kaliumzusatz möglicherweise keine so schlechte Idee sei. Pasteur verteufelt auch Chamberland gegenüber diese These. Seine Sauerstoffmethode sei diesem Unfug bei weitem überlegen, und er wolle darüber nicht weiter diskutieren. Daß ein toter Keim noch zu irgend etwas nützen könnte, sieht er als absoluten Unfug an.

In seinen privaten Laboraufzeichnungen, die er streng geheim hält und die nicht einmal seine engsten Mitarbeiter einsehen dürfen, scheint ihm die These aber wesentlich weniger absurd. Denn hier ist plötzlich verdächtig oft von Kaliumbichromat die Rede, vor allem seit das Damoklesschwert Pouilly-le-Fort über ihm schwebt. Pasteur hat in den diversen Gremien scheinbar zu oft von den geheimen Waffen seines Labors geschwärmt, hat gegenüber universitären und staatlichen Stellen zu vehement auf hohe finanzielle Beteiligungen gedrängt. Außerdem hat er nie verraten, wie er seinen berühmten Hühnerpestimpfstoff eigentlich erzeugt hat. Jean-Joseph Toussaint hingegen hat die Frechheit besessen, sogar an der Akademie von seinem Milzbrandimpfstoff zu erzählen. Und Pasteur hatte ihn verhöhnt. »Das kann ich nicht glauben, bis ich es gesehen habe. Denn das, was Sie hier berichten, wirft alles über den Haufen, was ich bislang über Viren, Impfstoffe und alles andere zu wissen glaubte.«[20]

Taschenspielertricks

Der Druck der Geldgeber steigt: Pasteur möge doch endlich öffentlich beweisen, was sein geheimnisvoller Milzbrandimpfstoff wirklich könne. Sofort findet die Idee Zustimmung. Der reiche Veterinär Hippolyte Rossignol, durchaus kein Freund von Pasteur, bietet sein Landgut an und stellt fünfzig Schafe zur Verfügung. Und Pasteur, zutiefst getroffen in seiner Ehre und aufs schärfste herausgefordert, sagt sofort zu – zum Entsetzen seiner Mitarbeiter. Denn die wissen ja, wie unzuverlässig die Sauerstoffmethode arbeitet und wie wenig sie in Wahrheit taugt.

Hin und her gerissen zwischen Blamage und Gewissen, entscheidet sich Pasteur schließlich für den persönlichen Vorteil. Öffentlich verkündet er, sein Lebendimpfstoff sei durch Sauerstoff abgeschwächt. In Wahrheit nimmt er den von Chamberland bearbeiteten Totimpfstoff, der sich nur unwesentlich von jenem unterscheidet, den Jean-Joseph Toussaint entwickelt hat.

Als die Erfolgsmeldung um die Welt geht, wird aus Pasteurs kleinem Labor eine Impfstoffabrik – und er beginnt mit der

Großproduktion der ungeprüften Sauerstoffvariante. Seine Assistenten produzieren Unmengen abgeschwächter Milzbranderreger, füllen sie in Gläser und ziehen impfend durch Frankreich und Europa. Der Bedarf ist gewaltig. Im Jahr 1894 werden beispielsweise 3,4 Millionen Schafe und 438 000 Rinder geimpft. Doch es ist kein ungetrübter Siegeszug. Tausende Tiere verenden nach der Impfung an Milzbrand, andere erkranken trotz Impfung. Die Sterblichkeit durch die Impfung liegt zwischen 0,3 und einem Prozent.

Pasteurs Optimismus aber bleibt ungetrübt. Er überträgt dasselbe Prinzip, auf das er beim Milzbrand setzte, auf die Tollwut. Diesmal hat er keine Möglichkeit, den Erreger zu finden, da die Tollwut von Viren verursacht wird und diese viel kleineren Organismen für ihn ebenso unsichtbar sind wie die Milzbrandsporen. Pasteur gibt schließlich die Suche nach dem Erreger auf. Anstelle der Anzucht der Bazillen in steriler Nährlösung verfällt er auf eine pragmatische Notlösung. Er verwendet einfach die lebenden Zellen der für Tollwut empfänglichen Versuchstiere als Nährlösung.[21] Und bald impft er die ersten Menschen.

Haß auf Deutschland

Mehr Sorgen macht Pasteur die wachsende Konkurrenz der Berliner Forschergruppe um Robert Koch. Der Wettstreit mit den deutschen Bakteriologen zeigt von Beginn an stark nationalistische Züge. Pasteur selbst erklärt, mit seinen Forschungen »Rache« nehmen zu wollen an dem verhaßten Nachbarn, und gibt 1871 nach dem Deutsch-Französischen Krieg die Ehrendoktorwürde der Universität Bonn zurück.

Seine Erfindung der Konservierung von Bier läßt er 1873 patentieren. Damit – so hofft er – könne es seinen Landsleuten gelingen, die überlegene deutsche Brauindustrie einzuholen. Nach Pasteurs Methode gebraute Biere sollen auf seinen Wunsch hin »Biere der nationalen Revanche« heißen.

Beim 7. Internationalen Medizinischen Kongreß im Sommer 1881 in London treffen sich Koch und Pasteur persönlich. Angesichts Kochs Vorführung neuer Fotografie- und Mikroskopietechnik mit einem verbesserten Zuchtverfahren auf Nährplatten faßt ihn der Franzose ergriffen an der Hand und meint: »C'est un grand progrés, Monsieur!« Doch der Frieden währt nicht lange. 1882 referiert Pasteur in Genf auf einem Medizinerkongreß. Das Prinzip der Impfung sei gefunden, erklärt er. Ein Prinzip, das Millionen Menschen retten könne. Die vernichtenden Ergebnisse seiner Milzbrandimpfaktion verschweigt er. Robert Koch sitzt im Publikum. Als Pasteur ihn siegessicher zur Diskussion auffordert, steht der um 21 Jahre jüngere Deutsche kurz auf und sagt knapp, daß er schriftlich antworten werde.[22]

Der große Gegenspieler

Das tut er dann auch: Die Impfstoffe des französischen Konkurrenten, berichtet er von seinen Analysen, seien keineswegs rein, sondern voll von allerlei Kleinstlebewesen. Und es sei nicht redlich, nur über die Erfolge zu berichten, nicht aber über die Mißerfolge.

Die beiden verstricken sich in eine wütend geführte öffentliche Debatte über die Rolle des Milzbrandbazillus. Es geht im Kern um die Beobachtung, daß auch mit dem Blut von Schafen, das keine Bazillen enthält, der Milzbrand auf andere Tiere übertragen werden kann. Koch zeigt, daß dafür die Sporen des Milzbrandbazillus verantwortlich sind. Aber erst Pasteur führt diesen Beweis zu Ende. Statt Pasteurs Beitrag anzuerkennen, wird Koch polemisch. Er greift dessen Arbeit an und bezeichnet sie als technisch unzulänglich und wertlos. Pasteur selbst hält er vor, nicht einmal ausgebildeter Arzt zu sein. Pasteur hat Koch diese Attacken nie verziehen. Noch kurz vor seinem Tod im Jahr 1895 lehnt Pasteur sogar den hohen preußischen Orden »Pour le Mérite« ab.[23]

Hinter der persönlichen Kontroverse steckte auch ein recht grundsätzlicher Unterschied der beiden wissenschaftlichen Denkschulen: Pasteur betrieb Immunisierung und zielte auf den Schutz von Individuen. Kochs Schule setzte auf bakteriologische

Überwachung, Anzeigepflicht, Desinfektion, Isolation von Bazillenausscheidern und die Ausschaltung der Krankheitserreger. Damit nahm er also eine ganze Bevölkerung für die Seuchenbekämpfung in Beschlag.[24]

Ein preußischer Landarzt macht Geschichte

Es war einer der trüben Dezembertage im ostpreußischen Wollstein, doch dieser 11. Dezember 1871 sollte Robert Kochs Leben und die Medizin verändern. Zum 28. Geburtstag des Landarztes, so hatte seine Frau Emmy entschieden, sollten die gesamten Rücklagen der Familie in ein Mikroskop investiert werden.

Eigentlich war das Geld für eine Kutsche gedacht gewesen, mit der die Familie gelegentlich aus der 4000-Seelen-Gemeinde nach Breslau und Koch zu seinen Patienten in der ländlichen Umgebung auf Hausbesuch hätte fahren können, doch nun trennte Koch das Ordinationszimmer mit einem Vorhang ab und richtete ein Labor ein. Er bastelte einen Inkubator, dann eine Dunkelkammer, denn die Fotografie war sein Hobby.[25]

Der junge Mann, der in nur vier Jahren summa cum laude zum Doktor der Medizin promoviert wurde, hatte es nach seinen ersten fünf Berufsjahren satt, Schwindsüchtige zu trösten, weil er sie nicht heilen konnte, und mitanzusehen, wie Kinder an Diphtherie erstickten.

Koch benützt das Mikroskop, um auf Mikrobenjagd zu gehen. Denn er gehört zu jener kleinen Minderheit der Mediziner, die fest davon überzeugt sind, daß Keime für die wichtigsten Erkrankungen verantwortlich sind. Louis Pasteur hatte schon einiges über Bakterien veröffentlicht, die Wein zu Essig und Seidenraupen krank machten. Doch der penible Preuße, der wegen seiner extremen Kurzsichtigkeit erst bei der zweiten freiwilligen Meldung als Militärarzt im Krieg von 1870/71 gegen das verhaßte Frankreich akzeptiert wurde, hält nicht viel von theoretischen Arbeiten.[26]

Koch verbringt bald die meiste Zeit im Labor und delegiert die Patientenbetreuung an einen anderen Arzt. Dort betrachtet er alles, was er in die Finger bekommt, durch das Mikroskop. Im Blut von Schafen, die an Milzbrand verstorben sind, jener rätselhaften Seuche, an der einmal hier zehn Schafe, dann dort ein Rind und gelegentlich auch ein Mensch urplötzlich erkrankt und stirbt, kann er eigenartige Stäbchen erkennen, die sich auch zu Ketten zusammenschließen.

Die Faszination der großen Bilder

Zu dieser Zeit hatten schon einige Mediziner behauptet, Milzbrand werde von Mikroben verursacht, und solche »Bakteriden« auch im Mikroskop beobachtet, doch kaum jemand schenkte ihnen Glauben – sie konnten nicht beweisen, daß diese winzigen Dinger die Krankheit tatsächlich verursachen. Koch will genau diesen Beweis erbringen. Er besitzt nur das Mikroskop und keinerlei wissenschaftliche Erfahrung, alle anderen Geräte für sein Labor bastelt er sich selbst. Er taucht einen Holzspan in das Blut, in dem er die merkwürdigen Stäbchen gesehen hatte, und sticht mit dem blutigen Span in die Haut von gesunden Mäusen. In der für Milzbrand typisch schwarz geschwollenen Milz der kleinen Nager findet Koch einige Tage später unter dem Mikroskop die gleichen Stäbchen wie im Blut des Schafes.[27] Im Blut der gesunden Tiere ist keine Spur von solchen Stäbchen zu sehen.

Koch ist begeistert. Nach fünf Jahren hinter dem Mikroskop steht er vor der Lösung. Als es ihm auch noch gelingt, zwischen zwei Glasplättchen die Stäbchen aus einem Stück Mausemilz bei der Vermehrung zu beobachten, hat er die Grundsteine der modernen Bakteriologie gelegt.[28]

Der Beginn der Bakteriologie

Es gibt ihn also, den Keim, der auf Lebewesen übertragen zu einer Krankheit führt. Auch dieses Experiment wiederholt der penible Preuße vielfach, bis er in der achten Generation immer neue Milliarden der Stäbchen gezüchtet hat. Der Nachweis, daß ein Erreger für das Entstehen einer Krankheit verantwortlich ist, ist erbracht.

Koch schreibt Ferdinand Cohn, mit dem er schon länger in Briefkontakt steht, von seinem Ergebnis. Der Professor für Pflanzenphysiologie an der Universität Breslau lädt den 34jährigen Landarzt zu einer Demonstration ein. Mit seiner kompletten Ausrüstung, einschließlich lebender Kaninchen, Mäuse und Frösche, reist Koch per Eisenbahn und Kutsche nach Breslau, um Cohn und dem Pathologen Julius Cohnheim seine Experimente vorzuführen. Koch packt Mikroskop, Gefäße, Reagenzien und seine Mäuse aus und beginnt mit seinem Versuch. Bis zum nächsten Tag sind die Kulturen gewachsen, und der Landarzt zeigt den staunenden Doktoren, wie die winzigen Stäbchen die Mäuse töten. Cohnheim ist so beeindruckt, daß er seine Assistenten auffordert, alles stehen und liegen zu lassen, um »die größte Entdeckung auf dem Gebiete der Mikroorganismen« miterleben zu können. Die beiden Professoren helfen Koch bei seiner ersten Publikation.[29]

»In Zukunft wird man es im Kampf gegen diese schrecklichen Plagen des Menschengeschlechts nicht mehr mit einem unbestimmten Etwas, sondern mit faßbaren Parasiten zu tun haben«, erklärt Robert Koch triumphierend.[30] Ein einfaches Schema der Erklärung und Behandlung von Krankheiten steht am Beginn seines Siegeszugs.

Die Zeit der großen Plagen

An schrecklichen Plagen war zu dieser Zeit tatsächlich kein Mangel: Rund ein Drittel der Kinder erlebte den ersten Geburtstag nicht[31], vor allem Diphtherie galt als »furchtbarer Würgeengel der herankommenden Geschlechter«[32]. Dazu sorgten Scharlach, Masernepidemien und Keuchhusten für zahlreiche Todesfälle unter Kindern. Auch etwa die Hälfte der Erwachsenen starb frühzeitig an Infektionskrankheiten, allein an dem großen Killer Tuberkulose starb fast ein Drittel der Menschen.[33]

Die Mediziner gingen mit grundverschiedenen Konzepten auf die Suche nach Ursachen und Therapien. Das Mikroskop hatte die Ärzte den Vorgängen im Körper zumindest um das 300fache nähergebracht, Chemie und Physik boten neue Untersuchungsansätze, und das Zerschneiden des Leichnams ergab immer neues Anschauungsmaterial.

Virchows Sozialmedizin

Doch der Arbeitsbereich dieser breiten Bewegung endete nicht an der Labortür. Der Pathologe Rudolf Virchow war wohl der prominenteste Sozialmediziner dieser Zeit. An Anschauungsmaterial fehlte es ihm nicht. Als er etwa im Februar 1852 im Auftrag des Innenministers den Spessart besuchte, der von einer Choleraepidemie geplagt wurde, identifizierte er »die allgemeine Hungersnot« als Ursache für die Krankheiten, denn der »Hungerszustand« führe zur Erschöpfung und »Resistenzlosigkeit«[34]. Sein Bericht schließt mit den Worten: »Bildung, Wohlstand und Freiheit sind die einzigen Garantien für die dauerhafte Gesundheit.«[35]

Virchow war durchaus Naturwissenschaftler. Gut 50 medizinische Diagnosen – von der Leukozytose über die Embolie bis zum Sarkom – gehen auf die Beobachtungen und Klassifizierungen des agilen Pathologen zurück, der während seiner Laufbahn etwa 2000 Forschungsarbeiten veröffentlichte. Für ihn war die Zelle die Grundlage des Lebens und damit auch der Erforschung von Krankheitsursachen.

Der Naturforscher Virchow wollte aber den ganzheitlichen Ansatz nicht aus den Augen verlieren und beobachtete immer skeptischer, wie die »Jungen Wilden der Bakteriologie« sich mehr und mehr von diesem Weg entfernten: Im Januar 1875 faßte er in einem Vortrag beim Hamburger Verein für Kunst und Wissenschaft seine Kritik zusammen: Er warnte, »daß der Arzt nie vergessen solle, den kranken Menschen als Ganzes aufzufassen«. Wichtige Abschnitte der Medizin »beziehen sich auf die Verhältnisse des gesunden Lebens, deren Überwachung der

Arzt übernimmt, um den Eintritt der Krankheit zu hindern«. Erst das »Gleichgewicht der Funktionen« bedeute Gesundheit.[36]

Und dieses Gleichgewicht war im Deutschland des 19. Jahrhunderts empfindlich gestört. Die Städte wuchsen wie heute die Metropolen der Dritten Welt: Die Anzahl der Städte mit mehr als 100000 Einwohnern stieg in vier Jahrzehnten von acht auf 48, die Bevölkerungszahl etwa von Hamburg verdreifachte sich, jene von Leipzig wuchs sogar auf das Sechsfache an.[37]

Die meisten Straßen waren unbefestigt und verwandelten sich bei schlechtem Wetter in schlammigen Morast. Regen- und Schmutzwasser, aber auch die Abwässer der Handwerker vermischten sich mit dem Schlamm der Straßen und überfluteten gelegentlich die Keller, die allesamt ebenfalls als Wohnraum benutzt wurden. Rinnsteine und zumeist offene Kanäle waren zu schmal, um die steigenden Abwassermengen aufzufangen. Oft wurden Fäkalien in undichten Sickergruben unmittelbar neben den Brunnen gelagert. Was mit dem Hausmüll geschah, war jedermanns Sache – oft waren die Hinterhöfe stinkende Mülldeponien.[38] Auch in Berlin mit seiner Million Einwohner besaß nur ein Viertel der Häuser Wasserklosetts, Aborthäuser beherrschten das Stadtbild.

Der menschliche Organismus war diesen Lebensumständen nicht lange gewachsen. Die bis zu Beginn des 19. Jahrhunderts unbekannte Cholera trat plötzlich in Epidemien auf. Jeder zweite der Tausenden von Infizierten starb an der Krankheit.[39] Auch Typhus und Fleckfieber forderten ihre Opfer.

Politik als Medizin

Virchow sah die Zusammenhänge, für ihn gehörte die Erhaltung der Gesundheit zu den selbstverständlichen Aufgaben des Arztes.[40] Politik war für den engagierten Liberalen demnach folgerichtig »Medizin im Großen«. Und der prominente Pathologe – selbst auch Abgeordneter im Reichstag – setzte sich gemeinsam mit seinen Gesinnungsgenossen durch: Auf sein Betreiben erhielt Berlin als eine der ersten europäischen Großstädte eine

Wasserleitung und eine Kanalisation. 1877 war der erste Abschnitt der Berliner Kanalisation fertiggestellt.[41] Die Folgen waren binnen weniger Jahre spürbar: Typhus, Ruhr, Darmkatarrh und Brechdurchfall bei Kindern gingen deutlich zurück, die Cholera spielte kaum noch eine Rolle. 1880, drei Jahre später, wurde Koch nach Berlin gerufen und bekam eine Stelle als Beirat am Reichsgesundheitsamt. Sein nächstes Ziel verfolgte er nicht weniger emsig als die Suche nach den Milzbranderregern: Er wollte die Mikroben finden, die Tuberkulose verursachen.[42]

Tuberkulose war keine neue Krankheit: Schon im alten Ägypten war sie bekannt, allerdings trat sie dort nur recht selten auf.[43] Auch Hippokrates kannte die Schwindsucht. Er gab den Knötchen in der Lunge den Namen *tuberkulomas* und hielt sie eher für die Ursache als für die Folge der Erkrankung. Daß sie infektiös sein könnten, kam ihm nicht in den Sinn.

Der Siegeszug der Tuberkel

Nun, in den rasch wachsenden Industriestädten, war die Schwindsucht plötzlich Todesursache Nummer eins: Jeder dritte Erwachsene starb vorzeitig an ihr.[44] Sie verbreitete sich offenbar anders als Cholera und Ruhr, die in raschen, dramatischen Epidemien für Angst und Schrecken sorgten. Sie befiel einzelne in einer Gruppe, scheinbar beliebig, und doch waren Häufungen erkennbar.

Daß Tuberkulose eine soziale Erkrankung sein könnte, wurde schon relativ früh vermutet. Im Volksmund galt sie als »Proletenkrankheit«, und auch die Zahlen boten genug Anlaß zur Nachdenklichkeit: Eine Statistik der Stadt Hamburg ergab, daß das Risiko, an Tuberkulose zu sterben, für Hamburgs Bürger in der niedrigsten Steuerklasse mehr als sechzehnmal so hoch war wie für jene in der höchsten Steuer- und damit Einkommensgruppe.[45] Dennoch war Tuberkulose so verbreitet, daß sie für alle Bevölkerungsschichten zum Killer Nummer eins wurde. Tuberkulose wurde zum Kulturgut: Die Heldinnen von »La Traviata« und »La Bohème« sterben an der Schwindsucht. Tuberkulose wurde romantisch verklärt: Das schmale, weiße Gesicht der Kranken wurde zum Schönheitsideal.[46]

Für die Mikrobenjäger war klar, daß ein winziger, tückischer Mörder auch für diese Krankheit verantwortlich sein mußte. Schon 1717 hatte der Londoner Mediziner Benjamin Marten erstmals die Vermutung veröffentlicht, Mikroorganismen könnten die seltsame Erkrankung verursachen. Und 1865 gab es den ersten Beweis dafür: Der französische Militärchirurg Jean-Antoine Villemin hatte bei Kaninchen Tuberkelteile aus der Lunge verstorbener Patienten in kleine Wunden eingebracht und beobachtet, wie die Tiere ebenfalls erkrankten.[47] Doch die Bazillen waren offenbar so klein, daß niemand sie sehen konnte. Professor Cohnheim, der Breslauer Pathologe, hatte zumindest Spuren davon gesehen, als er Lungenstücke von Kranken ins Auge von Kaninchen setzte: Da konnte er wie in einem Glasfenster beobachten, wie sich Inselchen kranken Gewebes bildeten, sogenannte Tuberkel.[48]

Der Triumph der Gründlichkeit

Koch hatte Cohnheims Experiment studiert. Er besorgte sich Tuberkel aus dem Körper eines jungen Arbeiters, der in nur drei Wochen von der Seuche dahingerafft worden war und dessen Leiche von den gelblichgrauen, hirsekorngroßen Flecken durchsetzt war.[49] Mit diesem gefährlichen Stoff arbeitete er allein, seine beiden Assistenten, zwei Militärärzte, beschäftigten sich mit der Jagd nach den Erregern von Diphtherie und Typhus.

Doch Koch konnte auch durch sein neues, besseres Mikroskop nichts sehen. Erst als es ihm nach langen Versuchen mit vielen Chemikalien gelang, das Gewebe des Toten einzufärben, konnte er winzige blaue Fäden erkennen. Koch blieb seinen Grundsätzen, die später zum »Kochschen Postulat« werden sollten, treu. Dutzende Kaninchen und Meerschweinchen wurden infiziert, dann konnte er in deren ebenfalls gefärbtem Gewebe wieder die gleichen Fäden nachweisen. Aber im Gegensatz zu den Stäbchen bei Milzbrand ließen sich die Fäden in all den Nährlösungen nicht vermehren, die der Arzt bereits ersonnen hatte. Wie besessen experimentierte Koch monatelang weiter. Dann gelang im Blutserum endlich der Versuch. Im Gewebe von Mäusen, Kaninchen, Meerschweinchen, Hühnern, Katzen, Affen und sogar Rindern fotografierte der penible Jäger durch das Mikroskop 43 verschiedene Spielarten der Fäden.[50] Nun war er sicher. Und er hatte mit der Einfärbung und der Mikrofotografie die Technologie gleich mitentwickelt, mit der er den Beweis seiner Thesen plausibel und sogar für Laien verständlich darlegen konnte: echte Fotos von echten Killern.

Am 24. März 1882 versammelt sich in dem kleinen Lokal der Physiologischen Gesellschaft in Berlin die Creme der deutschen Krankheitsbekämpfer. Paul Ehrlich ist da und auch Virchow. Der kleine Jäger teilt ihnen mit, was er herausgefunden hat, und zeigt als Beweis seine Fotos. Dann wartet er auf Widerspruch. Doch es kommt keiner. Virchow steht zwar auf, aber nur, um den Hut zu nehmen und zu gehen.[51]

Die Weltsensation

Selten hat eine medizinische Entdeckung so viel Jubel ausgelöst. Schlagzeilen in der Londoner *Times* und der *New York Times* sorgen für allgemeine Publizität, und die Fachwelt klatscht fast einhellig Applaus.[52] Virchow zweifelt nicht daran, daß Bakterien bei der Entstehung und Verbreitung der Tuberkulose eine Rolle spielen. Er ist jedoch überzeugt, daß weitere Faktoren ebenfalls wichtig seien. Und er ahnt, daß sich dennoch die simple Mikrobenjagd durchsetzen würde. Prompt sind nach Kochs Entdekkung ganze Heerscharen von Mikrobenkriegern im Einsatz: Die Wohnungen der Erkrankten werden desinfiziert, ihre Kleider und Bettwäsche verbrannt – vergeblich, die Krankheit verbreitet sich dennoch, und von einer wirksamen Behandlung ist noch keine Spur zu sehen.

Daß die Tuberkulose sich trotzdem allmählich zurückzog, mußte einen anderen Grund haben, denn dieser Rückzug hatte viel früher begonnen. Zu Beginn der industriellen Revolution, in den zwei Jahrzehnten vor 1800, starben in einem Jahr unvorstellbare 1120 von 100000 Einwohnern an der »Proletenkrankheit«[53], 1840 starben in England noch 348 Menschen pro 100000 Einwohner an der Schwindsucht, zu der Zeit, als Robert Koch das Tuberkelbazillus fand, waren es gerade noch 202.[54]

Was aber war der Grund für den drastischen Rückgang? Eine wirksame Behandlung gab es nicht. Die Internierung von Erkrankten, die manche Mediziner für erfolgreich hielten, hat in Wahrheit nur einen winzigen Prozentsatz der Infizierten betroffen und kann daher kaum für die Zurückdrängung der Krankheit maßgeblich gewesen sein.[55] Virchow war überzeugt, daß vor allem die deutliche Verbesserung der Ernährungssituation den Killer zurückdrängte. Moderne Studien haben diese These bestätigt: Menschen mit nur zehn Prozent Untergewicht haben ein dreifach höheres Risiko, an Tuberkulose zu erkranken, als jene, die um den gleichen Prozentsatz übergewichtig sind.[56]

Der Mangel an Licht und Luft in den Wohnungen der städtischen Unterschicht, die Ansammlung von Staub und unhygienische Lebensbedingungen wurden ebenfalls als schädliche Einflüsse identifiziert. Aber es zeigte sich auch, warum Koch so lange Probleme hatte, die Bazillen zu züchten. Denn die Mikroorganismen, die in winzigen Wassertröpfchen der Atemluft in der Luft zirkulieren, erwiesen sich als hochsensibel. Schon geringe Mengen ultravioletten Lichts genügten, um sie zu töten. Deshalb waren auch dunkle Kellerwohnungen gefährlich, schon Sonnenlicht reichte zur Vorbeugung.[57]

Die Sozialmediziner zweifelten nicht an Kochs Verdienst – selbst wenn sich seine und der Keimjägergefolgschaft Grundannahme, der gesunde Organismus sei frei von Keimen, als grundfalsch erweisen sollte. Der Mensch trägt Milliarden Bakterien mit sich herum – nützliche im Mund, im Kopf, auf der Haut, im Darm. Und selbst viele krankmachende Bakterien machen sich lange Zeit nicht unangenehm bemerkbar. Auch wer die Tuberkelbazillen einatmet, ist bei weitem noch nicht dazu verurteilt, Tuberkulose zu bekommen. Nur fünf bis acht Prozent der Infizierten erkranken tatsächlich.

Das Immunsystem der überwältigenden Mehrheit der Menschen ist stark genug, um die Angreifer relativ rasch außer Gefecht zu setzen. Doch was es genau ist, das diese Mehrheit in die Lage versetzt, mit den Mikroben fertigzuwerden, ist bis heute nicht bis ins Detail erforscht. Die medizinische Forschung hat sich über gut 150 Jahre lieber damit beschäftigt, wie man die Mikroben findet und vernichtet – und dabei letztendlich weitgehend Schiffbruch erlitten.

Der Wettlauf um die Cholera

Was einem modernen Menschen vor allem auffiele, würde er durch europäische Großstädte des 19. Jahrhunderts wandern, wäre die ungeheure Anzahl an Tieren, die hier lebten. Es war eine von Pferden abhängige Gesellschaft. Pferdeomnibusse verkehrten, Pferdestraßenbahnen, Droschken und Kutschen. Reiten war für weite Teile der Bevölkerung selbstverständlich. In Hamburg standen noch 1892 in den Stallungen der Innenstadt und der Vorstädte 12000 Pferde. Dazu kamen Unmengen an Kleinvieh. Viele Menschen hielten sich Hühner in Verschlägen, Enten liefen im Hinterhof herum, sogar Schweine und Schafe wurden gehalten.[58] Überall lagen Exkremente auf den Straßen. Vom Mist der Tiere und vom Kot der Menschen lebten die Straßenreinigungskonzessionäre. Sie mußten den städtischen Behörden für das Recht, die Straßen von den Abfällen zu säubern, sogar eine Konzessionsgebühr zahlen. Den Dung verkauften sie an die Bauern des Umlands.

Das Wasser kam aus Gemeinschaftsbrunnen oder wurde direkt den Flüssen entnommen. Dorthinein flossen auch die Abwässer. In den rasch wachsenden Industrierevieren lebten die Arbeiter und Tagelöhner auf engstem Raum unter abenteuerlichen sanitären Verhältnissen. Ein ideales Umfeld für Seuchen.

Die Cholera war für die Europäer zu Beginn der dreißiger Jahre des 19. Jahrhunderts etwas gänzlich Neues. Sie kam aus Asien, wo sie in manchen Gegenden, etwa in Indiens Großstädten, seit langem bekannt war und regelmäßig auftrat. Über die neu geschaffenen schnellen Verkehrsmittel, speziell über das Netz des British Empire, gelangte die Seuche auch in die europäischen Städte. 1829 trat sie am Südrand des Urals in Orenburg auf. Kaufleute einer bedeutenden Messe in Nischnij Nowgorod verbreiteten sie weiter, und im September 1830 erreichte sie wolgaaufwärts Moskau. 1831 hatte die Epidemie den Ostseehafen Riga erreicht, binnen weniger Monate grassierte sie in ganz Mitteleuropa.

Ein Choleraopfer empfindet anfangs ein unbestimmtes Unwohlsein, wozu auch das Gefühl einer leichten Taubheit gehört. Dem folgt schnell ein Stadium heftiger und langanhaltender Anfälle von Erbrechen und Durchfall. Die Ausscheidungen gleichen schließlich einem milchig wässrigen »Reiswasser«. Die Opfer verlieren bis zu einem Viertel ihrer Körperflüssigkeit. Darauf folgt dann der Zusammenbruch: Das Blut verdickt sich, so daß der Kreislauf nicht mehr funktioniert. Die Haut wird blau und »wellig«, die Augen liegen tief in den Höhlen und blicken stumpf, Hände und Füße sind eiskalt. Schmerzhafte Muskelkrämpfe martern die Opfer und lassen sie immer wieder zusammenzucken. Danach werden sie ihrer Umgebung gegenüber immer gleichgültiger, obwohl nicht alle das Bewußtsein verlieren. In diesem Stadium kommt es etwa in der Hälfte der Fälle, meist durch Herz- oder Nierenversagen, zum Tod. Der gesamte Krankheitsverlauf kann blitzartig, im Extrem binnen fünf Stunden ablaufen. Gewöhnlich dauert es aber drei bis vier Tage, bis das Endstadium erreicht ist.

Das Rätsel der Ursachen

Über die Ursachen der Cholera und ihre Verbreitung gingen die Meinungen diametral auseinander. Zum einen gab es die Lehre von der Existenz ansteckender Stoffe (Contagien). Sie ist schon recht alt, geht unter anderem auf die Pestärzte des 16. Jahrhunderts zurück, die eine Übertragung durch Berührung, das Einatmen verseuchter Luft und das Tragen kontaminierter Kleidungsstücke vermuteten. In den dreißiger Jahren des 19. Jahrhunderts jedoch zogen zahlreiche wissenschaftlich ausgebildete Mediziner die Contagienlehre ernsthaft in Zweifel. Eine zweite Theorie sah örtliche Gegebenheiten als wichtig für den Ausbruch von Krankheiten an: Ausdünstungen aus verseuchtem Grundwasser und Boden, sogenannte Miasmen, welche die Luft vergifteten. Malaria bedeutet beispielsweise »schlechte Luft« und wurde den Ausdünstungen sumpfig-heißer Landstriche zugeschrieben. Auch die Miasmatheorie wurzelt in der Pestmedizin des Mittelalters. Zu Anfang des 19. Jahrhunderts hatte die Miasmalehre dadurch an Glaubwürdigkeit gewonnen, daß die angesehenen Mediziner Benjamin Rush und Daniel Webster sie als plausibelste Erklärung für die Gelbfieberepidemien in den USA vorgeschlagen hatten. Eine ganze Anzahl britischer Ärzte in Indien sah dies auch als Ursache der Cholera.

Als 1831 die ersten Nachrichten vom Auftreten der Cholera in europäischen Städten wie Königsberg, Warschau oder St. Petersburg nach Deutschland drangen, diskutierte die gespaltene Ärzteschaft heftig über die Vorzüge der jeweils eigenen Theorie. Der Kampf zwischen beiden Schulen wurde unerbittlich geführt – um so mehr, als bald auch in Deutschland die ersten Opfer gezählt wurden. Bei einem Argumentationsduell im Hamburger Ärztlichen Verein wurden gleich drei Kampfrichter aufgeboten, die auf Objektivität achten und das aufgeheizte Publikum ebenso im Zaum halten sollten wie die Diskutanten. Anschließend sollte eine Abstimmung die weitere Haltung des Ärztlichen Vereins in dieser Frage festlegen. Schon während die beiden Hauptredner, S. L. Sternheim auf der Seite der Contagionisten und Heinrich Wilhelm Buek auf der Seite der Anhänger der Miasmalehre, ihre Ansichten vortrugen, artete die Veranstaltung aus. Es kam zu regelrechten Gewalttätigkeiten, so »daß sie selbst von den drei vom Verein eingesetzten Kampfrichtern nicht mehr in parlamentarischen Schranken gehalten werden konnten. Der Streit wurde deshalb abgebrochen, und die Kampfrichter legten ihr Amt nieder.«[59]

Krieg und Rebellion

Als die Krankheit erstmals Europa erreichte, wurde alles an Zwangsmaßnahmen aufgeboten, was möglich war. In Rußland riegelte Militär die verseuchten Gebiete ab. Das Habsburgerreich verhängte scharfe Quarantänemaßnahmen. Opfer wurden von ihren Familien getrennt und in speziellen Cholerabaracken isoliert.

Das gehäufte Auftreten fremder Ärzte, die Geheimniskrämerei und die Zwangsmaßnahmen weckten bei vielen einfachen Bürgern die Überzeugung, daß die Regierung ihnen nach dem Leben trachtete. In Rußland wurden Ärzte und Beamte bei lokalen Aufständen umgebracht, in Österreich-Ungarn wurden Schlösser gestürmt und diejenigen niedergemacht, die Quarantänemaßnahmen verhängen wollten. Als die Cholera in Preußen auftrat, war die Reaktion ähnlich. Man munkelte, die Ärzte bekämen drei Taler Belohnung für jeden Choleratoten. Diese Gerüchte wurden um so mehr geschürt, als sich die Cholera fast nur in den niederen Schichten ausbreitete. Es hieß, die Krankheit sei von den Wohlhabenden eingeschleppt worden, um sich der Armen zu entledigen. Die Gerüchte wurden um so intensiver, je weniger die drastischen Quarantänemaßnahmen, das Ausräuchern, Desinfizieren und der riesige Markt von Wundermitteln Wirkung zeigten. Zur schlechten Stimmung in der Bevölkerung trug außerdem bei, daß viele wohlhabende Stadtbewohner, und unter ihnen offenbar viele Ärzte, die Flucht ergriffen und die Städte verließen, sobald eine Epidemie auftrat.[60]

In Königsberg kam es 1831 zu einem regelrechten Volksaufstand, als die Polizei die Beisetzung eines Choleratoten auf dem Stadtfriedhof verweigerte und ihn vielmehr in einer Seuchengrube bestatten wollte. Die Trauergemeinde stürmte das Polizeirevier und warf alles Mobiliar auf die Straße. Militär wurde gerufen. Die Menge strömte in die Vorstädte, demolierte dabei Apotheken und mißhandelte Ärzte. Schließlich eröffnete das Militär das Feuer auf die Aufständischen. Sieben Personen wurden getötet, eine große Zahl verwundet und 177 festgenommen.

Schließlich versuchten die Behörden, mit Cholerazeitungen Volksaufklärung zu betreiben. Darin warben sie für ihre Maßnahmen und baten die Bevölkerung um Mithilfe und die Meldung von Krankheitsfällen. Häuser, in denen die Cholera auftrat, sollten sofort geräumt und desinfiziert werden. In ganz Deutschland wurden spezielle Cholerakrankenhäuser geschaffen. In regulären Krankenhäusern, in denen die Cholera auftrat, wurden keine Patienten mehr entlassen und keine mehr aufgenommen. Alle diese Maßnahmen gründeten natürlich auf der Annahme, daß Cholera eine Infektionskrankheit darstelle.

Was die Ansteckungslehre vor allem ins Hintertreffen brachte, war aber das völlige Versagen aller dieser Quarantänemaßnahmen. Sie konnten weder verhindern, daß die Cholera in eine Stadt gelangte, noch daß sie sich später dort ausbreitete. Alles, was damit erreicht wurde, so meinten die Kritiker, sei eine Gefährdung der öffentlichen Ordnung, die Diskriminierung armer Bevölkerungsschichten und die Verletzung religiöser Empfindungen. 1832, als die Cholera bereits das zweite Jahr in Deutschland wütete, faßte deshalb beispielsweise der Stadtsenat von Hamburg den Beschluß, alle Vorsichtsmaßnahmen zu suspendieren. Die Maßnahme wurde von der Bevölkerung euphorisch begrüßt.

Das Fehlschlagen der Quarantänemaßnahmen galt fortan als Hauptgrund für die Schlußfolgerung, daß die Krankheit nicht ansteckend sei. Man glaubte aber immer nur zu wissen, was die Cholera nicht ist. Was sie hingegen war, wußte niemand zu sagen. Die Frage nach der Art und Weise, wie die Cholera sich verbreitet, schien den Wissenschaftlern so schwierig, daß etwa der Ärztliche Verein in Hamburg sich weigerte, sie 1848/49 auf seinen Tagungen überhaupt zu diskutieren.

Zwei weitere große Epidemien zogen durch Europa und wurden von Bevölkerung und Wissenschaft mehr oder weniger passiv hingenommen. Augenscheinlich zeigte sich kein besonderer Unterschied, ob die Krankheit nun bekämpft wurde oder nicht.

Pettenkofers Gegenthesen

1860 schien sich das Verständnis der Cholera schließlich grundlegend zu ändern. Der bayrische Naturwissenschaftler Max von Pettenkofer entwickelte neue Theorien, die alle offenen Fragen zu lösen schienen. Pettenkofer wurde 1818 in Lichtenheim bei Neuburg an der Donau geboren und wuchs in München unter der Obhut seines Onkels, eines Apothekers, auf. 1843 schloß er sein Medizinstudium ab und konzentrierte sich auf Pharmakologie. In Gießen arbeitete er bei Justus von Liebig, dem Begründer der organischen Chemie. Die Erfahrungen in Liebigs berühmtem Labor schienen seiner schöpferischen Energie gutzutun. Denn nun gelangen ihm in einer erstaunlichen Vielfalt Entdeckungen und Erfindungen in den unterschiedlichsten Bereichen der Naturwissenschaft. So war er an der Erfindung eines Fleischextrakts beteiligt, der noch heute unter Liebigs Namen bekannt ist. Dann entwickelte er ein Kupferamalgam für Zahnfüllungen und einen »guten deutschen Zement«. Mit seiner Technik, aus Holz Leuchtgas zu gewinnen, wurden ein Münchner Theater und der Hauptbahnhof beleuchtet. Daneben regte er Verbesserungen der Prägetechnik von Münzen an und ersann eine neuartige Methode, den gesprungenen Firnis historischer Ölgemälde zu restaurieren.

Sein Lebenswerk war jedoch die Etablierung der Wissenschaft von der öffentlichen Hygiene. Er schrieb 55 Bücher und Aufsätze zu den unterschiedlichsten Aspekten der Volksgesundheit. Zudem hatte er eine recht eindringliche Art, seine Theorien zu erklären und auch zu beweisen. Um zu überprüfen, ob Luft die Erde durchdringt, setzte er beispielsweise einen Kanarienvogel zwischen zwei Erdschichten und stellte fest, daß der Vogel überleben konnte.

Den größten Ruhm brachten ihm seine 71 Schriften zur Cholera ein, die Tausende von Seiten umfassen. Bereits 1869 trug er den Gedanken vor, die Cholera werde durch einen Keim hervorgerufen. Von Anfang an räumte er ein, daß dieser Erreger von einem Ort zum anderen gelangen könne. Er hielt es allerdings nicht für möglich, daß er ohne Mitwirkung anderer Faktoren einen Menschen infizieren könne.[61]

Aufgrund seines genauen Studiums der Choleraepidemie von 1854 in München vertrat Pettenkofer die Ansicht, daß die Krankheit nicht durch »Ansteckung im engeren Sinne des Wortes« verbreitet werde. Keinesfalls sei sie durch Trinkwasser allein übertragbar. Ebenfalls nicht durch kontaminierte Kleidung oder Gegenstände, sondern höchstwahrscheinlich durch Menschen – und auch durch solche, die selbst gar nicht an Cholera erkrankt seien. Sie könnten aber erst dann ansteckend wirken, wenn sie mit ihren Ausscheidungen den Boden verseuchten.

Wenn X der Keim sei, erklärte Pettenkofer, dann benötige er noch Y, die geeignete lokale Umgebung, und Z, die individuelle Empfänglichkeit des einzelnen Menschen, damit bei ihm die Krankheit ausbrechen könnte. X allein, so Pettenkofers unumstößliche Überzeugung, könne hingegen gar nichts bewirken.

Zur ebenen Erde und im ersten Stock

Weil die Cholera über verunreinigte Luft übertragen wird, seien daher Menschen auch besser geschützt, wenn sie in höheren Stockwerken wohnten. Am gefährdetsten hingegen seien jene in feuchten Kellergeschossen oder in beengten Wohnungen mit schlechter Luftzirkulation.

1847, mit 29 Jahren, wurde Pettenkofer zum außerordentlichen Professor für medizinische Chemie an der Universität München ernannt. 1853 wurde er dort Ordinarius und 1864 zu ihrem Rektor. König Maximillian II. von Bayern, dessen Aufmerksamkeit er mit seiner Entdeckung eines Herstellungsverfahrens für goldgesprenkeltes Aventuringlas auf sich gelenkt hatte, machte ihn 1850 zu seinem Hofapotheker. Diesen Einfluß nutzte Pettenkofer, indem er an drei bayrischen Universitäten für die Einrichtung von Lehrstühlen für Hygiene sorgte. Jener in München wurde 1865 ihm übertragen. Um die Jahrhundertwende gab es an mehr als 30 in- und ausländischen Universitäten leitende Professoren, die bei Pettenkofer studiert hatten. Mit der Drohung, andernfalls nach Wien abzuwandern, brachte er die bayrische Regierung schließlich auch noch dazu, in München ein eigenes Institut für Hygiene einzurichten, dessen Leitung er 1878 übernahm.

Die ersten Präventionsideen

Max von Pettenkofer gilt auch als Begründer der Präventivmedizin. Er befürwortete breitangelegte Initiativen zur Gesundheitserziehung der Bevölkerung. So propagierte er unermüdlich Mäßigkeit, Sauberkeit, regelmäßiges Baden, eine »vernünftige Ernährung«, warme Kleidung und frische Luft. Gegen Alkoholgenuß wandte er sich nicht zuletzt deshalb, weil dieser in der »entsetzlichen Atmosphäre« verräucherter Kneipen stattfand. Für die verbreitete Furcht der Deutschen vor Zugluft hatte er nichts als Spott und Hohn übrig. Gesetzgeberische Maßnahmen lehnte er ab. Die Verbesserungen seien allein durch geeignete Erziehungsmaßnahmen zu erzielen.

Eingreifen müßten die Behörden aber, wo der Boden und damit das Grundwasser verseucht würde. Er setzte sich für Abfallbeseitigung und den Bau von Kanalisationssystemen ein und war überzeugt davon, daß man alle Wohnungen an eine zentrale Wasserversorgung anschließen müsse, weil sich die Menschen dann häufiger waschen würden. Es ist Pettenkofers Beharrlichkeit zuzuschreiben, daß München 1878 einen Schlachthof erhielt, die Stadt eine Wasserversorgung mit Gebirgswasser anlegte und eine neue Kanalisation baute, die zentral weit unterhalb Münchens in die Isar geleitet wurde. Das Wichtigste aber waren ihm frische Luft und gesunde Ernährung. Vorbeugemaßnahmen, so rechnete er vor, seien für jeden Staat auch wirtschaftlich profitabel. Damit ließen sich Krankenhauskosten einsparen und Krankheitsausfälle vermindern. Eine funktionierende Kanalisation und die Versorgung mit einwandfreiem Trinkwasser seien die unabdingbar notwendige Voraussetzung für ein reibungsloses Wirtschaftsleben. Sobald diese Leistungen aber zur Verfügung stünden, läge die Veranwortung für Gesundheit und Wohlergehen beim Individuum. Die Parallelen zwischen liberalen Staatslehren und Pettenkofers Theorie der Cholera sind offensichtlich.[62]

Kochs Erfolgsrezept

Robert Koch war seit 1880 am Kaiserlichen Gesundheitsamt in Berlin beschäftigt, und sein Ruf verbreitete sich in der Fachwelt. Als er 1882 den Tuberkuloseerreger isolierte, wurde er schlagartig zum berühmtesten deutschen Forscher. Pettenkofer hingegen hatte für die recht simple Gleichung des aufstrebenden Preußen, »Erreger + Wirt = Krankheit«, nur Verachtung übrig. Es schien ihm geradezu lachhaft absurd, eine Krankheit nur über die Eigenschaften des Erregers zu definieren, wie es Koch ernsthaft versuchte. Für ihn waren die Bakteriologen »Leute, die nicht über Dampftopf, Wärmeschrank und Mikroskop hinausschauen«[63]. Und natürlich war Koch ein Anhänger des überwunden geglaubten Quarantänedenkens. Ein Keim sollte bis in den letzten Winkel verfolgt und dort vernichtet werden. Hier prallten zwischen Berlin und München Welten aufeinander.

Schließlich klopfte die Cholera 1883 wieder an die Pforten Europas. Die Seuche hatte bereits Ägypten erreicht und Städte wie Alexandria schwer getroffen. Louis Pasteur reagierte schnell und schickte ein Forscherteam unter der Leitung seines Jüngers Emile Roux. Der große Franzose selbst war gesundheitlich angeschlagen und zudem gerade tief in seine Arbeit über die Tollwutimpfung vertieft. Als die Aktion bekannt wurde, beschloß auch das Deutsche Reich, eine Choleraexpedition auszurüsten.[64]

Koch reiste mit seinem Assistenten Georg Gaffky und zwei weiteren Schülern nach Ägypten. Um der Expedition maximale Publizität zu verschaffen, sollten die Ergebnisse der Reise nicht erst später, sondern unmittelbar veröffentlicht werden. Koch schrieb also seine Berichte regelmäßig von unterwegs an den Staatssekretär des Innern, Joseph von Boetticher. Diese wurden in halbamtlichen Journalen, in der *Deutschen Medizinischen Wochenschrift*, aber auch in Tageszeitungen veröffentlicht.[65,66]

Koch schickte recht detaillierte und streckenweise auch durchaus spannende Schilderungen nach Deutschland. Etwaige Konkurrenten Kochs hatten zudem keine Möglichkeit, dessen fernschriftliche Forschungsergebnisse zu überprüfen.

Aus Ägypten gab es allerdings nicht sehr viel zu berichten. Als die Expedition dort eintraf, war die Epidemie fast erloschen. Einige wenige Choleraleichen ließen sich zwar beschaffen, Koch und Gaffky sezierten sie, allerdings gelang ihnen kaum mehr als die Bestätigung und Differenzierung der bekannten krankhaften Veränderungen im Darm der Cholerakranken. Daß sich hier jede Menge Mikroorganismen aufhalten, war bekannt, diese näher zu bestimmen erwies sich aber als unmöglich. Das gesamte aus Berlin mitgebrachte bakteriologische Instrumentarium – darunter diverse Nährmedien, Färbemittel und auch 60 weiße Mäuse – konnte wegen der enormen Hitze des Spätsommers in Alexandrien nicht eingesetzt werden. Kochs berühmte feste Nährmedien auf Gelatinebasis verflüssigte sich, und jegliches seriöse Experiment war damit von vornherein unmöglich.[67]

Das Duell

Das Interesse der Öffentlichkeit konzentrierte sich immer mehr auf den Wettkampf der beiden Forscherteams. Immer deftiger traten in der Presse nationalistische Tiraden in den Vordergrund. In der Tagespresse wurden die deutschen Wissenschaftler als selbstlose Heroen im Kontrast zu der selbstsüchtigen Scharlatanerie der Pasteurianer porträtiert. »Binnen kurzem kursierte in der Stadt (Alexandria) das Gerücht, die deutschen Ärzte hätten bereits sehr günstige Resultate aufzuweisen«, war beispielsweise im *Berliner Tageblatt* vom 26. September 1883 zu lesen. »Die Herren Franzosen spitzten die Ohren, suchten selbstredend ihrem Volkscharakter getreu, den Herren mit einem Riesenbacillus, den sie entdeckt haben wollten, in die Parade zu fahren, wurden indeß nach wenigen widerlegenden Worten des Geheimraths Koch, in ihre engen wissenschaftlichen Pfähle zurückgewiesen.«[68]

Einen dramatischen Höhepunkt fand diese Konkurrenzsituation, als der französische Mikrobiologe Louis Thuillier am 18. September an der Cholera verstarb. Die deutsche Kommission nahm an der Beerdigung teil, und der Öffentlichkeit wurde damit ein dramatischer Beweis für die Gefährlichkeit der Seuche und für den Heroismus der Forscher geliefert.[69] Das französische Team kehrte daraufhin heim, Koch entschloß sich zur Weiterreise nach Kalkutta, wo die Cholera endemisch auftritt. Im indischen Winter herrschten auch wesentlich gemäßigtere Temperaturen, so daß nun auch die routinemäßigen Laborarbeiten möglich wurden. Bereits in seinem zweiten Bericht aus Indien konnte Koch am 7. Januar stolz über die geglückte Herstellung von Reinkulturen berichten. Die Bakterien im Darm der Cholerapatienten wurden wegen ihrer Form »Kommabazillus« genannt: sie konnten nun von anderen dort befindlichen Bazillen unterschieden werden, und ihr alleiniges Vorkommen im Zusammenhang mit der Cholera ließ sich belegen. Am 2. Februar schrieb Koch, man könne die Cholerafrage »als gelöst ansehen«[70].

Bei seiner Rückkehr nach Deutschland, Anfang Mai 1884, überschlug sich die Presse in Jubelmeldungen. »Willkommen, Ihr Sieger«, titelte das *Berliner Tageblatt* am 3. Mai und begrüßte die Heimkehrer im »waffenstolzen Neudeutschland«. Damit wurden auch gleich Parallelen zum Deutsch-Französischen Krieg von 1870/71 gezogen. »Wie vor 13 Jahren das deutsche Volk einen glorreichen Sieg über den Erzfeind unserer Nation feierte, so feiert heute die deutsche Wissenschaft einen Sieg über einen der tückischen Feinde der ganzen Menschheit, über eine der gefürchtetsten und mörderischsten Volksseuchen der Neuzeit: Die Cholera.«[71]

Den schlüssigen Nachweis, daß die Cholera von den Bakterien im Alleingang ausgelöst wird, hatte Koch aber gar nicht zu liefern vermocht. Denn gemessen an seinen eigenen strengen Ansprüchen hätte es noch der Ansteckung von Labortieren durch isolierte, in Reinkultur vermehrte Cholerabazillen bedurft. Dies war ihm nicht gelungen, obwohl er es noch kurz zuvor als unerläßlich dargestellt hatte. Somit war die ›Täterschaft‹ der Bakterien nicht erwiesen. Statt dessen gründete Koch seine Argumentation auf epidemiologische Beobachtungen lokaler Epidemien um kleine Teiche, die der Umgebung als Trinkwasserreservoir dienten. Hier ließ sich die Infektionskette vom infizierten Wasser über verseuchte Wäsche bis zu den erkrankten Anwohnern lückenlos belegen. Diese Beobachtung hätte jedoch genausogut die Theorie Pettenkofers bestätigt. Denn am Anfang der Infektionskette hätten demnach ebenso verseuchtes Grundwasser und Erdreich stehen können, die den Bakterien erst zur Wirkung verhalfen.

Preußens Held

Pettenkofer nahm die Nachricht, daß Koch den Choleraerreger gefunden hatte, ohne besondere Aufregung zur Kenntnis. Zu dieser Sache hatte er bereits vor einiger Zeit notiert: »Gesetzt, der Pathologe fände in einem Typhus- oder Cholerakranken wirklich den sogenannten Typhus- oder Cholerakeim, so wäre das wohl eine wichtige und schätzenswerte Entdeckung, aber es wäre dadurch die für die Menschheit wichtigste Frage noch lange nicht erledigt, nämlich, was einen Ort zu gewissen Zeiten zu einem Typhus- oder Choleraort macht und was geschehen muß, um einem solchen Ort diese Eigenschaft zu benehmen.«[72] Solche Bedenken wurden aber kaum gehört. Die Identifizierung des »Vibrio cholerae« als Erreger der Krankheit wurde zu einem nationalen Triumph Deutschlands. Koch wurde die enorme Summe von 100000 Reichsmark zugesprochen. Er hatte die Franzosen besiegt, er war der Held Preußens. Und durch seine enorme Medienpräsenz erhielt augenblicklich die Partei der Keimjäger Aufwind.

Nachdem die Cholera 1883 gerade noch vor den Toren Europas kehrtgemacht hatte, gab sie im Jahr 1892 noch eine letzte große Vorstellung. Ernsthaft betroffen war mit Hamburg nur eine einzige Stadt. Und diesmal lief alles nach den Regeln Kochs. In Berlin hatte er schon gezeigt, wie beim kleinsten Anzeichen möglicher Epidemien zu handeln sei: Quarantäne, Desinfektion, Überwachung des Personenverkehrs, Cordons sanitaires. Jedem, der die behördlichen Vorschriften mißachtete, drohten mehrjährige Festungs- und Zuchthausstrafen. Im liberalen Hamburg hingegen stand Pettenkofer noch hoch im Kurs. Dessen Devise lautete: »Alles für die Prävention – aber wenn die Epidemie einmal da ist, bringen staatliche Zwangsmaßnahmen nichts mehr.«

Hamburg war 1892 in mehrfacher Hinsicht ein idealer Ort für die Cholera. Zum einen war es ein Handelsknotenpunkt, sowohl zu Schiff als auch zu Lande. Besonders zu dieser Zeit war es auch ein frequentierter Amerikahafen, speziell für osteuropäische Auswanderer. Die rasch wachsende Bevölkerung drängte sich in den extrem dicht besiedelten Altstadtvierteln an der Elbe. Nahezu jeder Quadratmeter Wohnfläche wurde vermietet. In diesen Stadtteilen hatte jeder zweite Haushalt noch zusätzliche Logisgäste und Schläfer, denen abends eine Matratze hingelegt wurde. Der Prozentsatz der Haushalte mit Badezimmer lag dagegen weit unter zehn Prozent.

Bei den infrastrukturellen Einrichtungen der Stadtverwaltung sah es hingegen auf den ersten Blick gar nicht so schlecht aus. 1842 hatte ein Großbrand weite Teile der Innenstadt vernichtet. Wegen des dadurch notwendigen Neuaufbaus ergab sich die günstige Gelegenheit zur umfassenden sanitären Reform. So wurde der Bau eines unterirdischen Kanalnetzes mit einer zentralen Sammelanlage für alle Abwässer nach englischem Vorbild geplant. 1853 wurde es in Dienst genommen. 1860 gab es bereits 50 Kilometer Abwasserleitungen. Anfang 1890 teilte die Behörde mit, alle Häuser der Stadt seien an das zentrale Abwassersystem angeschlossen.[73]

Auch eine zentrale Wasserversorgung, die sogenannte Stadtwasserkunst, gab es seit 1848. Bis 1890 waren mehr als 400 Kilometer Rohrleitungen verlegt, und nahezu jedes Haus der Stadt verfügte entweder im Innern oder auf dem Hof über einen Wasserhahn. Das Trinkwasser wurde zwei Kilometer oberhalb der Stadt direkt aus der Elbe entnommen und durch einen 800 Meter langen Kanal in drei große Klärbecken geleitet.

Berlin entnahm das Wasser ebenfalls aus seinem größten Fluß, der Spree, doch reinigte man dort das Wasser über ein ausgeklügeltes System diverser Sandfilter. Das Wasser sickerte durch mehrere Schichten feinen Sandes, schließlich wurde es mit Hilfe eines Rohrsystems gesammelt und dann ins Leitungsnetz gepumpt. Dieses simple System genügte, wie sich später zeigte, um die Choleraerreger unschädlich zu machen. Diese werden nämlich von im Sandfilter angesiedelten Bakterien abgetötet.

In Hamburg wurden Sandfilter nicht für nötig befunden. Das Wasser genoß einen hervorragenden Ruf und wurde von den großen Ozeandampfern gern als Vorrat genommen, »weil es sich so tadellos hält«. Die Lebendigkeit des Hamburger Wassers war ebenso berühmt wie berüchtigt. Weil Filter fehlten, wurden zahlreiche Lebewesen häufig bis in die Häuser geliefert. Hamburger Kinder sammelten Würmer, kleine Fische, Asseln, Muscheln oder Schwämme aus den Sammelbehältern. Fischweiber priesen ihre Ware mit Rufen feil wie: »Aale Aale! Frisch aus der Wasserkunst.« Oft wurden auch tote Mäuse und andere Kadaver aus den Klärbecken angeschwemmt und verstopften dann die Leitungen.

Die Hamburger Epidemie

Vor dem erstmaligen Auftreten der Cholera Mitte August des Jahres 1892 war die Stadt von einer extremen wochenlangen Hitzewelle heimgesucht worden. Die Elbe hatte eine Temperatur von 22 Grad, ideale Bedingungen für die Vermehrung des Choleraerregers. Der Wasserstand der Elbe war so niedrig, daß die Flut das Wasser weiter landeinwärts trieb als üblich. Damit gelangten mit Sicherheit auch die Ausscheidungen von Cholerainfizierten zur Entnahmestelle des Trinkwassers.

Am 17. August ereigneten sich die ersten beiden Todesfälle. Zwei Tage später waren es bereits acht, und eine Woche darauf wurden täglich 400 Leichen gezählt. Koch traf als Abgesandter der Berliner Zentralregierung des Deutschen Reichs am 24. August in Hamburg ein. Das Ausmaß der Epidemie entsetzte ihn sichtlich. Gleich am nächsten Tag schrieb er an seine Geliebte, die 18jährige Kunststudentin Hedwig Freiberg: »Es war mir zu Muth als wanderte ich über ein Schlachtfeld. Überall Menschen, die noch wenige Stunden vorher von Gesundheit strotzend und lebensfroh in den Tag hineingelebt hatten und nun in langen Reihen dalagen von unsichtbaren Geschossen dahingestreckt, die einen mit dem eigenthümlich starren Blick der Cholera-Kranken, andere mit gebrochenen Augen, noch andere bereits tot: kein Jammern hört man, nur hier und da ein Seufzer oder das Röcheln der Sterbenden.«

Noch mehr als das Ausmaß der Epidemie entsetzten Koch bei seinem Weg durch das am schwersten betroffene Gängeviertel in der Innenstadt die elenden Wohnverhältnisse. Etwas Schlimmeres als die Arbeiterquartiere im Gängeviertel, erklärte er, hätte er noch nirgendwo in Europa gesehen. »In keiner anderen Stadt habe ich solche ungesunden Wohnungen, Pesthöhlen und Brutstätten angetroffen.« Der Anblick scheint ihn an seine Choleraerlebnisse in Alexandria oder Kalkutta erinnert zu haben. Zu seinen Begleitern sagte er den damals berühmten und in den Zeitungen weitverbreiteten Satz: »Meine Herren, ich vergesse, daß ich in Europa bin.«[74]

Robert Koch ordnete Quarantäne und Isolierung an. Vergnügungsveranstaltungen wurden mit sofortiger Wirkung untersagt. Desinfektionskolonnen nahmen ihre Arbeit auf und besprühten alle verdächtigen Wohnungen, Möbel, Betten und Gegenstände mit Karbol. Bald lag über der Stadt nicht mehr der Dunst der allgegenwärtigen Ausscheidungen der Cholerakranken, sondern eine penetrante Chlorwolke. Die Epidemie erreichte bis zur ersten Septemberwoche ihren Höhepunkt, dann fiel sie wieder steil ab. Die Kurve der Erkrankungen unterschied sich nicht von der bisheriger Epidemien. Auch ein kurzes Wiederaufflammen in der zweiten Septemberhälfte, als längst alle Maßnahmen Kochs umgesetzt waren, gehörte durchaus zum bis dahin beobachteten Wesen von Epidemien. Daß die Krankheit vorübergegangen war, wurde nun aber ausschließlich den Maßnahmen Kochs zugeschrieben.

Ende September 1892, in Hamburg klang gerade die Epidemie aus, kam es in Berlin zu einem letzten großen Zusammenprall der Kochschen und der Pettenkoferschen Sichtweise. Als wollte Koch seinen Triumph richtig auskosten, forderte er nun, rasch ein Reichsseuchengesetz mit unbeschränkten Durchgriffsrechten für den Staat zu verabschieden. Dazu berief er einen Fachausschuß aller medizinischen Kapazitäten des Reichs nach Berlin ein. Max von Pettenkofer reiste aus München zur letzten großen Konfrontation mit seinem Rivalen an.

Die Konfrontation

Es schien, als habe Koch die Demontage seines langjährigen Gegners wohlorganisiert. Seine Anhänger verfügten über eine komfortable Mehrheit. Pettenkofer wirkte an den ersten beiden Tagen noch recht lebhaft und trug in bewährter Manier seine Ansichten vor. Daß es unmöglich sei, menschlichen Verkehr »pilzdicht« zu gestalten, daß Zwangsmaßnahmen deshalb unnötig seien, daß in München die Cholera ohne solchen Staatsterror praktisch ausgestorben sei. Koch wandte sich scharf gegen den Älteren, bezichtigte ihn, nicht auf dem neuesten Stand der Wissenschaft zu sein, unterstellte ihm Falschdiagnosen und stimmte den Münchner Kollegen mit seiner Mehrheit regelmäßig nieder. Am dritten Tag der Konferenz sagte Pettenkofer gar nichts mehr. Verbittert reiste er zurück nach München.

Um so größer war die Verwunderung, als Kochs erster Assistent, Georg Gaffky, wenige Tage später einen Brief Max von Pettenkofers in seiner Post fand. Darin bat dieser, ihm für wissenschaftliche Forschungszwecke eine Probe einer Cholerabakterienkultur zu übersenden. Gaffky schickte die erbetene Probe ab. Am 7. Oktober lud Pettenkofer einige seiner Schüler und Mitarbeiter in den Kurssaal des Instituts. Ohne große Umschweife erklärte Pettenkofer seinen Plan, die Cholerakultur zu schlucken. Aufgeregt versuchten seine Mitarbeiter ihn davon abzuhalten. Einige boten sich spontan an, den Selbstveruch an seiner Statt durchzuführen. Doch das lehnte Pettenkofer strikt ab. »Ich handle nach dem alten ärztlichen Grundsatz: ›Fiat experimentum in corpore vili!‹« (»Experimentiert mit einem wertlosen Körper«). Widerspruch ließ er nicht gelten. »Ich habe das Recht, mich als ein corpus vile zu betrachten. Ich bin 74 Jahre alt, leide seit Jahren an Glykosäure, habe keinen einzigen Zahn im Mund und spüre auch sonstige Lasten des hohen Alters. Selbst, wenn ich mich täuschte, und der Versuch lebensgefährlich wäre, würde ich dem Tod ruhig ins Auge sehen, denn es wäre kein leichtsinniger und feiger Selbstmord, ich stürbe im Dienste der Wissenschaft.«[75]

Milliarden Bazillen in einem Schluck

Zur Vorbereitung nahm Pettenkofer Bikarbonat ein, um die Magensäure zu neutralisieren, die laut Koch imstande wäre, die Erreger abzutöten. Dieser »Ausrede« wollte er gleich zuvorkommen. Schließlich schluckte Pettenkofer einen Kubikzentimeter der Cholerakultur, die etwa eine Milliarde an Bazillen enthalten mußte. Das Gemisch, so sagte er, habe »wie reinstes Wasser« geschmeckt.

Am nächsten Tag passierte gar nichts. Am 9. Oktober trat morgens ein starkes Grimmen in den Gedärmen auf. Dann begann ein mäßiger Durchfall, der vier Tage anhielt. Der Stuhl wurde fortwährend untersucht und zeigte enorme Mengen Cholerabazillen.[76] Insgesamt fühlte sich Pettenkofer aber die ganze Zeit wohl. Von den schweren Krankheitserscheinungen der Cholera keine Spur. Auch den halbstündigen Weg von seiner Wohnung ins Institut legte er wie üblich zu Fuß zurück.[77]

An Koch schickte er einen Brief folgenden Inhalts ab: »Herr Doktor Pettenkofer übermittelt seine Komplimente an Herrn Professor Doktor Koch und dankt herzlich für die Übersendung des Fläschchens mit der sogenannten Cholera-Vibrio. Herr Doktor Pettenkofer hat nun den gesamten Inhalt getrunken und freut sich, Herrn Doktor Koch davon in Kenntnis setzen zu können, daß er sich weiterhin in aufrechter, guter Gesundheit befindet.«[78]

Zehn Tage später wiederholte Pettenkofers Assistent Rudolf Emmerich in fröhlicher Stimmung den Versuch. Um den Bazillen ordentlich Nahrung zu verschaffen, aß er zum Choleragebräu ein großes Stück Zwetschgenkuchen. Die übernächste Nacht verbrachte Emmerich fast zur Gänze auf dem Abort. Aber auch bei ihm war nach fünf Tagen alles vorbei.[79]

Koch reagierte auf die Selbstversuche gar nicht. Aus seinem Umfeld kamen jedoch einige Erklärungen, die das ganze mehr oder weniger als Zufall darstellten. Einmal hieß es, Pettenkofer wäre immun, weil er möglicherweise zuvor schon einmal an der Cholera erkrankt gewesen sei. Georg Gaffky ging erst Jahre später auf den Selbstversuch ein und sagte, er habe Pettenkofer eine schwach virulente Kultur geschickt, »weil wir uns denken konnten, was er vorhatte«[80]. Aus heutiger Sicht erscheint dieses Argument Gaffkys wenig glaubwürdig. »Zu dieser Zeit glaubte Koch noch gar nicht an den Begriff Virulenz«, weiß der US-Medizinhistoriker und Pettenkofer-Experte Andrew Mendelsohn, »daß Keime sich einmal so und einmal so verhalten, das hielt Koch für eine Schnapsidee Pasteurs, mit der er nichts anfangen konnte.«

Die Resonanz auf den heroischen Versuch war jedenfalls gering. Pettenkofer gab sich in der Folge geschlagen und trat von allen seinen Funktionen zurück. Zwar überreichte man ihm die höchsten Auszeichnungen, doch er wurde immer depressiver. Er realisierte, daß Kochs Thesen ganz eindeutig den Sieg davongetragen hatten. Am 9. Februar 1901 erschoß sich Max von Pettenkofer 83jährig in seiner Münchner Wohnung.

Was die Infektionswege der Cholera betrifft, hatten von einer heutigen Warte aus gesehen beide Streithähne gleichermaßen recht und auch unrecht: In Hamburg hatte sich gezeigt, daß die Cholera sehr wohl über das Trinkwasser verbreitet wurde, wie Koch glaubte. Jenseits der Elbe in Altona, wo das Trinkwasser durch Sandfilter gereinigt wurde, forderte die Cholera deutlich weniger Opfer. In diesem Punkt irrte Pettenkofer in seinem Starrsinn. Vom Keim allein, wie Koch überzeugt war, hing es jedoch keineswegs ab, ob jemand erkrankte oder nicht. Denn das verseuchte Trinkwasser wurde von der zentralen Anlage in alle Wohnviertel geliefert, es erkrankten jedoch vor allem die Bewohner des hygienisch verwahrlosten Gängeviertels mit ihrer unterprivilegierten und mangelernährten Bevölkerung. In einer späteren statistischen Analyse der Hamburger Epidemie zeigte sich, daß in der Bevölkerungsgruppe mit einem Jahreseinkommen von über 10000 Mark nur 1,8 Prozent erkrankt waren, in jener mit einem Einkommen unter 1000 Mark aber gleich 11,3 Prozent.[81] Die Cholera erwies sich damals – genau wie heute – als eine Krankheit, die dem Elend folgt, als eine Kriegs- und Katastrophenseuche. Ein wohlgenährter Magen jedoch bietet für Cholerabakterien eine nahezu unüberwindbare Barriere.

Kochs Tuberkulin-Flop

Eine ausgebrochene Krankheit zu heilen war den aufstrebenden Bakteriologen bis in die 1880er Jahre nicht gelungen. Die Forschungsergebnisse eigneten sich in der Praxis bestenfalls zur Vorbeugung von Krankheiten. Sie dienten als theoretisches Fundament für Desinfektionsmaßnahmen oder hatten zur Entwicklung von Impfstoffen geführt, so etwa der Milzbrand- oder Tollwutimpfstoffe der Pasteur-Gruppe.

Das enorme Ansehen Kochs oder Pasteurs in der Öffentlichkeit beruhte auf ihren spektakulären Erregernachweisen. Nun sahen sich die Wissenschaftler aber mit einer heftigen Forderung konfrontiert, endlich auch eine spezielle antibakterielle Therapie gegen diese Erreger zu entwickeln. An dieser Erwartungshaltung war Koch nicht ganz unschuldig, denn er hatte ja die Richtung vorgegeben. So beispielsweise am 24. März 1882 in seinem berühmten Vortrag im Physiologischen Institut der Universität Berlin »Über die Tuberkulose«. Da hatte er anläßlich seiner Entdeckung des Cholerakeims programmatisch angekündigt: »In Zukunft wird man es im Kampf gegen diese schreckliche Plage des Menschengeschlechtes nicht mehr mit einem unbestimmten Etwas, sondern mit einem faßbaren Parasiten zu tun haben, dessen Lebensbedingungen zum größten Teil bekannt sind und noch weiter erforscht werden können.«[82] Die Therapie sollte um so leichter fallen, da der Keim, so Kochs Dogma, ja der bestimmende Faktor einer Krankheit sei. Einmal im Wirt angekommen, läuft ein gleichbleibendes Programm ab. Er löst also Milzbrand, Cholera oder auch Tuberkulose aus. Über das Studium der Eigenschaften des Erregers müßte es mithin möglich sein, so Kochs Vorstellung, rasch einen Angriffspunkt und in der Folge ein Heilmittel zu entwickeln.

Nach dem triumphalen Erfolg bei der Cholera und der Klärung einiger Weichenstellungen in seiner Karriere fand Koch gegen Ende der achtziger Jahre wieder Zeit genug, sich ganz in seine Forschungsarbeiten zur Therapie der Tuberkulose zu vertiefen. Koch arbeitete wie ein Besessener. Die meisten Assistenten hatten keine Ahnung, welche Theorie der Chef verfolgte. Sie waren mit reinen Hilfstätigkeiten beschäftigt. Jedenfalls ging ein Raunen durch das ganze Institut, daß »etwas ganz Großes« ausgebrütet würde.

Im Jahr 1890 sah Berlin den »10. Internationalen medicinischen Kongreß«. Er führte 5500 Ärzte, unter ihnen auch 19 Ärztinnen, in die preußische Hauptstadt. Die allgemeine Stimmung war euphorisch. Man erwartete von der Wissenschaft erstmals konkrete Hilfsmittel für den Alltag. Dementsprechend stark war das Interesse der Medien. Die Namen der drei Hauptredner sind ein Symbol für diese Aufbruchsstimmung: die Forscherlegende Rudolf Virchow, der englische Begründer der OP-Sterilität, Joseph Lister, und Robert Koch. Die *Berliner Klinische Wochenschrift* schrieb dazu: »Verehren wir alle in Virchow den Begründer der neueren medizinischen Forschung überhaupt, so bezeichnet uns der Name Lister den größten segensreichsten Forschritt praktischer Heilkunst während unserer Zeit, derjenige Kochs die Erschließung eines neuen, zunächst rein wissenschaftlichen Arbeitsfeldes, dessen unermeßliche Bedeutung auch für die eigentliche Medizin von Tag zu Tag mehr hervortritt.«

Verführerischer Druck

Die preußische Regierung erwartete von Koch den großen Paukenschlag: Man hoffte, er werde ein Heilmittel gegen die Tuberkulose präsentieren. Und Koch hatte sich anscheinend dazu entschlossen, in diesem idealen Umfeld – obwohl seine Arbeit im Labor noch gar nicht beendet war – tatsächlich vorzupreschen. In seinem Festvortrag berichtete er von Versuchen mit Meerschweinchen, bei denen er die Tuberkulose bereits zum Stillstand gebracht habe. »Aus diesen Versuchen möchte ich vorläufig keine weiteren Schlüsse ziehen, als daß die bisher mit Recht bezweifelte Möglichkeit, pathogene Bakterien im lebenden Körper ohne Benachteiligung des letzteren unschädlich zu machen, damit erwiesen ist.«[83]

Diese Mitteilung schlug bei der 5000 Köpfe zählenden Zuhörerschaft wie eine Bombe ein. In der nationalen und internationalen Presse hagelte es fette Schlagzeilen: Koch hat ein Mittel gegen die Tuberkulose gefunden! Es sei möglich, »die Krankheit völlig zum Stillstand zu bringen, ohne den Körper in anderer Weise zu schädigen«, legte Koch in der *Deutschen Medizinischen Wochenschrift* noch nach.[84] Und schließlich, im Herbst 1890, war die Sensation auf dem Markt. Das Mittel hieß zunächst noch »Kochsche Lymphe« oder simpel »Kochsches Heilmittel«. Bald aber war es als »Tuberkulin« berühmt.

Durch ein Therapeutikum, das Tuberkulin nach dem Willen seines Erfinders sein sollte, wäre eine ganz neue Qualität erreicht worden. Noch dazu, wenn es sich um ein Therapeutikum zur Behandlung der gefährlichsten Volksseuche handelte. Damit wäre der Vorsprung vor den französischen Rivalen wohl endgültig gewesen. Trotz eines deutschen Gesetzes, das »Geheimmedizin« verbot, hielt Koch den Inhalt seiner Wunderkur streng geheim. Später stellte sich heraus, daß Tuberkulin lediglich eine in Glycerin gelöste, flüssige Bazillenkultur enthielt, die durch Hitze getötet worden waren. Wie Koch annehmen konnte, daß dieses Mittel eine therapeutische Wirkung haben könnte, erscheint heute, auch bei Durchsicht seiner Forschertagebücher, als absolutes Rätsel. »Man hat den Eindruck«, sagt der Heidelberger Medizinhistoriker und Robert-Koch-Experte Christoph Gradmann, »als wollte er es unbedingt glauben. Als wollte er sich mit aller Gewalt und gegen alle Realität einen Lebenstraum erfüllen.«

Aus den Laborbüchern läßt sich aber immerhin nachvollziehen, welchen Gedankengängen Koch gefolgt ist. Zunächst verstand er den Ablauf einer Infektionskrankheit als Bakterieninvasion, wobei Invasion, Infektion und Krankheit im wesentlichen zusammenfallen. Nach dieser Vorstellung ist der gesunde Organismus im Prinzip frei von krankmachenden Keimen. Sind diese Keime aber einmal in den Organismus eingedrungen, so ist er der Invasion passiv ausgeliefert. Der Körper wird, etwa so wie eine Nährlösung im Labor, von den Bakterien verzehrt, und der Krankheitsprozeß kommt erst zum Stillstand, wenn sich die Bazillen nicht mehr ernähren können. Meist ist das gleichbedeutend mit dem Tod des befallenen Organismus.

Koch nahm an, daß im Fall der Tuberkulose das abgestorbene tuberkulöse Gewebe das Resultat dieser Verzehrung sei. Er meinte, daß die Bakterien diese Verwüstung mit einer giftigen Absonderung herbeiführten. Wenn es nun – so Kochs These – gelänge, diese Absonderung aus den Tuberkulosebakterien zu isolieren, so könnte damit das Gewebe verödet werden, ohne daß es den Bakterien als Nahrung und Brutstätte dienen könnte. Er wollte also mit seinem Tuberkulin die Bakterien nicht direkt angreifen, sondern mit Hilfe des darin enthaltenen Bakteriengifts das Gewebeumfeld der befallenen Region zerstören und damit die Bakterien einkreisen und aushungern. Mit dieser bakteriologischen Variante der Taktik der verbrannten Erde sollte die weitere Ausbreitung der Bakterien im Körper verhindert werden. Von dieser Theorie wußte außer den engsten Mitarbeitern Kochs niemand.[85]

Vom Entdecker zum Geschäftsmann

Zur selben Zeit, als das Tuberkulin präsentiert wurde, schmiedete die preußische Kultusbürokratie Pläne für ein Institut, das nach dem Vorbild des Pariser Pasteur-Instituts dem deutschen

Star auf den Leib geschneidert werden sollte. Koch sollte Direktor des Vorzeigeinstituts sein, und das Tuberkulin mit seinen enormen Zukunftschancen sollte dort in Produktion und wissenschaftlicher Weiterentwicklung eine Heimstatt finden. Kochs finanzielle Forderungen waren enorm. Er kalkulierte den Profit seines Instituts auf der Basis einer Tagesproduktion von 500 Portionen Tuberkulin und veranschlagte ihn auf 4,5 Millionen Mark jährlich. Das entspräche heute einem Betrag von rund 50 Millionen Euro, der in seine Taschen fließen sollte. Den preußischen Staat lockte er mit einer Abtretung der Rechte am Tuberkulin nach einer Nutzungszeit von sechs Jahren. Zur Verläßlichkeit seiner Berechnung bemerkte er nüchtern: »Was die Aussichten auf einen hinreichenden Absatz der produzierten Mengen betrifft, so erlaube ich mir ganz gehorsamst Folgendes zu bemerken. Auf eine Million Menschen kann man durchschnitttlich 6–8000 rechnen, welche an Lungentuberkulose leiden. Auf ein Land mit 30 Millionen Einwohnern kommen also mindestens 180000 Phthisiker (TBC-Kranke).«[86]

Koch, der zuvor viele Male auch im Preußischen Landtag als selbstloser Wohltäter der Menschheit gefeiert worden war, machte sich mit dieser Forderung beim Berliner Senat unbeliebt. Seitens der Behörden wurde einige Male versucht, Koch zur Annahme einer Dotation zu bewegen und auf die direkte Ausbeutung des Mittels zu verzichten. Koch seinerseits leistete hinhaltenden Widerstand und pokerte – etwa unter Verweis auf günstige Angebote aus den USA – um die Höhe einer solchen Dotation. Die Forderungen nach direkter Verwertung des Heilmittels scheiterten schließlich am Einspruch des Reichskanzlers Caprivi. Der hatte seine Ablehnung der Kochschen Dotation im Dezember 1890 mit einem weitsichtigen Kommentar begründet: »Mag die Zeit nicht fernliegen, in der die Wissenschaft zumeist als eine Dienerin der Industrie erscheinen wird, noch sind wir nicht so weit ...«[87]

Wissenschaft als Dienerin der Industrie

Was Kochs Triebfeder war, soviel Energie und Wunschträume in sein Tuberkulin zu setzen, bleibt der Spekulation überlassen. Es scheint aber sicher, daß der Wunsch, den Patienten zu helfen, erst weiter hinten rangierte. Bedeutsamer war für ihn der mögliche Gewinn, den er mit einem solchen Mittel hätte machen können. Das Geld benötigte er nicht in erster Linie für private Zwecke. Nach der Trennung von seiner Frau ließ er ihr zwar das Haus und mußte nun mit seiner jungen Geliebten Hedwig Freiberg einen neuen Hausstand gründen. Dies konnte er sich aber auch ohne große Mehreinnahmen leisten, zumal diese Ehe kinderlos blieb. Er war auch kein Verschwender, Spieler oder Lebemann. Viel mehr als an diesen Dingen lag Koch an der Absicherung seiner Unabhängigkeit. Er hatte nie vergessen, mit welchem Widerwillen er an der Berliner Universität aufgenommen worden war. Er, der zwar immer viel geforscht, aber nie viel publiziert, ja der sich nicht einmal habilitiert hatte, galt bei seinen Professorenkollegen nicht viel. Koch war noch deutlich in Erinnerung, wie vehement etwa der berühmte Rudolf Virchow gegen ihn persönlich und gegen die Errichtung eines eigenständigen Hygieneinstituts aufgetreten war. Kochs Gönner und Protegé, der allgewaltige Ministerialrat Friedrich Althoff, hatte alle Register ziehen müssen, um seine Vorstellungen durchzusetzen.

Dies alles hatte Koch aber eines klar vor Augen geführt: daß er völlig von der Sympathie der preußischen Bürokratie abhängig war. Und dieser Unterstützung war er sich wohl nicht immer sicher. Wenn er nun aber finanziell unabhängig wäre, so könnte er machen, was er wollte. Und wohl fühlte sich Koch nur in zwei Situationen: im Labor und auf Reisen. Fremde Länder zu besuchen und im Labor das Wesen der Keime exotischer Krankheiten zu studieren schienen seine beiden Leidenschaften zu sein. Koch war nie ein begabter Lehrer. Dafür fehlten ihm sowohl das Redetalent als auch der Ausbildungswille. Er hatte eine regelrechte Abscheu davor, Dinge, die er bereits wußte, wiederzukäuen. Seine Studenten waren enttäuscht vom spröden Stil des berühmten Mannes. Koch ließ sich auch schon bald in der Lehre vertreten und gab dieses Amt dann völlig ab. Viel mehr war er daran interessiert, ungestört seine Untersuchungen im Labor zu betreiben.[88]

Ein Star

Das Tuberkulin schien anfangs alle seine kühnen Erwartungen zu erfüllen. Als das Wunderelixier, das ausschließlich über Kochs Assistenten Arnold Libbertz zu beziehen war, ab dem 13. November 1890 verfügbar war, brach ein regelrechter Tuberkulinrausch aus. Berlin wurde, wie es eine Zeitung formulierte, zu einem »Wallfahrtsort für Ärzte aller Länder«. Und auch sonst wurde Koch zum Star. Es gab Koch-Sammeltassen und Koch-Taschentücher, er blickte von Taschenuhren und Fächern. Eilig wurde ein Robert-Koch-Lied komponiert, und im Kabarett sang man ein Bazillen-Couplet. Ein Kaufhaus machte mit einem Gedicht über Robert Koch für sich Werbung, in dem es hieß, daß nun, wo niemand mehr sterbe, der Umsatz riesengroß und es deshalb möglich sei, die Haushaltsartikel so billig wie nie abzugeben.

Gleichzeitig schossen überall »Lungenheilanstalten« aus dem Boden. Dazu wurden Baracken angemietet, ganze Hotels umfunktioniert oder eigene Gebäude errichtet. Alle Therapie kreiste um das Tuberkulin. Und der überstürzten Anwendung folgten ebenso überstürzte Meldungen über Heilerfolge, welche die Euphorie noch weiter anheizten. Aus London reiste der Journalist und Schriftsteller Arthur Conan Doyle (der Autor des *Sherlock Holmes*) an und ließ sich von Kochs Schwiegersohn gegen Bezahlung das Arbeitszimmer des berühmtesten Deutschen aufsperren. Conan Doyle schrieb in seinem Report, daß es knietief mit Bittbriefen aus aller Welt angefüllt war. Berlin war plötzlich zu einem Wallfahrtsort wie Lourdes geworden.[89]

Nachdem dieser Rummel einige Wochen so angehalten hatte, meldeten sich zunächst vereinzelt und schließlich immer zahlreicher und wütender skeptische Stimmen. Nun wurde plötzlich anstatt von Heilung von Verschlechterungen der Tuberkulose berichtet und sogar von tödlichen Folgen der Kochschen Kur.[90] Ein Teil davon war sicher auf das Auftauchen wenig seriöser Geschäftemacher zurückzuführen, die sich in den Tuberkulinverkauf einmischten. Zeitungen spotteten, z. B. in der Neujahrsausgabe des süddeutschen Witzblatts *Der wahre Jacob*: »Herr Professor Koch! Mögest Du ein Mittel enthüllen/Gegen Schwindelsucht-Bazillen!« Aber auch, wo das Tuberkulin vorschriftsgemäß verabreicht wurde, zeigte sich, daß das Mittel nicht halten konnte, was Koch versprochen hatte. Es kam zu katastrophalen Versagern. Langzeitheilungen traten nicht ein. Vor den Lungenheilstätten hielt Leichenwagen auf Leichenwagen. So schnell wie die Tuberkulose-Sanatorien eingerichtet worden waren, so schnell waren sie auch wieder »ausgestorben«.[91]

Die Flucht

Der Druck auf Koch, Informationen über die geheimen Bestandteile seines Heilmittels zu veröffentlichen, wuchs. Seinen Kritikern gelang um den Jahreswechsel herum der Nachweis, daß Tuberkulin nicht imstande war, das Fortschreiten der Tuberkeln zu stoppen. Koch konnte auf ausdrückliche Aufforderung hin nicht einmal Präparate jener berühmten Meerschweinchen vorweisen, die er zuvor geheilt haben wollte. Er hatte schlicht versäumt, diese Versuchstiere zu sezieren. Rudolf Virchow hielt ihm dieses Versagen offen vor. Dessen Schüler Johannes Orth sprach im Zusammenhang mit Koch gar von »Tuberkulinschwindel«[92]. Das Gerücht, Koch hätte das Geheimrezept für eine Million Mark an eine Arzneimittelfabrik verkauft, um seine Scheidung zu finanzieren, breitete sich in Berlin aus. Schließlich wurden ihm der Wirbel und die Kritik zuviel, und er entschied sich für offene Flucht. Er suchte im Kultusministerium um Urlaub vom 25. Januar bis zum 30. April an. Als dieser vom Kultusminister persönlich umgehend genehmigt wurde, machte sich Koch mit seiner jungen Geliebten auf nach Ägypten und verschwand damit von der Bildfläche.

Kochs Fürsprecher im Ministerium waren über diese Vorgehensweise alles andere als glücklich. Als sie von ihrem Star nichts mehr hörten, ließen sie sogar die Bauarbeiten am geplanten Bakteriologischen Institut einstellen. Koch erfuhr davon in Kairo und war höchst beunruhigt. Er kam ein paar Wochen früher als geplant von seinem Urlaub zurück und lenkte beim Streit um die Höhe seiner finanziellen Beteiligung am Tuberkulin nunmehr sofort ein. Formell erklärte er seinen Verzicht auf jegliche Dotation. Koch wurde daraufhin im Sommer 1891 zum ersten Direktor des Instituts für Infektionskrankheiten ernannt. Allerdings mußte er eine Reihe weiterer harter Auflagen akzeptieren, mit denen der preußische Staat sich für die Zukunft gegen weitere finanzielle Abenteuer des Bakteriologen absicherte: Da seine Eigentumsrechte am Tuberkulin unbestreitbar waren, mußte er seinen Verzicht auf eine Privatpraxis erklären. Weitere Erfindungen seines Instituts müßten »dem Staate bedingungslos und ohne jede Entschädigung zur Verfügung« stehen.

Der Verdacht liegt nahe, daß der Forscher sein Renommee und das Ansehen der Bakteriologie zu einer Art Glücksrittertum mißbraucht hatte. Wobei allerdings zu bemerken ist, daß ein solch riskantes Vorgehen in der Frühgeschichte des Impfwesens nicht so ungewöhnlich war.[93]

Hoechst geschäftstüchtig

Daß das Tuberkulin ein Fehlschlag war, gestand Robert Koch jedoch zeit seines Lebens nie ein. Er legte 1897 sogar ein verbessertes Tuberkulin vor und war vermutlich bis an sein Lebensende überzeugt, ein Heilmittel gegen die Tuberkulose gefunden zu haben.

Das Tuberkulin bot schließlich den Farbwerken Hoechst, die bereits über die Produktion von Methylenfarben Kontakte zur bakteriologischen Forschung hatten, einen preiswerten Einstieg in die pharmazeutische Forschung. Kochs Mitarbeiter Libbertz wurde ab Mai 1892 Angestellter bei Hoechst, wo er die Tuberkulinproduktion überwachte. Damit begann eine enge Zusammenarbeit von Kochs Institut mit der aufstrebenden Industrie. Emil von Behring und Paul Ehrlich, zwei talentierte Koch-Schüler, schafften schließlich nahezu den Schulterschluß. Behring hatte sogar mehr Glück als Koch und wurde so reich, daß er sich noch zu Lebzeiten sein eigenes Mausoleum bauen lassen konnte.

Auch das Tuberkulin kam schließlich noch zu seiner Ehre: 1907 entdeckte der Wiener Kinderarzt Clemens von Pirquet, daß Kochs verunglücktes Heilmittel zumindest als diagnostisches Instrument taugte. Wer mit dem Tuberkulin geritzt wurde und eine Reaktion auf der Haut zeigte, hatte bereits Kontakt mit den Tuberkulosebakterien gehabt und besaß Antikörper. Zur Jahrhundertwende reagierten nahezu 100 Prozent der Bevölkerung positiv. Sie waren also »still infiziert«.

Diese Träger, die selbst nicht erkranken, waren für Kochs Theorien eine extrem harte Nuß. Lange hatte er sich geweigert, diese Tatsache überhaupt anzuerkennen. Auch der Begriff der Virulenz, wie ihn Pasteur schon lange verwendete, wurde von ihm heftig abgelehnt. Ein Keim könne nicht das eine Mal ansteckend, dann weniger ansteckend sein. Diese Vorstellung schien ihm absurd. Erst nachdem unübersehbar geworden war, daß sich sowohl an der Cholera als auch an der Tuberkulose eine ganze Reihe Menschen zwar infizieren, ohne daran zu erkranken, mußte er diese Vorstellung übernehmen. Diese Variante erschien ihm noch wesentlich angenehmer als die einzige Alternative dazu: sich mit den Eigenheiten des menschlichen Organismus herumzuschlagen.

Robert Koch war das letzte Jahrzehnt seines Lebens fast ununterbrochen auf Reisen. Er wollte die Ursache der Rinderpest in Südafrika herausfinden und führte Untersuchungen über das Schwarzwasserfieber, die Malaria, über das Texasfieber und die Tse-Tse-Krankheit durch. 1897 leitete er eine Pestexpedition nach Indien und reiste zum Studium der Lepra nach Memel. 1898/99 galten seine Forschungen vor allem der Malaria. Von 1903 bis 1905 war er abermals in Südafrika, um das Rückfallfieber und das Küstenfieber zu erforschen. In dieser Zeit bat er auch um seine Pensionierung. Von 1906 bis 1907 durchquerte er Ostafrika, um die Schlafkrankheit und deren Erreger zu bekämpfen. Großer Erfolg war ihm jedoch nicht beschieden. Danach reiste er nach Japan.

Am 7. April 1910 hielt der 67jährige Koch in Berlin einen Vortrag über die Tuberkulose, in dem er abermals seine kruden Theorien zu Tuberkulin vortrug. Am 10. April erlitt er einen schweren Herzanfall, und am 27. Mai 1910 ereilte ihn während seines Kuraufenthalts in Baden-Baden der Tod.

Archie Cochrane: »Ärzte sind überflüssig«

Rund 150 Jahre lang hat sich die Entwicklung der naturwissenschaftlichen Medizin fortgeschrieben. Viele Erkenntnisse wurden in der Folge von Generationen von Ärzten weiter angewendet – ganz selbstverständlich, weil es immer schon so gemacht wurde und weil es an der Universität so gelehrt wurde.

Evidenz-basierte Medizin versucht Ärzte mit den besten bisher gewonnenen wissenschaftlichen Erkenntnissen bei der Findung von Entscheidungen zu unterstützen. Da jährlich rund zwei Millionen Publikationen in rund 10000 Fachjournalen erscheinen, kann es niemandem gelingen, den Überblick zu bewahren. Die Cochrane Collaboration hat es sich – angeregt von Archie Cochrane, dem Pionier der evidenz-basierten Medizin – zur Aufgabe gemacht, hier zu helfen. In ihrer »Cochrane-Library« sammelt die Gesellschaft Übersichtsarbeiten zu bestimmten Themen, die alle verfügbaren, gut ausgeführten Studien zusammenfassen. Damit erhöht sich die Fallzahl, Unregelmäßigkeiten werden ausgeglichen, und die Aussagekraft der gebündelten Fakten steigt.

Cochrane-Anhänger, heißt es, haben nicht viel Respekt vor traditionellen Wahrheiten. Nur weil eine medizinische Maßnahme gut klingt und ihr positiver Effekt logisch nachvollziehbar ist, muß dies noch lange nicht bedeuten, daß sie auch wirklich den Tatsachen entspricht. Denkmäler werden von den Cochrane-Anhängern dezidiert nicht geheiligt. Was zählt, sind die Fakten.

Peter C. Gotzsche, Direktor des Nordischen Cochrane-Zentrums in Kopenhagen, prüfte beispielsweise alle großen Studien, die sich mit dem Wert der Mammographie-Reihenuntersuchungen zur Früherkennung von Brustkrebs befaßt hatten. Die Metaanalyse erschien Anfang 2000 im Fachjournal *Lancet*.

Von den acht prominent publizierten Studien kritisierte der Cochrane-Mann gleich sechs wegen gröbster methodischer Schwächen. Einige der Arbeiten lägen schon knapp an der Grenze zu bewußter Manipulation, schrieb Gotzsche in seiner *Lancet*-Arbeit.

Nur bei zwei Arbeiten – genau jenen, die bislang immer von den Vertretern der Gynäkologen und Radiologen als schwach und falsch kritisiert worden waren – erkannte Gotzsche an, daß sie den strengen Kriterien der Evidence Based Medicine entsprachen. Diese beiden Studien fanden keine positiven Effekte der Screening-Programme, die anderen berichteten hingegen über eine Reduktion der Brustkrebssterblichkeit durch die Vorsorgemaßnahmen um nahezu ein Drittel. Die Ergebnisse verhielten sich zueinander statistisch völlig konträr, als hätten sie ein gänzlich anderes Thema untersucht.

»Auch wenn man die kritisierten (schwedischen) Studien als nicht verfälscht ansieht und einbezieht«, schreibt Gotzsche, »zeigen die Daten, daß pro tausend Frauen, die über 12 Jahre hin halbjährlich zur Mammographie gehen, ein Brustkrebs-Todesfall vermieden, die Gesamtzahl der Todesfälle aber um sechs erhöht wird.«[94] Wie dies zustandekommt, bedarf genauerer Untersuchungen. Klar ersichtlich war, daß in der Screening-Gruppe wesentlich häufiger Biopsien durchgeführt wurden. In der Folge wurden die Brüste auch häufiger operiert oder gänzlich entfernt. Diese Eingriffe, aber auch die hohe psychische Belastung kommen nach Gotzsche als mögliche Auslöser für die höhere Sterblichkeit in Frage. Das Ergebnis war jedenfalls, sehr zum Zorn der Screening-Befürworter in der Ärzteschaft und auch der Apparateindustrie, daß der Ruf der Früherkennung von Brustkrebs durch Gotzsches Arbeit erheblich beschädigt wurde.

Dieser respektlose, rein auf wissenschaftlichen Grundlagen basierende Geist hat längst auch die Universitäten erobert, und manch kritische Zwischenfrage wäre ohne Cochranes Einfluß gänzlich undenkbar. So berichtet der amerikanische Medizin-Biometriker Steve Simon von einer Gastvorlesung eines hochprominenten Chirurgen an seiner medizinischen Fakultät.[95] Der Chirurg hielt einen Vortrag, in dem er von den großen Fortschritten erzählte, die mit einer bestimmten, von ihm selbst entwickelten neuen Methode erzielt worden seien. Am Ende des Vortrags nahm er den erwarteten donnernden Applaus entgegen.

Zunächst schien es, als gäbe es keinerlei Zusatzfragen. Doch dann hob eine junge Studentin in der ersten Reihe ihre Hand. »Haben Sie mit einer Kontrollgruppe gearbeitet?« wollte sie vom Vortragenden wissen. Der Mediziner reagierte etwas brüskiert auf diese Frage. »Eine Kontrollgruppe«, wiederholte er. »Wollen Sie damit sagen, ich hätte der einen Hälfte der Patienten meine ärztliche Hilfe bewußt vorenthalten sollen?«

Im Hörsaal wurde es bedrückend still. Aber die junge Frau ließ sich nicht abschrecken. »Ja«, beharrte sie, »genau das wollte ich sagen.« Der Chirurg reagierte auf diese Antwort mit einem heftigen Ausbruch. Er donnerte mit einer Faust auf das Podium und schrie: »Damit hätte ich die Hälfte meiner Patienten zum sicheren Tod verurteilt!« Einige Sekunden war es totenstill. Dann fragte die Studentin: »Welche Hälfte?« Das ganze Auditorium, erzählt Steve Simon, brach daraufhin in brüllendes Gelächter aus.

Archibald L. Cochrane wurde 1909 im schottischen Galashiels geboren. Als er 1988 starb, hatte er eine Idee hinterlassen, die geeignet ist, die Medizin zu revolutionieren. Die »Cochrane Collaboration«, ein dezentrales Netzwerk aus Medizinern, Biostatistikern und anderen Forschern, will sämtliche medizinische Handlungen daraufhin untersuchen, ob es eine wissenschaftliche Evidenz für ihre Zweckmäßigkeit gibt. Trotz umfangreicher Arbeiten wäre es aber eine Übertreibung zu meinen, Cochranes Schüler hätten sich durchgesetzt. Daß für sie noch enorm viel zu tun bleibt, ist inzwischen auch dem medizinischen Establishment klar. Wieviel, hat das britische Fachblatt *New Scientist* analysiert. 1994 faßten die Autoren dort die Ergebnisse der Bemühungen um Evaluierung des Selbstverständlichen hart und klar zusammen: 80 Prozent aller medizinischen Handlungen sind niemals umfangreich und seriös nach wissenschaftlichen Standards getestet worden.[96]

Anfang der dreißiger Jahre hatte sich der junge Schotte drei Jahre lang intensiv mit Psychoanalyse beschäftigt und in Berlin, Wien und Den Haag studiert. Er war seinem deutschen Lehrer Theodor Reik gefolgt, der zunächst vor den Nazis nach Österreich und – als diese auch dort knapp vor der Machtergreifung standen – nach Holland floh. Zwischendurch schloß Archie, wie er von Freunden genannt wurde, Mitte der dreißiger Jahre in England sein Medizinstudium ab.

»Jahre der Fehler« sollte er später seine Befassung mit der Seele nennen. Seine Wanderjahre – speziell der extreme Dogmatismus, den er bei seinem Medizinstudium in Wien kennenlernte – prägten den jungen Intellektuellen jedoch nachhaltig. Besonders empörend fand es Cochrane, wenn seine Fragen nach den Beweisen für manche Therapieverfahren von den Professoren einfach als unzulässig zurückgewiesen wurden, ohne sich überhaupt um eine Begründung zu bemühen.

Die Jahre in Deutschland und Österreich hatten Cochrane die Gefahr des Faschismus eindringlich nahegebracht. Seine Konsequenz: Als sich General Franco in Spanien an die Macht putschte, schloß er sich einem kleinen englischen Sanitätsbataillon an, das im Spanischen Bürgerkrieg Verwundete der Republikaner versorgte. Nach Francos Sieg blieb nur kurz Zeit, als praktischer Arzt zu arbeiten. Der Zweite Weltkrieg hatte begonnen. Seine eigentliche medizinische Ausbildung, so brachte Cochrane 30 Jahre später zu Papier[97], habe er in den Kriegstagen erhalten.

Der junge Captain des Royal Army Medical Corps fiel schon 1941 auf Kreta den deutschen Truppen in die Hände. Cochrane wurde mit rund 5000 seiner Kameraden in ein riesiges Kriegsgefangenenlager bei Saloniki gebracht. Dort waren bereits 15000 Soldaten aus verschiedenen Ländern interniert. Obwohl er ein glühender Antifaschist war, war der junge Arzt keineswegs antideutsch eingestellt. Der deutschen Wissenschaft, die er während seiner Ausbildung kennengelernt hatte, brachte er Hochachtung entgegen, angefangen von Robert Koch bis zur jüngsten Entdeckung der Sulfonamide, damals die erste wirksame Waffe gegen Infektionen.

Das Verhalten, das die deutschen Soldaten hingegen im Lager zeigten, betrachtete Cochrane fassungslos. Immer wieder feuerten sie ohne erkennbaren Anlaß, scheinbar aus purer Laune, einfach ins Camp. Einmal war er Zeuge eines derartigen Anschlags, als Aufseher eine Handgranate in den Toilettenbau warfen, bloß weil sie dort »verdächtiges Lachen« vernommen hatten.

Das Gros der Gefangenen war in der ersten Zeit dennoch in gutem Zustand. Die gesundheitlichen Probleme entwickelten sich erst allmählich. »Zuerst gab es Hautinfektionen und die Ruhr«, erinnert sich Cochrane.[98] In dem baufälligen Gebäude, das als Lazarett genutzt wurde, war er der einzige Arzt. »Die Deutschen gaben uns merkwürdige Pillen zur Behandlung der Ruhr und eine rosa Lösung als Desinfektionsmittel«, beschreibt er den medizinischen Notstand. Die Durchfälle klangen allerdings nach einigen Tagen ab. Doch dann kamen dramatische Epidemien hinzu: Typhus, Diphtherie, Fleckfieber und Hepatitis machten sich rasch unter den Gefangenen breit, die schon seit Wochen nur noch Hungerrationen mit 600 Kalorien pro Tag zu essen bekamen.

Nicht ohne Stolz vermerkt Cochrane, daß er Typhus und Diphtherie schon in der Frühphase korrekt diagnostiziert habe. Aber was tun? Die Deutschen gaben ihm nichts, womit er den tödlichen Verlauf der Infektionen hätte beeinflussen können. Cochrane verbrachte schlaflose Nächte, während die Diphtheriepatienten von Krämpfen geschüttelt wurden. »Ich konnte nur eines tun: Zweimal täglich entfernte ich die Fetzen ihrer Schleimhäute im Mund, damit sie nicht erstickten.« Die Typhuspatienten legte er ruhig in Bauchlage und sorgte dafür, daß sie so viel wie möglich tranken. Dazu gab er ihnen soviel Zucker, wie er den Deutschen abluchsen konnte. Aber das war nicht viel.

Cochrane hatte wie all seine Kollegen an der Universität schaurige Berichte über den meist tödlichen Verlauf dieser Infektionskrankheiten gehört und war sich sicher, daß nun das große Sterben beginnen würde: »Ich erwartete hunderte Fälle, die allein an Diphterie sterben würden, weil keine Therapie zur Verfügung stand.«

Tödliche Krankheit ohne Tote

Trocken zählt er die Verluste auf, die in den folgenden Wochen im Lager tatsächlich zu beklagen waren: »Wir hatten vier Todesfälle.« Drei dieser Gefangenen waren dazu noch Opfer der nächtlichen Schießereien geworden, hatten also zusätzlich zur Diphtherie noch an komplizierten Schußwunden laboriert. Das Erlebte sollte Cochranes medizinische Welt für immer verändern: »Das zeigte sehr klar die relative Bedeutungslosigkeit der Therapie im Vergleich mit der Kraft des menschlichen Körpers.«

Ein Jahr später wurden Cochrane und seine Mitgefangenen nach Hilburghausen, einem kleinen Städtchen in Deutschland, verlegt. Die Versorgungslage dort war wesentlich besser: 1500 bis 2000 Kalorien täglich ließen die geschwächten Körper wieder zu Kräften kommen. Obendrein gab es zwei weitere britische Ärzte, mit denen Cochrane sich nun die Arbeit teilen konnte. Nachdem er sich während des Studiums ausführlich mit Tuberkulose beschäftigt hatte, bekam er die Betreuung der TBC-Fälle als Hauptaufgabe zugewiesen. Doch die »eigentliche medizinische Arbeit« blieb im Hintergrund. Mehr und mehr realisierte der junge Mediziner, wie wichtig Pflege und Lebensumstände für den Ausbruch und die Heilungschancen von Krankheiten waren. Immer wieder fiel ihm auf, daß die jugoslawischen und russischen Gefangenen, die keine Essenspakete aus ihrem Heimatland erhielten, öfter und schwerer krank waren.

Ab 1942 erhielt er die Möglichkeit, alle Verdachtsfälle zu röntgen. Damit konnte er manifeste Tuberkulose auch präzise diagnostizieren und die Verteilung unter den Gefangenen bestimmen. Abermals geriet Cochrane in Widerspruch zum Lehrbuchwissen: Jedermann wußte, daß Tuberkulose eindeutig eine Infektionskrankheit war, die über winzige Tröpfchen in der Luft übertragen wird, wenn infektiöse Patienten niesen oder husten. Wie konnten dann die Unterschiede erklärbar sein? Um das Unerklärbare zumindest nachvollziehbar zu machen, begann der penible Arzt ab 1943 genaue Aufzeichnungen zu führen, welche Gruppe wie versorgt war und wer krank wurde.

Essen entscheidet über Infektion

Als 1945 das Lager befreit wurde, hatte Archibald Cochrane seine erste große epidemiologische Arbeit abgeschlossen. Die russischen Gefangenen hatten niemals Essenspakete erhalten. Unter ihnen erkrankten 51 von 1000 an Tuberkulose. Unter den Franzosen, deren Lebensmittelrationen unregelmäßig aufgebessert wurden, waren noch zwei von 1000 erkrankt. Und die regulär mit Zusatzpaketen versorgten Briten hatten in den zweieinhalb Jahren keinen einzigen Tuberkulosefall zu verzeichnen. »Der Effekt der Nahrungspakete war eindeutig«, kommentiert Cochrane die Resultate.

Die Erfahrungen sollten den Militärarzt und mit ihm eine ganze Generation von Medizinern prägen. Cochrane war bewußt geworden, daß sehr viele der Grundannahmen der Medizin nur auf der tradierten Beobachtung von Abläufen beruhten, deren Grundvoraussetzungen sich längst fundamental geändert haben konnten, ohne daß dies die Akteure bemerkt hätten. Daß etwa die noch zur Jahrhundertwende massiv tödlichen Infektionskrankheiten unter anderen Lebensumständen zwar schwere, aber vorübergehende Verläufe nehmen konnten, hatte er ebenso erlebt wie den Einfluß der Lebensumstände auf die Verbreitung der Geißel Tuberkulose. In Zukunft, so sein Vorsatz, sollten medizinische Methoden nur dann angewendet werden, wenn es eine gesicherte Evidenz für deren Sinnhaftigkeit gibt.

Kein leichtes Unterfangen. Cochrane machte sich nicht nur Freunde in der Medizinerzunft, als er statistische Methoden verfeinerte, Mindeststandards für klinische Studien schuf und Begriffe wie Randomisierung (zufällige Zuweisung in die Studiengruppen) als Grundvoraussetzung für Aussagekraft definierte. »Allzuviel von dem, was im Namen der Gesundheitsversorgung geschieht, hat einfach keine wissenschaftliche Begründung«, wurde er nicht müde zu betonen. Seine Arbeiten und seine Beharrlichkeit machten Cochrane zum Gründervater einer immer breiter werdenden modernen Strömung in der Medizin, die sich evidenz-basierte Standards erarbeitet.

Daß der Brite um pointierte Formulierungen nie verlegen war, zeigen seine Memoiren. Eines Tages – Cochrane war wieder einmal der einzige Arzt im Camp der Kriegsgefangenen – bat er einen deutschen Stabsarzt verzweifelt um personelle Verstärkung. »Nein! Ärzte sind überflüssig«, lautete die kalte Absage des Deutschen. Er sei zunächst ungeheuer empört gewesen, erinnert sich Cochrane. »Später fragte ich mich, ob dieser Stabsarzt nur grausam oder möglicherweise auch klug gewesen ist.« Trockener Nachsatz: »Denn recht hatte er jedenfalls!«[99]

DIE ZWEITE TODSÜNDE:
Medizin als chemischer Krieg

Nach der Entdeckung der Bakterien war der Bann gebrochen. Der Feind war identifiziert, es galt nur noch, geeignete Waffen zu entwickeln, um ihn zu besiegen.

Rund um die Farbenwerke, die ersten chemischen Industrien, entstand ein fruchtbares Milieu experimentierfreudiger Forscher, die nur ein Ziel hatten: möglichst rasch das Agens zu finden, das den Keimen den Garaus machen könnte. Denn dieses Mittel ließ sich dann industriell herstellen und millionenfach verbreiten. Die Ursachenforschung und die sozialmedizinischen Ansätze Virchows oder Pettenkofers sowie psychologische Denkansätze hatten hingegen kein industriell nutzbares Reparaturkonzept anzubieten. In ihrem gewaltigen Siegeszug hat die naturwissenschaftlich orientierte Medizin in nur einem Jahrhundert fast alle ganzheitlich orientierten Wissenschaftsansätze an den Rand gedrängt.

Doch heute fördern neue Fachrichtungen wie die Psychoneuroimmunologie oder auch die Epidemiologie unbestreitbare Resultate zutage, die belegen: So gut wie immer ist das gesamte Milieu eines Organismus am Gesundbleiben, Krankwerden oder Kranksein beteiligt, auf einzelne Fehlfunktionen zielende Reparaturansätze mögen immanent noch so logisch sein, sie werden bei einer großen Zahl der Betroffenen scheitern müssen.

Viele Sparten der Medizin haben heute dennoch mehr mit chemischer Kriegsführung gemein als mit sorgsamer Pflege. Schwerkranke Organismen werden mit Flächenbombardements überzogen – in der vagen Hoffnung, daß der Keim oder die defekte Zelle früher stirbt als der Mensch. Als Vorwand dient immer der Krankheitserreger. Seine absolute Gefährlichkeit rechtfertigt die Anwendung fast jeden Mittels. Und je lebensbedrohender eine Krankheit, desto giftiger oftmals die Therapie.

Ehrlich im Farbenrausch

Paul Ehrlich war ein leutseliger Mann, er rauchte fünfundzwanzig Zigarren pro Tag und liebte es, am Abend beim Bier – in phantastischer Spekulation mit den Kollegen – das Potential seiner Ideen auszuloten. Gleichzeitig war er ein ungeheurer Chaot, der sein Büro mit Fachliteratur zumüllte, bis er kaum noch zur Tür hereinkam, und dessen Laboratorien platzten von Flaschen, Kanülen, Bunsenbrennern und Farbstofftanks.

Farben und mit ihnen die Chemie blieben Paul Ehrlichs lebenslange Leidenschaft. Bereits als Jugendlicher lernte er von einem verwandten Pathologen, wie man Zellen zur besseren Identifikation einfärbt. Dies trieb er weiter voran. Er klassifizierte mit Hilfe der Farben die einzelnen weißen Blutzellen, entdeckte die Lymphozyten und die Mastzellen. Später versuchte er mit Hilfe giftiger Farbstoffe wie Methylenblau oder Trypanrot erste chemotherapeutische Attacken gegen die Erreger der Malaria und der Schlafkrankheit. Tausende Mäuse, Meerschweinchen und Hasen starben im Dienste der Wissenschaft. Manche begannen nach den Farbinjektionen wilde Veitstänze, andere – einst weiße Mäuse – erinnerten unmittelbar vor ihrem Abgang in den Versuchstierhimmel eher an Kanarienvögel.

Versuchskaninchen für Koch

Um immer zu wissen, welche neuen Kreationen die Farbwerke Hoechst oder der Leverkusener Konkurrent Bayer auf den Markt brachten, abonnierte Ehrlich sogar das Branchenblatt, die

Reimannsche Färberzeitung.[1] »Ehrlich färbt am längsten«, witzelten seine Kollegen in Straßburg, Breslau oder später in Berlin, im Laboratorium des Robert Koch.

Hier half er dem Chef bei der Identifizierung der Tuberkuloseerreger. Und geriet gleich gehörig in Panik, als er auch in seinem eigenen Speichel die wohlbekannten Mykobakterien fand. Er mußte sich bei seinen Arbeiten im Labor mit den Keimen infiziert haben. Spätestens ab dem Zeitpunkt hatte er auch ein persönliches Interesse, daß es gelänge, mit einer »magic bullet«, einer Zauberkugel, den kranken Körper freizuschießen von allen Bazillen, die hier nichts zu suchen hatten. Er wollte mit seiner Chemotherapie den Körper steril – und, wie er meinte, damit wieder gesund – machen.

Noch aber hatte Paul Ehrlich seine später ständig gepredigten vier G (»Geduld, Geschick, Geld und Glück«) offensichtlich noch nicht komplett versammelt, und so ging er den traditionellen Weg, der TBC-Kranken, die es sich leisten konnten, offenstand: eine Kur. Zusammen mit seiner Frau fuhr er zu einem einjährigen Aufenthalt nach Ägypten. 1890, zurück in Berlin, hatte Ehrlich eine weitere schwere gesundheitliche Belastungsprobe zu überstehen. Robert Koch behandelte ihn nämlich mit seinem katastrophalen Tuberkulin, dem angeblichen Tuberkuloseheilmittel. Wie in allen anderen Fällen wirkte Kochs Hirngespinst auch bei Ehrlich nicht. Immerhin kam es bei ihm – im Gegensatz zu unglücklicheren Koch-Patienten – aber auch zu keinem Ausbruch der Tuberkulose.[2]

1898 langte Paul Ehrlich schließlich an seiner letzten Wirkungsstätte an, wo er niemandem mehr Rechenschaft schuldete und seinen kuriosen Leidenschaften völlig freien Lauf lassen konnte. Er folgte dem Ruf des ehrgeizigen Bürgermeisters von Frankfurt am Main und nahm den Posten eines Direktors des Königlichen Instituts für die Standardisierung der Serumtherapie an. Nicht unwesentlich für Ehrlichs »Gang in die hessische Provinz« war auch die Nachbarschaft zu seinem langjährigen Geschäftspartner, den Farbwerken Hoechst.

Forschungswunderland

Nirgendwo auf der Welt waren die Bande zwischen Forschung und Industrie damals enger als in Deutschland. Kurz zuvor war dem Chemiker Felix Hoffmann für den Leverkusener Hoechst-Konkurrenten und Arzneimittelhersteller Bayer ein Geniestreich gelungen. Er isolierte Acetylsalicylsäure aus der Rinde der Weide und stellte daraus Aspirin-Tabletten her. Die Weidenrinde war in der Volksmedizin seit jeher als schmerzlindernd und entzündungshemmend bekannt. Nun begann Bayer mit Hilfe des patentierten Aspirins ein Weltkonzern zu werden. Bis heute ist Aspirin die bestverkaufte Droge aller Zeiten. Allein in den USA werden jährlich mehr als 10000 Tonnen des Schmerzmittelklassikers geschluckt.[3]

Im Zuge des deutschen Pharmabooms wurde auch Paul Ehrlich mit Fördergeldern überschüttet und leitete bald zwei weitere Institute. Eines war der Krebsforschung gewidmet, ein anderes der Erprobung der Chemotherapie.

Behrings Weg zu hoechstem Ruhm

Auch Emil Behring hatte es bereits ins Frankfurter Umfeld verschlagen. Ehrlich hatte seinem Berliner Ex-Kollegen geholfen, durch die Immunisierung von Pferden Antitoxine gegen Diphtherie zu entwickeln. Heute wissen wir, daß Ehrlich seinen Kollegen damit vor der wissenschaftlichen Blamage gerettet hat. Behring, der sich – in anerkennenswerter Offenheit – selbst als aggressiv und rücksichtslos charakterisierte[4], hatte es aber nie für wert befunden, die Beiträge des Kollegen zu erwähnen.

Emil Behring war in seiner Haltung seiner Zeit voraus. Er wußte, daß es nicht genügt, eine Entdeckung zu machen, man muß diese vielmehr auch propagandistisch voll ausschlachten. Behring intervenierte ständig bei allen Behörden, sogar der königliche Hof mußte sich mit seinen Eingaben befassen. Und er hatte damit Erfolg, wurde im Jahre 1901 Träger des ersten Medizin-Nobelpreises und in den Adelsstand erhoben. Die Farbwerke

Hoechst, Hersteller des Diphtherieserums, schlossen mit ihm einen Vertrag, der Behring nicht nur für die Lieferung des antitoxischen Diphtheriematerials 3000 Reichsmark zusprach, sondern zusätzlich eine großzügige Pauschale von 10000 Reichsmark für nicht näher definierte Forschungsarbeiten und die Hälfte des Reingewinns aus dem Verkauf der Impfstoffe.[5]

Schließlich baute Emil von Behring gemeinsam mit Hoechst eigene Produktionsstätten in Marburg. Er besaß großzügige Laboratorien und sammelte riesigen Grundbesitz für die Haltung seiner Impfstoffpferde an. 1904 entstanden aus den Marburger Betrieben die Behringwerke.[6] Behring konnte es sich sogar leisten, sich schon zu Lebzeiten ein Mausoleum bauen zu lassen.

Die Suche nach »magic bullets«

Der im Vergleich eher bescheidene Paul Ehrlich befaßte sich unterdessen mit seinem Lebenstraum. Noch immer hatte er die nebenwirkungsfreie, ungiftige Chemotherapie vor Augen. Die chemischen Stoffe sollten gleich Zauberkugeln ihr Ziel – also die Krankheitserreger – im Körper des Menschen selbst aufsuchen, abtöten und dabei den menschlichen Organismus »nicht im mindesten beeinflussen oder schädigen«. Eine einzige Injektion sollte dazu ausreichen.

Diese Ansprüche erwiesen sich in der Praxis hingegen schnell als Wunschdenken. Nach einer langen Reihe von Fehlschlägen, unter anderem mit seinem »Antimalariamittel« Methylenblau, verfiel er auf den Wirkstoff Atoxyl. Diese arsenhaltige Chemikalie war bereits als Mittel gegen die Erreger der Schlafkrankheit eingesetzt worden. Allerdings mit grausamen Resultaten, wie der »Mikrobenjäger«-Biograph Paul de Kruif in seinem 1927 veröffentlichten Bestseller drastisch beschreibt: »Atoxyl war auch an den armen Schwarzen drunten in Afrika ausprobiert worden. Es hatte sie nicht geheilt, und eine geradezu unangenehm große Zahl jener Neger waren vom Atoxyl blind geworden, stockblind, bevor sie noch Zeit gehabt hatten, an der Schlafkrankheit zu sterben.«[7]

Das Experiment E 606

Ehrlich versuchte nun das Teufelszeug mit wahrer Engelsgeduld in seinen chemischen Eigenschaften zu verändern. Die Versuchstiere wurden verrückt, spielten die Farben des Regenbogens durch oder starben auf der Stelle. Immer wieder infizierten Ehrlichs Mitarbeiter weitere Versuchstiere mit den Erregern der Schlafkrankheit, und immer wieder fiel Ehrlich eine neue Möglichkeit ein, die Arsenverbindung abzuändern. So näherte sich Ehrlich im Jahr 1909 seinem »Tag der Tage«. Nach 605 Versuchen mit den unterschiedlichsten Verbindungen kam E 606 an die Reihe. Diese weltweit erste »Designerdroge« machte nun plötzlich den Parasiten den Garaus, ohne die Mäuse zu töten.

Seine Zauberkugel begann zu rollen. Nur war die Schlafkrankheit in Europa eher unbekannt, eine Therapie daher wirtschaftlich kaum rentabel. Da schnappte Ehrlich in einem Fachjournal eine Bemerkung auf, die ihn elektrisierte. Die Erreger der Schlafkrankheit seien den neu entdeckten Verursachern der Syphilis sehr ähnlich. Ehrlich testete sein E 606 an allen möglichen Tieren und erzielte so befriedigende Ergebnisse, daß er den Stoff nun auch an Menschen erproben wollte. Er wurde mittlerweile von Hoechst unter dem Namen Salvarsan hergestellt. Allerdings war es schwierig, Ärzte zu finden, die es anwenden wollten. Denn mit den toxischen Arsenverbindungen waren in der Vergangenheit eine Reihe schlechter Erfahrungen gemacht worden. Schließlich wurde Salvarsan im Herbst 1909 doch an 23 Geisteskranken ausprobiert, bei denen man Syphilis als Ursache für die Krankheit vermutete.

Einige Patienten reagierten mit rascher Besserung ihrer Symptome, die beteiligten Ärzte waren verblüfft. In der Folge wurden rund 1000 Patienten in klinischen Versuchen behandelt. Aus dieser Erprobungsphase wurden viele Berichte von teils erstaunlichen Heilerfolgen veröffentlicht. Und als Ehrlich im Jahr 1910 das Mittel zum Verkauf freigab, war das Interesse der internationalen Ärzteschaft, Salvarsan auszuprobieren, enorm. Stand doch bis dahin als Therapeutikum allein die berüchtigte

Quecksilberkur zur Verfügung, die die Patienten schwer vergiftete und quälende Schmerzen verursachte. Die geschmähte Geschlechtskrankheit war damit noch mit einer zusätzlichen Strafe belegt worden.[8]

Für die Farbwerke Hoechst, die aufgrund des Patents bis zum Ersten Weltkrieg ein Monopol auf die Salvarsan-Herstellung besaßen, wurde dieses Mittel ein absoluter Verkaufsschlager.[9] Relativ rasch nach der Marktfreigabe erschienen allerdings massenhaft Berichte über schwere Nebenwirkungen der Salvarsan-Therapie. Dazu gehörten Erbrechen, Hautnekrosen, Fieberschübe, Erblindung, Taubheit, Lähmungen. Auch einige Todesfälle wurden gemeldet. Daraufhin setzte eine heftige Debatte um das Mittel ein. Eine Erhebung des Reichsgesundheitsamts in Berlin ergab, daß die Salvarsan-Therapie zumindest jeden zweihundertsten Patienten tötete. Ehrlich entgegnete auf den Vorwurf der Toxizität, das Problem komme nur von falschen Dosierungen und falscher Verabreichung. Tatsächlich war der Umgang mit Salvarsan recht kompliziert. Es mußte in sterilisiertem Wasser aufgelöst werden. Destilliertes Wasser genügte nicht, denn darin oxidierte Salvarsan sehr leicht und wurde damit noch giftiger.

Schließlich mußte Ehrlich immer mehr von seinen Hoffnungen auf die »große Sterilisationstherapie« aufgeben. Er sah ein, daß Chemotherapie ohne Nebenwirkungen offenbar nicht möglich sei. Auch stellte sich heraus, daß eine einzige Injektion nicht ausreichte, um die Erreger zu töten. Die Behandlungsdauer wurde also verlängert, und zusätzliche Behandlungen mit Quecksilber, Jod und Wismut kamen hinzu.

Ehrlich arbeitete an der ständigen Verbesserung seines Mittels. Bereits 1912 brachte er mit Neosalvarsan eine weniger toxische Arsenobenzolverbindung auf den Markt. Aber auch dieses Mittel tötete noch immer einen von 2000 Patienten unmittelbar durch die Anwendung. Bis 1927 erschienen über Salvarsan mehr als 3000 wissenschaftliche Publikationen. Die Hälfte davon beschäftigte sich allein mit seinen Nebenwirkungen. Die Herstellerfirma Hoechst sah sich dadurch genötigt, eine Novität einzuführen, nämlich den Beipackzettel mit Richtlinien für die Anwendung.

Streitfall Salvarsan

An Salvarsan erhitzten sich nicht nur die wissenschaftlichen Geister. In der Presse wurde der Abgabepreis des Mittels als Wucher gebrandmarkt. Die Sozialdemokraten sprachen vom Salvarsan-Kapitalismus. Naturheilverbände und die damals zahlreichen Laienheiler entwickelten eine radikale Gegnerschaft, besonders als zu Beginn der zwanziger Jahre über ein Gesetz zur Bekämpfung der Geschlechtskrankheiten mit Zwangsbehandlung von Kranken diskutiert wurde. Das bot den Naturheilverbänden den idealen Anlaß, medienwirksam gegen die herrschende »Schulmedizin« vorzugehen. Die Angst vor einer immer mächtiger werdenden Medizin, die hier nun – zum ersten Mal bei einer Therapie – vom Gesetzgeber für alle Bürger verordnet werden konnte, war groß. Die bis dahin geltende Kurierfreiheit, also das Recht des Bürgers, seine Behandlung frei zu wählen, und jene von Laienärzten, Behandlungen anzubieten, war damit in Frage gestellt. Die Einschränkung der Kurierfreiheit wurde etwa als »Militarisierung der Heilkunde«[10] oder als »Medizinalkorruption«[11] bezeichnet. Es drohe ein »ärztlicher Polizeistaat«[12].

Auf der anderen Seite wurde die Bekämpfung der Geschlechtskrankheiten von der Ärzteschaft als publikumswirksamer Vorzeigegrund genutzt, um endlich ihr Behandlungsmonopol in Gesundheitsfragen durchzusetzen. Sie siegten schließlich in dieser Auseinandersetzung, und 1927 wurde ein Gesetz zur Bekämpfung der Geschlechtskrankheiten verabschiedet, das ihnen ein Behandlungsmonopol zusprach. Damit wurde erstmals das Recht des einzelnen Bürgers beschnitten, die ihm genehme Behandlungsform zu wählen. Von nun an durfte jeder Geschlechtskranke zwangsweise mit Salvarsan und den Folgetherapien behandelt werden.

Die Naturheilerfraktion setzte allerdings eine Einschränkung durch, die bis heute von wesentlicher Bedeutung ist. Das Gesetz verlangte für ärztliche Eingriffe, die das Leben oder die Gesundheit des Patienten ernsthaft gefährden konnten, dessen vorherige Einwilligung. Dazu zählte auch die Behandlung mit Salvarsan oder Quecksilber. Wie weit ein Arzt seine Patienten vor der Behandlung über deren Risiken und Nebenwirkungen aufzuklären hatte, war allerdings nicht festgelegt worden.[13]

Paul Ehrlich selbst war sehr unglücklich über den von ihm ausgelösten Salvarsan-Krieg. Schwere Nebenwirkungen, Zwangstherapie, Notgesetze – das war das letzte, was er sich für seine Zauberkugeln erhofft hatte. In den letzten Monaten seines Lebens wendet er sich der Krebsforschung zu, um hier die Einsatzmöglichkeiten seiner Chemotherapie zu ergründen. Wie immer ist er voll von Plänen und prahlt, daß er mit seinen Ideen noch Dutzende von Chemikern ein paar Jahre lang beschäftigen könne. Doch sein Gesundheitszustand wird immer schlechter, und er stirbt nach einem Herzanfall im Alter von nur 61 Jahren.

Werk des Teufels

Die Idee der Chemotherapie gegen Krebs war jedoch in die Welt gesetzt und lebte nach der Vertreibung der deutschen Intelligenz in den dreißiger Jahren vor allem in den USA weiter. Nach den Schlappen mit Salvarsan und den unerquicklichen Resultaten mit Quecksilber hatten Chemotherapeuten allerdings einen denkbar schlechten Ruf in der Ärzteschaft. Alfred Gilman, einer der Pioniere der Chemotherapie, erinnert sich an die ersten Versuche mit diesen experimentellen Drogen: »In den Augen der meisten Ärzte war es gerade mal zulässig, diese Mittel zur Betäubung einzusetzen. Die Chemotherapie aber als Krebsmedikament zu verwenden, das sah man allgemein als Werk des Teufels an.«[14]

Die zufällige Entdeckung der Antibiotika

Bakterien sind fast überall zu finden – auf Oberflächen, in Flüssigkeiten, in Nahrungsmitteln, im Mund und im Verdauungstrakt von Mensch und Tier. Die meisten sind völlig harmlos und sogar lebensnotwendig. Bakterien regulieren die Verdauung, sie halten die Haut gesund, sie schützen vor aggressiven Artgenossen. Jede einzelne unserer Körperzellen bezieht aus im Lauf der Evolution eingebürgerten Bakterien, den sogenannten Mitochondrien, ihre Lebensenergie.

Auf der anderen Seite gibt es jedoch die feindlichen Bakterien wie z.B. die Verursacher der Diphtherie, des Wundstarrkrampfs, der Cholera oder der Tuberkulose. Pneumokokken, die wichtigsten Auslöser der Lungenentzündung, vermehren sich derart aggressiv und schnell, daß binnen 48 Stunden nur einer gewinnen kann: entweder die Bakterien – dann stirbt der Mensch – oder die Immunabwehr, die den Bakterien den Garaus macht.

Lange Zeit hatte die Medizin kaum wirksame Mittel gegen diese Volksseuchen. In der Natur kommen zwar antibakterielle Wirkstoffe vor, etwa Knoblauchsaft, Fingerhutextrakt oder Teebaumöl. Sie können die körpereigenen Abwehrkräfte unterstützen, bieten aber keine sichere Hilfe, wenn es zu einer lebensbedrohlichen Zuspitzung kommt. So war die Situation, bis die Antibiotika entdeckt wurden. Diese von speziellen Schimmelpilzen gebildeten Stoffwechselprodukte haben eine hervorstechende Eigenschaft: Sie empfinden Bakterien als Rivalen. Die Pilze fühlen sich gestört, und sie vermögen es, sie mit ihren Stoffwechselprodukten zu vergiften oder zumindest gewaltig in ihrem Wachstum zu hemmen. Bakterien nehmen die Herausforderung jedoch rasch an. Sie reagieren schnell und sensibel auf Attacken. Sie teilen sich flott, manche innerhalb von Minuten, und jene, die überleben, sind ein Stück widerstandsfähiger gegen die Angreifer geworden. Bakterien lernen schnell, bestimmte Enzyme zu bilden, mit denen sie sich gegen die Wirkstoffe schützen. Durch diese natürlichen

Gegenstrategien entwickeln sich mit der Zeit immer widerstandsfähigere, resistente Stämme.

Dabei hatte alles so vielversprechend begonnen. Nach ihrem erfolgreichen Einsatz gegen Ende des Zweiten Weltkriegs galten Antibiotika für lange Zeit als Wunderwaffe der Medizin. Menschen, die kurz zuvor noch aufgegeben worden wären, waren nun binnen weniger Tage wieder auf den Beinen. Die leisen Killer der Lazarette und Bettenstationen hatten plötzlich einen Widerpart, die Ärzte eine machtvolle Waffe in der Hand – ein Heilmittel, wie es sich die Menschen bislang kaum zu träumen gewagt hatten. Ein Triumph der modernen Medizin.

Die pharmazeutische Industrie stürzte sich auf das Wundermittel. In immer neuen Varianten wurde es synthetisiert. Gegen schwere Atemwegsinfektionen, sogar Lungenentzündungen und viele Kinderkrankheiten gab es nun ein Therapeutikum, das Leben retten konnte. Da die Erreger vieler Infektionskrankheiten erst in Laboruntersuchungen nach mühsamer Anzucht identifiziert werden können, wurden Antibiotika aber vielfach schon auf bloßen Verdacht hin verschrieben, auch wenn die wahren Verursacher der Erkrankung Viren, Pilze oder andere Parasiten waren, gegen die Antibiotika gar nichts ausrichten können. Beginnend in den fünfziger Jahren in den USA, breitete sich eine regelrechte Verschreibungswut in allen Industrienationen aus. Kaum ein Mediziner konnte der Verlockung widerstehen, das Wundermittel einzusetzen.

Die Spirale ist überdreht

Der unbedachte Umgang mit den Antibiotika rächte sich: Zunächst vereinzelt, dann immer häufiger traten Resistenzen auf. Pneumokokken waren plötzlich immun gegen Penicillin, Staphylokokken gegen Meticillin und Enterokokken gegen Vancomycin. Immer mehr Antibiotika versagten. Den Medizinern blieb nur die Flucht nach vorn. Stärkere Mittel, höhere Dosierungen und Kombi-Präparate sollten das einstige Wunder wiederholen.

Nicht nur die Medizin trug zu diesem Dilemma bei. Antibiotika als Futterzusatz lassen seltsamerweise Nutztiere schneller wachsen. Ohne daß man den Effekt genau versteht, sind sie bis heute als »Leistungsförderer« vielen Futtermitteln beigemengt und gelangen so über das Fleisch auch in den menschlichen Organismus.

Daß Antibiotika selbsttätig Krankheiten verursachen können, wurde sehr lange nicht für möglich gehalten. Nur vereinzelt und am Rande von Studien ergaben sich immer wieder Hinweise darauf. So in einer Langzeitbeobachtung an mehr als 3000 englischen Kindern der Jahrgänge 1975 bis 1984, die im Fachmagazin *Thorax* veröffentlicht wurde.[15] Oxforder Lungenspezialisten hatten nach Risikofaktoren für Allergien bei Kindern gesucht und dabei alle möglichen sozialen und medizinischen Parameter aufgezeichnet: das Risiko der Vererbung, Rauchen, Stillen oder Flaschennahrung, niedriges Geburtsgewicht und auch Antibiotikaeinsatz während der ersten beiden Lebensjahre.

Als bedeutender Risikofaktor wurde, wie erwartet, die erbliche Komponente identifiziert. Wenn die Mutter Allergikerin war, hatte der Nachwuchs ein nahezu doppelt so hohes Risiko, auch an Krankheiten wie Heuschnupfen, Asthma oder Neurodermitis zu erkranken. Dieser Risikofaktor wurde nur noch von einem anderen übertroffen: dem Antibiotikaeinsatz. Kinder, die während ihrer ersten beiden Lebensjahre mit Antibiotika behandelt worden waren, hatten sogar ein mehr als doppelt so hohes Risiko, später Allergiker zu werden, als Kinder, denen dies erspart geblieben war.

In der ersten Hälfte unseres Jahrhunderts dachte jedoch noch niemand an derartige Spätfolgen, am wenigsten Alexander Fleming. Bis zur Entdeckung der Antibiotika hatte die Medizin noch kein allzu großes Arsenal an wirksamen Therapeutika vorzuweisen: Digoxin, der Wirkstoff des Fingerhuts, wurde als Herzmittel angewendet, Aspirin, aus der Rinde der Weide gewonnen, gegen Schmerzen verabreicht. Einige Impfungen wurden mit größerem oder geringerem Erfolg eingesetzt, und die Chemikalie Salvarsan half mehr oder weniger gegen Syphilis. Die einzigen beiden anderen bedeutsamen therapeutischen Entwicklungen betrafen die

Entdeckung der Vitamine und die Isolierung der Hormone Thyroxin und Insulin zur Behandlung ihres Mangels.

Insgesamt hatte sich die gesundheitliche Situation der Bevölkerung über die ersten Jahrzehnte des 20. Jahrhunderts stark verbessert – vor allem durch die besseren Wohnungs- und Ernährungsbedingungen. Allerdings waren drei neue Krankheiten aufgetaucht, die für vorzeitige Todesfälle im mittleren Lebensalter sorgten: Magengeschwüre, Herzinfarkt und Lungenkrebs. Ihre Ursachen lagen völlig im dunklen.[16]

Seit Pasteurs – zumindestens wirtschaftlichen – Erfolgen gegen Tollwut und Milzbrand war jedoch die Vision eines biologischen Wirkstoffs gegen Bakterien in der wissenschaftlichen Gemeinde fest verankert. Welcher Art dieser Wirkstoff allerdings sein sollte, darüber gingen die Meinungen auseinander. In der Volksmedizin wurden Pilzen antibakterielle Eigenschaften zugeschrieben. Schimmel wurde zur Behandlung von Schnittwunden eingesetzt.

Die Urlaubsüberraschung

Während des Ersten Weltkriegs hatte der schottische Bakteriologe Alexander Fleming Erfahrungen mit Wundheilung und Resistenzen gemacht. Er war unglücklich über die schlechte Wirksamkeit der zur Verfügung stehenden chemischen Desinfektionsmittel. Sie waren überaus scharf und schmerzhaft in der Anwendung. Und trotzdem störten sie mehr die Selbstheilungskraft der Patienten, als daß sie Bakterien wirklich vernichteten. Fleming stand dem Konzept der Chemotherapie immer skeptischer gegenüber. Wenn eine Infektion auf einen Organismus übergegriffen hat, kann die Heilung nur noch vom Organismus selbst ausgehen, glaubte er.[17] Deshalb suchte er intensiv nach Mitteln, die ihm dabei behilflich sein konnten, Bakterien aufzulösen, ohne ringsum Schaden anzurichten.

Nach dem Krieg arbeitete Fleming als Mikrobiologe im Londoner St. Mary's Hospital. 1921 glaubte er sich einen entscheidenden Schritt weiter, als er durch Zufall wirksame Enzyme in

Nasenschleim und Tränenflüssigkeit entdeckte. Jemand hatte in die Bakterienkulturen geniest, und diese lösten sich daraufhin auf. Es mußte sich um einen Wirkstoff der körpereigenen Immunabwehr handeln. Fleming nannte ihn Lysozyme.[18]

Jahrelang beschäftigte er sich nun mit der Erforschung dieser Enzyme. Zu Flemings Enttäuschung zeigte sich aber immer deutlicher, daß seine Entdeckung nur gegen wenige Bakterienarten und auch bei denen nicht sehr intensiv wirkte. So fuhr er im Sommer 1928 recht frustriert in den Urlaub. Vielleicht vergaß er deshalb, einige der Petrischalen, in denen seine Bakterienkulturen heranwuchsen, in den Kühlschrank zu stellen.

Als Fleming Mitte August von seinem Urlaub zurückkehrte, bemerkte er, daß eine Staphylokokkenkultur an einer Stelle mit einer dicken Schimmelschicht überzogen war. Daß in einem biologischen Labor ab und zu etwas verschimmelt, war ganz und gar nicht ungewöhnlich. Fleming fiel aber auf, daß der Schimmel anscheinend den Bakterien geschadet hatte. Denn diese hatten sich – als deutlich sichtbares gelbes Band – rund um den Schimmel regelrecht aufgelöst. Etwas weiter entfernt waren sie hingegen normal weitergewachsen.

Erst 1964 fand Flemings früherer Assistent Ronald Hare heraus, was die Ursache für den Glücksfund war: Der Schimmel, der Fleming »beim Fenster reingeflogen war«, wurde als eine recht seltene Penicillinart identifiziert, die sich durch besondere Starkwüchsigkeit auszeichnet. Konkret war sie aus dem Fenster im unteren Stockwerk entkommen, wo der Pflanzenexperte C. J. La-Touche seine Experimente unternommen hatte. Daß Fleming ausgerechnet in diesem Sommer vergessen hatte, seine Schalen in den Inkubator zu stellen, war der zweite für die Entdeckung der Antibiotika wichtige Zufall. Der Schimmel wächst am besten bei 20 Grad, die Staphylokokken aber bei 35 Grad. Aus den meteorologischen Aufzeichnungen geht nun hervor, daß in London zur Zeit von Flemings Urlaubsantritt Ende Juli 1929 eine kalte, neun Tage andauernde Schlechtwetterperiode begann, die das Wachstum des Penicillinschimmels begünstigte. Dann änderte sich das Wetter, es wurde wärmer, und die Staphylokokken konnten wachsen. Bis dahin hatte der Schimmel aber schon genügend Penicillin hervorgebracht, und somit konnte Fleming die stecknadelkopfgroßen gelben Flecken toter Bakterien überhaupt erst bemerken, die sich an der Oberfläche der Kulturen gebildet hatten. »Aus unerklärlichen Gründen«, notierte Fleming in seinen Laborberichten, »hatten sich die Bakterien an einigen Stellen aufgelöst.« – Ohne die neun kühlen Sommertage im London des Jahres 1929 hätte Fleming das Penicillin wohl niemals entdecken können.[19]

Fleming verliert das Interesse

Fleming extrahierte die Flüssigkeit des Schimmels, nannte sie Penicillin und testete sie an einer Reihe von Mikroorganismen. Tatsächlich wirkte das Penicillin auch gegen Gonokokken, Meningokokken, den Diphtheriebazillus und viele weitere Bakterien. Mit besonderer Freude bemerkte er, daß es dabei die Tätigkeit der weißen Blutkörperchen der körpereigenen Abwehr nicht beeinträchtigte. Es war in seinen Augen also nicht nur stark – viel stärker als sein Tränenenzym –, sondern auch sicher. Fleming war einigermaßen beeindruckt und publizierte 1929 einen kleinen Forschungsbericht.[20]

Als er seine Entdeckung den Kollegen zur Überprüfung weitergeben wollte, erlebte er hingegen eine Schlappe nach der anderen. Anscheinend wuchs der Schimmel nur in seinem Labor. Alle Forscherkollegen scheiterten daran, das Penicillin zu vermehren. So konnten sie auch Flemings Versuche nicht wiederholen. Fleming selbst hielt das Penicillin für viel zu unstabil, als daß man es klinisch anwenden könnte. Und das, obwohl er die Bindehautentzündung eines Kollegen damit problemlos zum Verschwinden gebracht hatte. Zuerst hatte Fleming sehr viel Glück bei der zufälligen Entdeckung, und dann war er bemerkenswert träge in der Umsetzung der therapeutischen Möglichkeiten seines Fundes. Er verlor schließlich gänzlich das Interesse und beschäftigte sich die nächsten Jahre über damit, eine notorisch schwer züchtbare Bakterienart im Labor zu kultivieren.

Das vergessene Wunder

Also mußten erst einige Jahre vergehen, bis die wunderbaren Eigenschaften des Penicillins neuerlich entdeckt werden konnten. 1939 beschäftigten sich Howard Florey und Ernst Chain in Oxford mit einer Arbeit Flemings über die antibakteriellen Eigenschaften von Lysozymen in der Tränenflüssigkeit. Howard Florey war 1922 aus Australien eingewandert. Er war außerordentlich umtriebig und begabt darin, andere Leute für seine Interessen zu gewinnen. Mit 37 Jahren war er bereits Professor für Pathologie in Oxford, und er stellte den Chemiker Ernst Chain, einen jungen deutschen Juden, der vor dem Nazi-Regime geflüchtet war, als Mitarbeiter ein.

Florey setzte Chain auf jene Lysozymen an, und der entschlüsselte die chemische Formel und zeigte, daß sie ein komplexes Zuckermolekül waren. Als er diese Entdeckung für eine Veröffentlichung vorbereitete, studierte er Flemings Aufzeichnungen und fand jene kurze Arbeit über Penicillin.[21]

Flemings Talente und Fähigkeiten als Mikrobiologe lagen in der Beobachtung und Interpretation von Bakterienexperimenten. Die Fähigkeiten eines Biochemikers wie Chain waren da schon tiefgehender. Er verstand es, die biochemischen Mechanismen zu entschlüsseln, die hinter der bloßen Oberfläche lagen, so wie Fleming sie mitbekam. Und so war es nur eine Frage der Zeit, bis Chain, ähnlich wie bei den Lysozymen, die chemische Formel des Penicillins entschlüsselte. Wie Fleming machte aber auch Chain und Florey die Herstellungstechnik schwer zu schaffen. Nur einer aus zwei Millionen Teilen des ohnehin schlecht wachsenden Schimmels enthielt die therapeutisch wirksame Substanz. Dies trug auch bei Florey und Chain zu der anfänglichen Meinung bei, daß Penicillin keinerlei Bedeutung in der klinischen Praxis haben werde.

Zunächst einmal war Chain angetan von der »recht ungewöhnlichen Substanz«. Sie interessierte ihn rein chemisch. Es war kein Enzym, so wie die Lysozymen, wie er zunächst erwartet hatte. Vielmehr zeigte sich, daß es eine niedermolekulare

Substanz mit großer chemischer Instabilität war. Gerade diese Ungewißheit aber stachelte seinen Ehrgeiz an. Er reinigte das Penicillin und verwendete es in Laborversuchen mit Bakterienkulturen. Hier zeigte es sich zwanzigfach wirkungsvoller als jedes andere Mittel. Und schließlich zeigte es sich im Mäuseversuch auch noch als ungiftig. Dieser Punkt erwies sich als außerordentlich wichtig. Denn die Überzeugung, daß alles, was Bakterien tötet, auch lebenden Organismen Schaden zufügt, war als Produkt leidvoller Erfahrung allgemein anerkannte Lehrmeinung.

Schließlich unternahmen die beiden noch einen exakten wissenschaftlichen Versuch: Sie infizierten zehn Mäuse mit Streptokokken und gaben der Hälfte der Mäuse Penicillin und den fünf anderen ein Placebo. Alle Placebomäuse starben, während die anderen überlebten.[22]

Not macht erfinderisch

Nach diesen Experimenten im Jahr 1940 hoffte Florey ein pharmazeutisches Unternehmen dafür zu gewinnen, Penicillin in größeren Mengen zu produzieren, denn nun wollte er Menschen behandeln, mit einem gegenüber Mäusen tausendfach höheren Körpergewicht. Aber dies waren schwierige Zeiten. Soeben war das Wunder von Dünkirchen passiert, wo im letzten Moment 350000 Soldaten von einer improvisierten Flotte trotz der dauernden Angriffe der damals auf dem Höhepunkt ihrer Stärke agierenden deutschen Wehrmacht gerettet werden konnten. Trotzdem ging bei dieser Schlacht eine ganze Armee verloren, und die Briten fürchteten zurecht eine deutsche Invasion. Zu diesem Zeitpunkt beschloß Florey, die ganzen Ressourcen, die er in seiner Klinik zur Verfügung hatte, für einen einzigen Zweck einzusetzen: zur Herstellung von Penicillin. Die Entscheidung, eine Universitätsabteilung in eine Penicillinfabrik umzuwandeln, erforderte außerordentlichen Mut. Florey übernahm die ganze Verantwortung. Wenn dieses Unterfangen schiefgegangen wäre, hätte er sich mit großer Wahrscheinlichkeit wegen der mißbräuchlichen Verwendung von Eigentum, Personalkräften, Ausrüstung und Zeit verantworten müssen und wäre ernsthaft in Schwierigkeiten geraten.[23]

In Floreys universitärer Penicillinfabrik herrschte in erster Linie der Geist der Improvisation: Der Penicillinschimmel wurde in den spitaleigenen WC-Bettschüsseln gezüchtet und die daraus gewonnene wertvolle Flüssigkeit in Milchflaschen aufbewahrt. Am 12. Februar 1941 war es schließlich soweit. Es war genug Penicillin vorhanden, um erstmals einen Menschen zu behandeln. Der erste Patient war der 43jährige Polizeibeamte Albert Alexander. Zwei Monate zuvor hatte sich Alexander das Gesicht an einem Rosenstrauch zerkratzt. Die Wunden entzündeten sich, und sein Gesicht war übersät von Abszessen. Ein Auge war ihm schon entfernt worden, und das andere war ebenfalls gefährdet. Sein rechter Arm war bis in die Knochen von der Infektion befallen, er hustete schwer, und seine Lungen standen kurz vor dem Infarkt.[24]

Sein Arzt, Charles Fletcher, beschreibt, was weiter geschah: »Alle drei Stunden wurde ihm nun Penicillin verabreicht. Sein gesamter Urin wurde gesammelt, und jeden Morgen brachte ich den Urin auf meinem Fahrrad hinüber ins Pathologielabor, wo das Penicillin wieder aus dem Urin extrahiert wurde.«

Zunächst fühlte sich der Patient ein wenig wohler, vier Tage später zeigte sich schließlich eine deutliche Besserung bei allen Beschwerden. Er hatte normale Temperatur, gesunden Appetit, und die Abszesse in seinem Gesicht und an seinem rechten Auge heilten ab. Am fünften Tag jedoch gab es kein Penicillin mehr. Die Situation des Patienten verschlechterte sich wieder, und einen Monat später starb er.[25]

Florey fand schließlich in den USA Firmen, die sich an der Produktion beteiligten. Bei den nächsten vier Patienten war dann genügend Penicillin vorrätig. Ihre Beschwerden wurden binnen recht kurzer Zeit geheilt. Darunter jene eines 48jährigen Arbeiters mit einem riesigen Furunkel am Rücken. Er war bald gesund, vom Furunkel »blieb nicht einmal eine Narbe«, wie die Ärzte völlig erstaunt beobachteten. 1943 begannen auch britische Gesellschaften mit der Massenproduktion, und schließlich konnte in der Schlußphase des Zweiten Weltkriegs das neue Wundermittel in den Lazaretts genauso wie in den Infektionsabteilungen eingesetzt werden. »Wir sahen zu, wie unsere alltägliche Schreckenskammer, in der viele unsere Patienten so elend zugrunde gegangen waren, von einem Moment auf den anderen verschwand«, notierte Charles Fletcher.

Chemischer Krieg gegen Krebs

In keinem Bereich des Journalismus herrscht ein so starker Hang zu »good news« wie in den Wissenschaftsredaktionen. Diese Sparte der schreibenden Zunft sieht sich scheinbar in der großen Mehrzahl als Mitstreiter auf der Seite der Forscher. Vielleicht weil nur mit zuvorkommender Schreibweise wieder Informationen zu bekommen sind. Vielleicht wegen des hohen Sozialprestiges, das die Wissenschaft genießt. Vielleicht auch wegen der hohen Anzeigenetats der Pharmaindustrie. Nicht zuletzt ist Wissenschaft aber auch eine recht komplizierte Materie, die einiges an Sachverstand und Fleiß abverlangt. Zum einen, um den Kern einer wissenschaftlichen These überhaupt zu verstehen – noch viel mehr aber, wenn man diese auch zur Diskussion stellen möchte. Daraus resultieren dann die vielen Meldungen in TV und Tagespresse, die per Zufallsgenerator entworfen scheinen. Was an dem einen Tag Krebs auslöst, heilt ihn am nächsten – je nach Intention des Artikels.

Die meisten Studien durchlaufen heute ein wohlgeöltes System der Nachrichtenaufbereitung. Und wegen des Werbeverbots für verschreibungspflichtige Medikamente hat das Medizinkartell hundert Wege gefunden, seine Inhalte getarnt an die Konsumenten zu bringen. Die Journalisten spielen meist bereitwillig mit. So wurden in einem Versuch Wissenschaftsjournalisten mit zwei verschiedenen Informationen zu einem neu entwickelten Medikament beliefert. Eine war der reine lobhudelnde Pressetext über den Erfolg der letzten Studienreihe. Die zweite war eine kritische Darstellung möglicher Risiken des Medikaments. Exakt die Hälfte der Journalisten schrieb nur über die positive Seite. Die anderen 50 Prozent erwähnten zumindest auch die kritischen Fakten. Ausschließlich kritische Informationen bot kein einziger Journalist seinen Lesern.[26]

Eine ähnliche Tendenz zeigte sich bei dem Hollywood-Melodram »Dying Young« (»Entscheidung aus Liebe«) von 1991 mit Julia Roberts und Campbell Scott in den Hauptrollen, in dem ein junger Mann an Krebs erkrankt, sich übergibt, leidet und schließlich die Behandlung abbricht. Sofort setzte ein mediales Sperrfeuer ein, das den Film vernichtete: Der Film sei veraltet, weil einem heute gar nicht mehr übel werde bei der Chemotherapie, und er sei gefährlich, weil er die Patienten verunsichere und möglicherweise von lebensrettenden Therapien abhalte. Der Verleih zog den Film aus den Kinos zurück.[27]

Und so ist die Chance auch wesentlich größer, in den Medien von einer revolutionären Impfung gegen Krebs zu lesen oder einer neuen Hoffnungsdroge als beispielsweise von einer ernüchternden Übersichtsarbeit zu den derzeitigen Chancen der Chemotherapie. Ulrich Abel vom deutschen Krebsforschungszentrum in Heidelberg publizierte 1990 solch eine Generalübersicht zur Wirksamkeit der gebräuchlichsten Chemotherapien bei Krebs und kam zu einem Schluß, der seither nichts an Gültigkeit verloren hat: »Auch heute noch«, schreibt er, »nach mehreren Dekaden intensiver klinischer Therapieforschung an zytostatischen Substanzen fehlt für die allermeisten Krebsarten jegliche Evidenz dafür, daß die mit diesen Substanzen durchgeführte Krebsbehandlung in ihrem Hauptanwendungsbereich, nämlich bei fortgeschrittenen Krankheitsstadien, überhaupt einen günstigen Einfluß auf die Lebenserwartung ausübt.«[28]

Chemische Waffen als Ursprung

Die moderne Ära der Chemotherapie begann Anfang der vierziger Jahre mit der Explosion eines mit Senfgas beladenen Frachtschiffs im Hafen der italienischen Stadt Bari. Die Überlebenden erlitten schwerste Beeinträchtigungen des Knochenmarks, viele starben am nahezu völligen Absterben der weißen Blutzellen. Der Navy-Arzt Peter Alexander beschrieb detailliert die Folgen. Denn immerhin war Senfgas ein neuartiges Produkt der amerikanischen Forschung. Es war 1942, als die US-Regierung mit diversen Universitäten, darunter auch Yale, ein Abkommen über die Erforschung chemischer Kampfmittel schloß. So wurde für Experimentalzwecke eine leicht modifizierte flüssige Abart des Senfgases hergestellt. Es wirkte besonders toxisch auf Zellen, die sich rasch teilen, also auf Lymphgewebe, Knochenmark und die Schleimhaut des Magen-Darm-Trakts.

Eher zufällig und neben dem allgemeinen Forschungsbetrieb hatte der Yale-Anatom Thomas Dougherty die Idee, dieses Mittel an einer Tumormaus auszuprobieren. Denn, so seine Hypothese, auch Tumoren wachsen rasch. Die Zellen müßten also empfänglich sein. Nach der Verpflanzung von Krebszellen lebt eine Tumormaus normalerweise noch etwa 30 Tage. Dougherty gab der Maus zwei Injektionen mit dem Senfgasgift. Schon nach kurzer Zeit wurde der Tumor weich und verschwand völlig. Nach einem Monat war der Tumor allerdings wieder da. Dougherty wiederholte seine Injektionen. Diesmal sprach der Tumor nicht so gut an und nahm nur kurze Zeit ein wenig an Größe ab. Nach 84 Tagen starb das Tier. Immerhin, so fand Dougherty, »eine bemerkenswerte Verlängerung der Überlebenszeit«.

Das Phänomen des ersten Mals

In der Folge wurden in Yale so viele Mäuse behandelt, wie wenige Jahrzehnte zuvor in den Laboratoriumskatakomben des Paul Ehrlich. Wieder wurden alle möglichen Dosierungen ausprobiert und alle möglichen Krebsarten getestet. Nirgends wurde auch nur annähernd das Resultat dieser ersten Maus erreicht. Bei Leukämien zeigte sich beispielsweise überhaupt kein Effekt. Komplettrückbildungen des Tumors gab es auch keine mehr. »Ich habe mir später oft gedacht«, schreibt Alfred Gilman in seinen Erinnerungen an dieses Pionierexperiment, »wenn wir bei der ersten Maus zufällig so eine Leukämie-Linie erwischt hätten, wir hätten damit das ganze Chemo-Konzept versenkt.« [29]

Nichtsdestotrotz wurde, basierend auf diesem Erfolg an der ersten Maus, Anfang Dezember 1942 der erste Mensch mit der Senfgasverbindung behandelt. Er litt an fortgeschrittenem Lymphosarkoma. Das Experiment wurde unter höchster Geheimhaltung durchgeführt, im Behandlungsbogen wurde nur eingetragen: »0,1 mg per kg Komponente X, intravenös verabreicht.« Alles, was mit dem Versuch zu tun hatte, erinnert sich Alfred Gilman, »galt als top secret.« Und abermals ereignete sich ein »Phänomen des ersten Mals«: Der Tumor schmolz ebenso dramatisch wie bei der ersten Maus. Binnen 48 Stunden weichte der Tumor auf, binnen zehn Tagen verschwanden alle Beschwerden. Auch die extrem geschwollenen Lymphknoten in den Armbeugen gingen auf normale Größe zurück. Die Wissenschaftler schwebten im siebten Forscherhimmel.

Doch wie bei der Maus war auch hier der Erfolg nicht von langer Dauer. Die weißen Blutkörperchen verringerten sich rapide und fielen von 5000 pro Kubikmillimeter auf alarmierend niedrige 200. Sobald sich das Knochenmark einigermaßen regeneriert hatte, kam parallel dazu der Tumor zurück. »Es war für uns eine riesige Enttäuschung«, schreibt Gilman. Nachfolgetherapien sprachen nicht mehr so gut an, und der Patient starb wenig später.

In der Folge waren die Wunderzeiten weitgehend vorbei. Schon der nächste Patient zeigte nur mehr die Nebenwirkungen – den Einbruch der Blutwerte –, aber keinerlei Tumorrückgang. Und so ging es offensichtlich weiter. Denn über die nächsten fünf Patienten notiert Gilman nur noch, »daß sie klar die Grenzen der Nitrogen-Mustard-Therapie aufzeigten«.

Ein Raunen geht durchs Land

So wie Ehrlichs Zauberkugeln soll die Chemotherapie alle Krebszellen im Körper aufspüren und vergiften. Aber auch Tumoren haben die Fähigkeit, Resistenzen zu entwickeln. Jeder, der schon einmal versucht hat, gegen Ungeziefer mit Giftspray vorzugehen, versteht die Regeln solcher »Populationsgenetik«: die Empfindlichen sterben, während die Zähen überleben und sich weitervermehren. Es ist ein Teil ihrer Überlebensstrategie. Ebenso verhält sich die »Gemeinschaft der bösartigen Zellen«. Sie entwickelt eine biochemische Widerstandskraft gegen Zellgifte. Tumorzellen haben bislang gegen alle verwendeten Zellgifte Resistenzen entwickelt. Und wenn der Tumor einmal nachgewachsen ist, dann ist eine zweite Komplettremission praktisch nicht mehr zu erwarten.[30]

Geblieben ist aber, und das war für den weiteren Siegeszug der Chemotherapie entscheidend, daß sich hier zumindest ansatzweise ein enormes tumorhemmendes Potential gezeigt hatte. Die streng geheim arbeitende Forschergruppe in Yale löste sich 1943 auf. Die Forscher verteilten sich auf andere Universitäten, und mit ihnen kam ein Raunen, daß etwas wirklich Potentes im Kampf gegen den Krebs gefunden worden sei. Rückblickend betrachtet hatte das enorme Interesse an der Chemotherapie etwas mit der von Ehrlich angefachten Faszination durch das Wunder der Chemie zu tun. Endlich stand nun mit den Antibiotika ein wirkliches Wundermittel zur Verfügung. Penicillin und Streptomycin konnten Syphilis nahezu ohne Nebenwirkungen heilen. Nun sollte auch eine Art Antibiotikatherapie gegen Krebs gefunden werden. Und dieses Ziel schien zum Greifen nahe, wenn nur die Forschungsanstrengungen gebührend unterstützt würden.

Im Jahrzehnt nach dem Krieg experimentierten die US-Wissenschaftler mit mehr als 400000 chemischen Substanzen. Allerdings waren es nun keine Farben mehr, sondern wirkliche Gifte, nach denen die Forscher suchten. Je giftiger, um so besser. Etwa 2000 dieser Substanzen wurden ausprobiert und für giftig genug befunden, um mit ihnen Krebszellinien anzugreifen. Noch heute gelten diese Altbestände als zytotoxisches Archiv für potentielle Krebsmedikamente. Kritiker bezeichneten diese Versuchsreihen als das »Nichts-ist-zu-blöd-um-es-nicht-mal-auszuprobieren-Programm«.[31]

Rückkehr des Schreckens

In den Kliniken wurden die Chemotherapeuten noch lange mit Argwohn betrachtet. Dazu trug auch das Leid bei, das die von ihnen ausgewählten Patienten zu ertragen hatten. Die horrende Giftigkeit der Medikamente sorgte für Szenen in den Krankenzimmern, wie sie seit den Zeiten der schweren Quecksilbervergiftungen im Bergbau nicht mehr beobachtet worden waren. Die Patienten würgten, ihre Haare fielen aus, und sie starben schließlich an der von den Drogen verursachten Zerstörung ihres Knochenmarks. »Bei der kleinsten Erwähnung des Wortes Chemotherapie kam den meisten Medizinern augenblicklich die Galle hoch«, erinnert sich der französische Onkologe Lucien Israel an die vierziger und fünfziger Jahre. »Sie hielten in der Mehrzahl die Chemotherapie für eine gefährliche – um nicht zu sagen diabolische – Waffe.«[32]

Allerdings zeigten sich langsam auch die ersten Erfolge. Bei Kindern, die an Leukämie, und bei jüngeren Menschen, die am Hodgkins-Lymphom litten, wurden die rückfallfreien Phasen beträchtlich verlängert, nicht wenige schienen durch die Chemotherapie dauerhaft geheilt. »Nun steht das Penicillin gegen Krebs kurz bevor«, freute sich 1953 der »Evangelist der Chemotherapie«, Cornelius P. »Dusty« Rhoads, ehemaliger Leiter des US-Army Service für Chemische Kriegsführung und später Chef des New Yorker Sloan-Kettering-Krebsinstituts, heute als Memorial-Sloan-Kettering-Krebszentrum eines der führenden Krebszentren der Welt.[33]

Krieg als Weihnachtsgeschenk

In logischer Folge dieses Kriegsgeists startete der US-Präsident Richard Nixon am 23. Dezember 1971 sein »Krieg gegen den Krebs«-Programm, »als ein Weihnachtsgeschenk an die Nation«, wie er hinzufügte. Damit begann ein systematischer kräftiger Dollarregen auf die Krebszentren, und die Chemotherapie drängte, stark unterstützt von der pharmazeutischen Industrie, immer mehr in Richtung Mainstream.

Das verwendete Vokabular in der Chemo-Krebstherapie deutet hingegen noch immer stark auf deren Wurzeln im Zweiten Weltkrieg hin: Waffe, Krieg, Strategie. Jede einzelne Tumorzelle muß gekillt werden. Doch ein solcher Krieg im menschlichen Körper ist ein Seiltanz über dem Abgrund. Die kleinste Überdosierung kann tödlich sein. Das Konzept lautet: den Patienten an die Grenze des Todes führen und dann – hoffentlich – wieder zurück. Nicht unähnlich der berühmt-absurden Taktik aus dem Vietnam-Krieg, daß man das Dorf eben zerstört habe, um es vor dem Feind zu retten.

Brustkrebs radikal

> Nicht nur bei Brustkrebs, in der gesamten Onkologie sind seit Nixons Kriegserklärung an den Krebs im Jahr 1971 die Waffen im wesentlichen die selben geblieben: chirurgisches Entfernen des Tumors, Bestrahlung und eine Chemotherapie gehören zur Standardbehandlung. Nach anfänglichen Erfolgen waren diese Methoden schon bald an ihre Grenzen gestoßen. Die Erfahrung zeigt heute, daß einige der mehr als 100 bekannten Tumorarten, wie etwa der Lungenkrebs, überhaupt nicht auf das Bombardement durch die Zellgifte ansprechen. Andere wiederum, wie etwa der Hodenkrebs, lassen sich erstaunlich gut mit Chirurgie und Zytostatika in den Griff bekommen. Weshalb das so ist, ist den Experten bis heute ein Rätsel.

Abgesehen von derartigen Ausnahmefällen sind die Aussichten für Patienten mit fortgeschrittenen Krebserkrankungen heute aber kaum besser als vor 30 Jahren. Krebs liegt in Mitteleuropa nach den Herz-Kreislauf-Erkrankungen noch immer an zweiter Stelle der Todesursachen. Deshalb propagieren Mediziner als dringlichste Vorsorgemaßnahme die Vermeidung von Risikofaktoren im Lebensstil: allen voran Rauchen, Übergewicht und Bewegungsmangel. Das nächste Ziel besteht dann in der möglichst frühzeitigen Erkennung der Tumoren.

Ist die Erkrankung jedoch einmal fortgeschritten, werden Erfolge auf der Goldwaage gewogen. Bei den meisten Tumoren, so der Grazer Onkologe Hellmut Samonigg, gilt die ernüchternde Regel: »Wenn entfernte Organe von Metastasen befallen sind, ist eine dauerhafte Genesung kaum mehr zu erwarten.« 90 Prozent dieser Patienten sterben binnen fünf Jahren.[34]

Heilungsraten von annähernd hundert Prozent meldet die moderne Medizin hingegen beim »duktalen Karzinom in situ«. Rund 40 Prozent der Brustkrebsfälle, die per Mammographie entdeckt werden, gehören zu dieser rasant anwachsenden Spezies, die erst 1997 erstmals in einem komplexen Lehrbuch beschrieben wurde.[35] Das besondere dabei: Bei diesen irreführend Karzinom genannten Zellbildungen, die durch ihre Kalziumeinschlüsse relativ leicht auf dem Röntgenbild zu entdecken sind, handelt es sich gar nicht um Krebs. Sie tragen bloß ein – je nach Expertenmeinung höheres (70 Prozent) oder niedrigeres (30 Prozent) – Risiko, sich irgendwann in einen bösartigen Tumor zu verwandeln. Würden die Kalkeinschlüsse bei der Untersuchung übersehen, hätte also ein großer Teil der Patientinnen damit nie Probleme.

Zur Therapie dieser »Krankheit« wird dennoch das ganze Arsenal der Krebstherapie aufgefahren: Entfernung des betroffenen Gewebes mit Bestrahlung oder gänzliche Amputation der Brust. Weil das duktale Karzinom chirurgisch schwerer zu fassen ist als ein kompakter Tumor, wird diese Radikalmethode heute bereits häufiger angewendet als bei tatsächlichen Brustkrebsfällen. Damit erlebt eine Methode eine Renaissance, die in ihrer absurdesten Ausformung von dem amerikanischen Chirurgen William Stewart Halsted entwickelt wurde und in eines der schwärzesten Kapitel der modernen Medizingeschichte mündete.

Gegen Ende des 19. Jahrhunderts galt Deutschland in jeder Hinsicht als Mekka der modernen Medizin. Auch bei Brustkrebs wurden hier, sowohl in der Erforschung der zellbiologischen Grundlagen als auch in den chirurgischen Techniken, die Weltstandards gesetzt. Hier wurden auch die ersten Belege dafür vorgelegt, daß Brustkrebs einen lokalen Ursprung hat. Der Berliner Mediziner Rudolf Virchow demonstrierte, daß Krebs aus isoliertem Zellgewebe erwachsen kann, das krankhaft verändert ist. Er vermutete, daß sich der Tumor – zumindest in der Anfangsphase – über das Lymphsystem ausbreitet. Die Lymphknoten fungieren hierbei als Filter und verzögern die Ausbreitung des Krebses.

In dieser Zeit war Deutschland eine ideale Lehrstätte für ehrgeizige Ärzte und Studenten aus aller Welt. Zu diesen gehörte auch der junge New Yorker Kaufmannssohn William Stewart Halsted, der im Jahr 1878 eine zweijährige Reise durch Deutschland begann. Neben allerlei chirurgischen Techniken erlernte er hier auch das neue Konzept der antiseptischen Operation, die sich, erfunden von dem Glasgower Chirurgen Joseph Lister, rasch in Europa verbreitet hatte. Zur Abwehr postoperativer Infektionen behandelte man die Wunden mit Karbolsäure. Diesen Prozeß nannte Lister das »antiseptische Prinzip«; die Infektionsraten fielen stark ab, und die Chirurgie wurde langsam zu einer angesehenen Sparte der Medizin.

Zurück in New York, trug Halsted sein Schärflein zu einer besseren Sterilitätsbehandlung bei; er machte es seinen Mitarbeitern zur Pflicht, während einer Operation Gummihandschuhe zu tragen. Der konkrete Anlaß für diese Innovation war eine schwere Hautentzündung seiner OP-Schwester Caroline Hampton, nachdem diese in Kontakt mit einer Quecksilber-Chlorid-Lösung gekommen war. Halsteds Interesse an Hamptons Händen war wohl mehr als nur beruflich, denn die beiden heirateten im Jahr darauf. Mittlerweile sind Gummihandschuhe längst in das chirurgische Standardprotokoll aufgenommen, allerdings weniger wegen ihrer antiallergischen Schutzfunktion, sondern weil dadurch die Übertragung von Keimen ins Operationsfeld vermieden wird.[36]

Ein menschenverachtender Pedant

Halsted galt als absoluter Perfektionist. Seine Hemden, Hosen und Anzüge bestellte er bei Schneidern in London und Paris, wohin er sie dann auch noch einmal jährlich zum Waschen, Bügeln und Pflegen schickte. Bei beruflichen Versammlungen kümmerte er sich persönlich um die Erstellung der Wein- und Speisekarte für das abendliche Dinner und überprüfte, ob die Tischtücher auch peinlich sauber und ordentlich gebügelt waren.

Für jemanden, der die Krebschirurgie revolutionierte und über viele Jahrzehnte prägte, war er ein eher uninteressierter Lehrer. Seit 1888 war er zwar Professor für Chirurgie am angesehenen Johns-Hopkins-Hospital in Baltimore, seinen akademischen Verpflichtungen konnte er aber wenig Reiz abgewinnen. Seine revolutionären chirurgischen Techniken lehrte er, indem er sie im OP-Saal live demonstrierte. Einer seiner Mitarbeiter beschrieb den Chef als einen Menschen, »der den Umgang mit Patienten in seiner Medizinkarriere immer gemieden hat und auch Studenten möglichst aus dem Weg ging«[37]. Wenn sich Halsted aber einmal zu einem Gespräch herabließ, zeichnete er sich durch beißenden, ausufernden Sarkasmus aus, der nahe an Verachtung grenzte.[38] Ein wohlmeinender Kollege beschrieb Halsted und seine Frau als »beide ein bißchen verrückt. Sie scherten sich überhaupt nicht um gesellschaftliche Belange. Ihre Hunde und Pferde liebten sie hingegen über alles.«[39]

Dieser Charakterzug erleichterte es Halsted wahrscheinlich, einer Operationsmethode zum Durchbruch zu verhelfen, die wie keine andere den Körper der Frauen systematisch verstümmelte. Halsted entfernte nicht nur Brüste, umliegendes Haut- und Fettgewebe sowie die Lymphbahnen im Achselbereich, sondern auch noch den größeren der beiden Brustmuskel, den *pectoralis major*, weil er der Meinung war, dieser würde häufig vom Krebs befallen. Später ergänzte Halsted seine Radikaloperation auch noch mit der Entfernung des *pectoralis minor.* Die Amputation der Brust sollte in jedem Falle ›en bloc‹, also in einem Stück durchgeführt werden. Damit wollte Halsted das Risiko eingrenzen, Krebsgewebe zu durchschneiden und damit zur weiteren Ausbreitung der Krebszellen beizutragen. Zum Abschluß der Prozedur entnahm Halsted noch einen Flecken Haut vom Oberschenkel und bedeckte damit die großflächige Wunde.[40]

1895 publizierte Halsted einen Artikel, in dem er über fünfzig Fälle seiner, wie er es nannte, »kompletten Methode« berichtete. Er erklärte darin sorgfältig, wie er auf den Ideen Virchows, Volkmanns und anderer deutscher Mediziner aufgebaut und diese dann »sinnvoll« erweitert habe. Die weniger radikalen Eingriffe der Deutschen seien hingegen Schuld an den hohen Raten des lokalen Wiederauftretens von Krebs. Die deutschen Chirurgen, so Halsted, beobachteten diese meist tödlich endende Komplikation bei 51 bis 85 Prozent ihrer Patientinnen. Unter seinen 50 Patientinnen hätten hingegen nur drei Frauen, also sechs Prozent, einen lokalen Rückfall erlitten.

Im Titel seiner Arbeit spricht Halsted von seiner »Operation zur Heilung von Brustkrebs«. Er berichtete, daß zwei von drei Frauen mit krebsfreien Lymphknoten »geheilt« worden seien, daß aber nur 25 Prozent der Frauen mit Krebsbefall der Lymphknoten die Drei-Jahres-Frist überlebt hätten. Seine Schlußfolgerung: »Da unsere Zahlen eine derartig klare Sprache sprechen, benötigen wir keine weiteren Beweise dafür, daß die geringste Verzögerung bei der Behandlung von Brustkrebs gefährlich ist.«[41]

Kokainpause im OP

Trotz seiner geringen Neigung zur Geselligkeit wurde Halsted rasch zu einem Volkshelden des aufstrebenden Amerikas. Eine Reihe von Heldensagen kursierte. Etwa jene, daß er seine eigene

Mutter mit einer Notoperation an der Galle gerettet habe. Oder daß er seine Schwester, die nach der Geburt eines Kindes schwere Blutungen hatte, mit der Transfusion seines eigenen Bluts vor dem sicheren Tod bewahrt habe. Daneben habe der geniale Chirurg und Erfinder neuartiger Techniken sogar in seinem Wohnhaus einen antiseptischen Operationssaal eingerichtet, um auch in seiner kargen Freizeit noch arbeiten zu können. Der Wahrheitsgehalt derartiger Erzählungen war weniger wichtig als die konstante Wiederholung dieser Legenden.

Selbst seine Kokainsucht trug dazu bei, die Halsted-Saga weiter aufzupolieren. Er hatte Kokain 1895 als lokales Betäubungsmittel kennengelernt und war rasch süchtig geworden. Zwei lange Aufenthalte in einer psychiatrischen Klinik konnten seine Abhängigkeit nicht brechen. Immerhin erholte er sich so weit, daß er seinen Posten an der Johns-Hopkins-Klinik halten konnte. Danach stieg er von Kokain auf Morphium um.

Im nachhinein erklären sich mit dieser Sucht auch einige der exzentrischen Eigenheiten Halsteds wie die, daß er während der Operation häufig abrupt und ohne etwas mitzuteilen für längere Zeit den Saal verließ. Als das Ausmaß von Halsteds Krankheit nach seinem Tod bekannt wurde, nahmen seine Anhänger und Biographen dies zum Anlaß, »diesen täglichen Kampf, den der edle Mann jahrelang ausfechten mußte«, besonders intensiv zu würdigen.[42]

Halsted ging seinen Weg entsprechend seiner Denkweise konsequent weiter. Als selbst seine ohnehin geschönten Fallstudien immer schlechtere Erfolgsquoten zeigten, versuchten er und seine Schüler noch radikalere Operationen. So entfernten sie beispielsweise noch zusätzlich Rippen, Brustbein oder eine Hand. Damit sollten weitere mögliche Krebsnester ausgemerzt werden. Schule machte dies jedoch nur noch vereinzelt, und William S. Halsted starb 1922 im Alter von 70 Jahren an den Folgen einer Gallenblasenentzündung.

Aufstieg der Chirurgie

Das wachsende öffentliche Vertrauen in die Chirurgie zum Beginn des 20. Jahrhunderts brachte Patienten vermehrt in die städtischen Kliniken. Die Eigentümer der Krankenhäuser schätzten es, daß viele der Patienten für die Eingriffe bezahlten, und dankten dies den Chirurgenteams mit Privilegien.[43]

Die Autorität der Chirurgen wuchs weiter, als sie in einem bislang fremden Fachgebiet aktiv wurden, der Pathologie. Pathologen hatten bis ins späte 19. Jahrhundert entweder die Körper von Toten oder Körperteile, die von Chirurgen entfernt worden waren, untersucht. Nun begannen die Chirurgen sich langsam vom Ruf »des simplen Handwerkers, der sein Skalpell geschickt zu führen vermag«, zu emanzipieren. Sie begannen sich als Diagnostiker zu verstehen, die mit ihren Eingriffen dazu beitrugen, die Ursachen, Mechanismen und Konsequenzen von Krankheiten zu verstehen.[44]

Nach 1895 begannen die Chirurgen Gewebestücke zu entnehmen, die zur diagnostischen Begleitung der Operation dienen sollten. Das Gewebe wurde rasch eingefroren und dann in dünne Scheiben geschnitten. Diese Technik erspart die zeitraubende Fixierung der Gewebeteile mit chemischen Hilfsmitteln. Diese »Gefrierschnitte« wurden schließlich unter dem Mikroskop untersucht, während die Operation weiterlief. Die Analyse des Gefrierschnitts bestätigte dann entweder die zugrunde liegende These oder widerlegte sie. Daraus ergab sich dann das weitere Vorgehen des Chirurgen.

Am Beispiel Brustkrebs bedeutete dies, daß der Chirurg, sobald er vom Pathologen die Bestätigung für den Erstverdacht bekam, mit der Radikaloperation fortfuhr. Die Narkose wurde dazu nicht eigens unterbrochen, das Einverständnis der Patientin galt als selbstverständlich.

Nicht alle Pathologen wollten diese chirurgischen Hilfsdienste anbieten, also füllten die Chirurgen die Lücke selbst und gründeten in den zwanziger Jahren das Fachgebiet der klinischen Pathologie. Die führenden Chirurgen legten in der Ausbildung der Jungmediziner besonderen Wert auf die Verbreitung dieser Kenntnisse. Damit gelang es ihnen, ihrer Fachrichtung noch mehr Autorität zu verschaffen. Denn wenn ein Chirurg eine Anomalität im Brustgewebe entdeckt hatte und schließlich aus dem Labor vom Pathologen noch die Bestätigung kam, daß es sich dabei eindeutig um einen Tumor handele, wer wollte dann noch gegen die Empfehlung einer radikalen Mastektomie argumentieren?[45]

Vom Fatalismus zum Krieg

Gegenüber dem Krebs herrschte lange Zeit so etwas wie eine furchtsam fatalistische Grundstimmung. Anders als bei der Tuberkulose oder ähnlichen Krankheiten war hier keine infektiöse Ursache erkennbar. Und anders als bei Tuberkulose, Cholera oder Pocken war beim Krebs auch keinerlei Abwärtstrend zu sehen.

Im Volk kursierten allerlei seltsame Vorstellungen darüber, was Krebs auslösen könne, beispielsweise zu enge Kleidung oder Verletzungen der Haut. Quacksalber und Wunderheiler boten allerlei mysteriöse Heilkuren an. Seitens der Medizin wurde kaum eine Alternative geboten. Bald mehrten sich aber die »Ordnungsrufe« zur Konzentration aller Kräfte. 1907 veröffentlichte der englische Mediziner Charles P. Childe ein Buch, in dem er gegen das Dogma wetterte, Krebs sei unbesiegbar und es gebe keine Hoffnung. Er rief statt dessen zum »Kampf gegen das tödliche Monster« auf. Der Schlüssel dafür, so Childe, liege in der Früherkennung. »In jedem Krebsprozeß existiert eine Periode, in der das krankhafte Geschehen lokal begrenzt ist, in der man es operieren kann, in der es heilbar ist.« Deshalb forderte er Frauen auf, so früh wie möglich zum Arzt zu gehen, falls sie einen verdächtigen Knoten in der Brust bemerkten.[46]

Pro und contra Radikaloperation

Schon in den zwanziger Jahren begannen einige Kollegen aber am Sinn einer derart radikalen Amputationsmethode zu zweifeln. Die Patientinnen hatten, so sie denn überlebten, einen völlig deformierten Brustkorb mit hohlen Stellen unter dem Schlüsselbein und entlang der Achselhöhle hin zum Arm. Dazu kamen häufig starke bleibende Schmerzen an der Operationsstelle und geschwollene Arme, sogenannte Lymphödeme.

Einer der ersten offenen Kritiker Halsteds war der englische Arzt Geoffrey Keynes. 1937 attackierte er auf der Tagung der US-Chirurgen offen den großen gemeinsamen Lehrmeister. »Im Endeffekt ergibt der radikale Eingriff«, provozierte er die Versammlung, »neben einer erstaunlich hohen Sterblichkeit durch die Operation selbst, eine wirklich grauenhafte Verstümmelung.«[47] Außerdem kritisierte er Halsteds Dogma, daß sich Krebs stets von einem kleinen Zentrum aus konzentrisch über die lokalen Lymphbahnen ausbreite, und stellte die Hypothese auf, daß sich die Krankheit schon früh über die Blutgefäße im Körper verteilt. Andere Kritiker glaubten, daß man verschiedene Krebsformen nicht so einfach über einen Kamm scheren könne und sich die Tumoren in ihrer Aggressivität wesentlich voneinander unterschieden.

Das Wunder der Radiologie

Dazu kam die Entwicklung einer neuen Technik, deren Potential in der Krebstherapie sehr früh erkannt wurde. 1895 entdeckte der deutsche Arzt Wilhelm von Röntgen bei Experimenten mit Kathodenstrahlröhren zufällig eine neue Strahlenart, die feste Materialien durchdringen konnte. Diese »Röntgenstrahlen« konnten auch Fleisch durchdringen und Bilder des Körperinnern erzeugen. Binnen Monaten nach dieser sensationellen Entdekkung begannen die ersten Mediziner darüber zu spekulieren, ob diese Strahlen dazu eingesetzt werden könnten, Krebszellen abzutöten. Bereits im Folgejahr ist bei zumindest zwei Patientinnen, darunter eine 36jährige Frau mit fortgeschrittenem Brustkrebs, die Anwendung von Röntgens »X-rays« dokumentiert.[48] Da die Strahlen aber noch längere Zeit nicht stark genug waren, um in tiefere Schichten des Körpers zu gelangen, wurde die Strahlentherapie anfangs – wenn überhaupt – nur unterstützend oder zur Schmerzlinderung (palliativ) bei fortgeschrittenen Tumoren eingesetzt. Daneben wurden, angeregt durch die Arbeiten des Pariser Physikerpaars Pierre und Marie Curie, kleine strahlende Radiumstücke direkt in das Tumorgewebe implantiert.

Die unsichtbaren, aber doch mächtigen Strahlen übten rasch eine gewaltige Faszination aus. In größeren Schuhhäusern wurden beispielsweise zur Attraktion Röntgenapparate aufgestellt, mit denen überprüft werden konnte, ob der Fuß in den neuen Schuh paßt. Diese Faszination beschränkte sich aber durchaus nicht nur auf Laien. Wie in den Pionierzeiten der »chirurgischen Revolution« interessierten sich rasch viele Mediziner für die neue Technik. Zum einen, weil sie darin einen Weg sahen, ihre eigenen Karrieren zu fördern, und zum anderen, weil sie sich erhofften, den Patienten mit neuartigen Methoden zu helfen. Und bald erschienen Studien, die in der Strahlentherapie eine wirkliche Alternative zur radikalen Mastektomie bei Brustkrebs sahen.[49,50]

Was taugen die alten Studien?

Die Aussagekraft der meisten Studien jener Zeit war allerdings derart schwach, daß sie kaum verallgemeinert werden konnten. Aus heutiger Sicht beinhalteten die meisten Arbeiten ein breites qualitatives Feld mit oft recht niedrigem Niveau, das von naiver Selbsttäuschung bis zu arglistigem Betrug reichte. Meist waren die Fälle, die den einzelnen Gruppen zugewiesen wurden, völlig uneinheitlich. Es sei doch klar, meinten etwa die Vertreter der Radikalmethode nicht ganz zu unrecht, daß die Bestrahlungsgruppe besser abschneide, wenn hier vor allem winzige Tumoren im Anfangsstadium behandelt würden. Außerdem kritisierten die Chirurgen, daß die Radiologen häufig gar keine Biopsie des verdächtigen Gewebes durchführten, sondern auf puren Verdacht hin mit der Bestrahlung begannen. »Es ist doch recht einfach«, spotteten sie, »Krebs zu heilen, der gar keiner war.« Derartige Konkurrenzscharmützel wurden aber bald beigelegt. Denn die meisten Mediziner, die mit Radiologie experimentierten, stammten auch aus dem Chirurgenfach.

Nicht alle Vergleiche gingen aber zu Lasten der Radiologen aus. 1932 präsentierten beispielsweise zwei Schüler Halsteds eine Gesamtanalyse von 950 Fällen, die zwischen 1889 und 1931 im Johns-Hopkins-Hospital mit der Diagnose Brustkrebs behandelt worden waren, davon 84 Prozent mit Halsteds Radikalmethode. Gleich zu Beginn ihrer Arbeit überraschten sie mit einer Neubewertung der berühmten Arbeit ihres Lehrers über seine ersten 50 Patienten. Die Nachprüfung der Daten hatte nämlich ergeben, daß nicht sechs Prozent, wie von Halsted verlautet, einen lokalen Rückfall erlitten hatten, sondern mehr als 30 Prozent. Bezogen auf die Gesamtzahl der Patientinnen rechneten die beiden Mediziner vor, daß von den 420 Frauen, die nach der Operation gestorben waren, gerade einmal jede dritte unter den kuriosen Begriff der »Drei-Jahres-Heilung« gefallen war. Zwei Drittel der Patientinnen waren wesentlich früher gestorben.[51]

Dennoch wurde Halsted in zeitgenössischen Büchern der vierziger und fünfziger Jahre als Held verehrt. Auch in Europa war die Methode nach Halsted viele Jahrzehnte unumstritten. Erst in den siebziger Jahren traten immer mehr Kritiker dieser Theorien zur »Heilung von Brustkrebs« auf. 1984 stellte etwa die Journalistin Cornelia Shaw Bland die Frage, »was einen ernsthaften klinischen Wissenschaftler wie Halsted dazu verführt haben konnte, aus einer derartigen Zahl toter, sterbender und todkranker Frauen positive Schlüsse abzuleiten«[52].

Der Preis, eine Frau zu sein

Eine der einfachen Weisheiten des aufstrebenden Nachkriegsamerikas lautete: »Wenn wir unbegrenzt Geld aufbringen, können wir uns auf fast jedes wissenschaftliche Problem eine Antwort erkaufen.«[53] Im Fall des Brustkrebses sahen die Experten und die immer offensiver agierenden Krebsgesellschaften zunächst die Selbstbeobachtung und -abtastung als geeignetste Methode der Früherkennung an. In den fünfziger Jahren war die Zeit scheinbar reif für eine breite Kampagne. Einige empfahlen die Abtastung bei jeder sich bietenden Gelegenheit, andere rieten den Frauen zu einer gründlichen Selbstuntersuchung höchstens alle zwei Monate, »um die Entwicklung einer abnormalen Angst vor Krebs zu vermeiden«. Damit die Frauen diese Empfehlungen aber auch ernst nehmen und »nicht vermeiden wegen der Angst, daß sie verstümmelt werden und dann sterben«, schrieb der einflußreiche Chirurg Cushman C. Haagensen vom Columbia Presbyterian Medical Center, »brauchen wir eine Methode, um diese Frauen zu überzeugen, daß sie geheilt werden können«[54]. Haagensen erkannte zwar an, daß die Radikaloperation eine extreme Entstellung bedeutete, er konnte jedoch den Patientinnen nichts anbieten, das weniger extrem gewesen wäre. Um zu überleben, »mußt du grundsätzlich einen Preis zahlen, wenn du eine Frau bist«[55].

Dieses anfängliche Werben um die Frauen schlug jedoch schnell ins Gegenteil um. Es wurde in den fünfziger und sechziger Jahren als urweibliches Rollenbild angesehen, gesund zu sein, um uneingeschränkt für das Wohl der Familie zu sorgen. Wenn nun ein verdächtiger Knoten nicht sofort dem Arzt gemeldet wurde, kam dies im Urteil der Experten und in der öffentlichen Meinung nahe an Fahrlässigkeit und Schuld heran. »Eine Frau, die zuwartet, wenn sie einen Knoten in ihrer Brust entdeckt, kann sich genauso gut mit einer Pistole das Hirn rauspusten«, formulierte es der Chirurg Frank Slaughter drastisch.[56]

Als nächstes kamen dann die Vorwürfe, Frauen gingen wegen ihrer falschen Schamgefühle nicht gern zum Arzt, weil sie sich scheuten, einem fremden Menschen – meist einem Mann – ihre Brüste zu zeigen und diese abtasten zu lassen. Diese Scham wurde angesichts der Krebsgefahr als lächerlich und lebensgefährlich hingestellt.

Ein nutzloser Körperteil

Die weibliche Brust selbst wurde von den Chirurgen zwiespältig gesehen. Zum einen natürlich als »sexuell, ästhetisch und psychologisch« wertvoll. Zum anderen aber auch als »nichtvitale, funktionslose Drüse«, als einer der »austauschbarsten Teile des

Körpers«. Ein kanadischer Mediziner nannte sie »nützliche Anhängsel, die aber im Bedarfsfall ganz leicht entsorgt werden können«[57]. Um so mehr trafen diese Aussagen zu, wenn die Frauen ihre »Pflicht als Geliebte und Mutter« erfüllt und mit der Menopause »ein transsexuelles Stadium« erreicht hatten, wie es David Reuben in seinem Bestseller von 1969, *Alles was Sie über Sex wissen wollen,* genannt hat. Im Krebsfall, schrieben zwei Mediziner, »können wir dann sagen: die Brüste haben ihre Pflicht erfüllt und erklären nun ihren Rücktritt«[58].

Die Waffe der Angst

Als ein jahrzehntelanger Kritiker der radikalen Mastektomie profilierte sich der Chirurg George »Barney« Crile (geb. 1907). In seiner Ausbildungszeit erlernte er selbst die Operationstechniken und machte aggressive chirurgische Eingriffe im ganzen Körper. »Ich war jung und dumm«, meinte er dazu später, »und dachte, daß mehr immer auch besser ist.«[59] Dies bezog sich nicht nur auf Brustkrebs. Während seiner Kriegsdienstzeit in der Navy erkannte er, »daß eine Methode, nur weil sie allgemein akzeptiert ist, nicht notwendigerweise auch richtig sein muß«. Dies betraf zum Beispiel »das nahezu religiöse Prinzip«, daß Blinddärme immer so schnell wie möglich chirurgisch entfernt werden müssen, auch wenn man sich auf einem miserabel ausgestatteten Kriegsschiff befand.[60]

Das erste Anliegen, das Crile über die nächsten vier Jahrzehnte vertrat, war denn auch die Infragestellung des Chirurgendogmas »Je mehr, desto besser«. Sein Kampf zeigte aber lange Jahre kaum Resonanz. Zu sehr hatte sich das Konzept von Früherkennung und radikaler Operation sowohl bei den Chirurgen als auch in der öffentlichen Meinung schon als fixes Denkmuster festgesetzt.

Am schärfsten attackierte er die Amerikanische Krebsgesellschaft, die unermüdlich diese Botschaften trommelte. »Diejenigen, die die Öffentlichkeit über Krebs aufklären«, schrieb er 1955 in einem Artikel im Magazin *Life,* »setzen voll auf die Waffe der

Angst. Sie glauben, daß man die Leute nur mit dem Mittel der Angst erziehen kann.« Crile argumentierte, daß eine neue Krankheit namens Krebsphobie erfunden worden sei, »die mehr Leid verursacht als der Krebs selbst«[61]. Kritiker warfen Crile daraufhin vor, er predige eine gefährliche fatalistische Philosophie. Crile beharrte auf seinen Vorwürfen: »Ich wiederhole: Krebsphobie verursacht Todesfälle; Todesfälle, die aus unnötigen Operationen resultieren und im Namen des Krebses gedankenlos hingenommen werden.«[62]

In der Folge wurden, auch von Befürwortern der Radikalmethoden, erste Rufe nach ordnungsgemäß durchgeführten Vergleichsstudien laut. »Wenn unsere Präzisionswaffen, die geschaffen wurden, um die frühen Krebsstadien bei Haut-, Mund-, Brust-, Lungen-, Uterus- und Darmkrebs zu entdecken, nicht in der Lage wären, einen meßbaren, deutlichen Vorteil in der Fünf-Jahre-Überlebensrate zu erzielen, dann hätten wir wirklich einen Grund, den Wert der ganzen Krebsprogramme in Frage zu stellen«, schrieb dazu Charles E. Cameron.[63]

Halsted war nicht radikal genug

Davon war jedoch noch weithin keine Rede. Obwohl nun immer mehr Frauen mit kleineren Knoten kamen, waren die Operationen nicht weniger invasiv. Im Gegenteil, in den fünfziger Jahren entwickelten einige Chirurgen Methoden, die die Halsted-Technik als geradezu sanft erscheinen ließen. Die treuesten Nachfolger schreckten auf ihrer Jagd nach den Krebszellen nicht davor zurück, innere Organe zu entfernen oder Arme und Füße abzusägen. 1950 trat Owen H. Wangensteen, einer der einflußreichsten US-Chirurgen, bei der Jahrestagung in Colorado Springs auf und meinte: »Es muß einmal gesagt werden, daß die Halsted-Operation bei Brustkrebs ein Auslaufmodell ist. Sie ist bei weitem nicht radikal genug; eine unvollständige Operation bei Krebspatienten, die bereits Metastasen haben.« In seiner sogenannten Superradikaloperation wurden fortan auch Schlüsselbein, Rippen und das Brustbein entfernt.

Diese Radikalität bezog sich nicht nur auf Brustkrebs. In den fünfziger Jahren entfernten Chirurgen alle Organe und Gliedmaßen, die unter Krebsverdacht standen. In einer »second look«-Operation wurden prophylaktisch Organe operiert und untersucht, die keinerlei Anzeichen von Befall zeigten.[64] Nach einer besonders extremen Operation warf einmal ein Chirurg seinem Kollegen vor, er habe eben eine »Humanektomie« (Entfernung des Menschlichen) durchgeführt.[65]

Die Chirurgen verstanden sich nicht nur unisono als die »wahren Krebsspezialisten unter den Medizinern«, sondern auch als Soldaten im Krieg gegen einen »formidablen Feind«. So wie in der Normandie oder in Hiroshima sollte der Feind radikal besiegt werden. Und wer nicht bereit war, an die Grenzen zu gehen, zog sich schnell die Verachtung seiner »Kameraden« zu. »Ungenügende Eingriffe«, erklärte etwa Cushman Haagensen, »sind nichts anderes als chirurgische Feigheit.«[66]

Der Absicht des Chirurgen, den Krebspatienten von seinem Eindringling zu befreien, stand nur ein einziges Hindernis entgegen: daß das, was nach der Operation noch vom Menschen übrigblieb, oft nicht mehr lebensfähig war. Pioniergeist trieb die Helden der Operationssäle zu immer neuen Wagnissen. »Erzähl mir nicht von jemandem, der tausendmal dieselbe Prozedur gemacht hat«, meinte einmal einer dieser Veteranen, »erzähl mir von dem Mann, der das erste neue Ding ausprobiert hat.«[67]

Überleben ohne Behandlung

Als Erfolgsbeweise galten damals sogenannte Fallstudien. Die Mediziner scheuten sich nicht, ihren Kritikern anekdotische Beispiele vorzutragen, in denen eine Methode genützt hatte, wie beispielsweise den Fall eines todkranken Patienten, der durch eine totale Magenentfernung gerettet wurde »und seither schon über zwanzig Jahre bestens lebt«. Oder es wurden auf Meetings zur Demonstration eine Reihe von »Fünf-Jahre-Überlebenden« auf die Bühne getrieben.

Mehr Ähnlichkeit mit Wissenschaft hatten retrospektive Studien, in denen zwei Behandlungsarten verglichen wurden. Bereits 1927 veröffentlichte Ernest P. Daland, ein Chirurg aus Boston, eine einzigartige Studie, in der er die neue Radikaloperation mit »no treatment« verglich. In dieser Gruppe faßte er 100 Fälle von Frauen zusammen, die es entweder abgelehnt hatten, sich operieren zu lassen, deren Krebsleiden bereits zu weit fortgeschritten war oder deren schlechter Gesundheitszustand eine Operation unmöglich erscheinen ließ. Die Frauen lebten nach der Krebsdiagnose im Schnitt noch 40,5 Monate. 22 Prozent lebten auch noch nach fünf Jahren. In einer Vergleichsgruppe von 66 Patientinnen bei denen eine Mastektomie durchgeführt worden war, lebten nach fünf Jahren 42 Prozent.[68]

Natürlich waren die beiden Gruppen überhaupt nicht vergleichbar, da ja ein guter Teil der »no treatment«-Gruppe in einem derart fortgeschrittenen Stadium war, daß die meisten von ihnen schon aufgegeben worden waren. Daland, der selbst ein Anhänger der Halsted-Methode war, fand die Ergebnisse seiner Nachforschungen »außerordentlich« und war einigermaßen erschüttert: Die Behandlung jener Patientinnen, die überhaupt für eine Operation in Frage kamen, hatte deren Überlebenschancen – verglichen mit den Hoffnungslosen – nicht einmal verdoppelt! Daland zog daraus den Schluß, daß jede künftige Krebstherapie deshalb auch miteinbeziehen müsse, »daß viele der Patienten auch ohne Therapie noch viele Jahre leben würden«[69].

Krebs ist nicht gleich Krebs

Daß es sich bei Brustkrebs stets um eine einheitliche, klar definierte Krankheit handelt, wurde schon früh bezweifelt. Schon Anfang des Jahrhunderts fand der deutsche Pathologe D. P. von Hansemann heraus, daß die Krebszellen eine durchaus unterschiedliche Aggressivität besitzen. Darauf aufbauend, führte der Bostoner Chirurg Robert B. Greenough eine Studie durch, die das Langzeitüberleben von 73 Patientinnen in Relation zur Aggressivität des Tumors setzte. Tatsächlich lebten nach fünf Jahren noch 13 von 19 Patientinnen, bei denen Krebszellen mit der geringsten Bösartigkeit gefunden worden waren. In der mittleren Gruppe lebten elf von 33 Patientinnen, und in der aggressivsten Tumorklasse überlebte keine einzige der 21 Patientinnen den Beobachtungszeitraum.[70] Danach scheint es natürlich höchst unlogisch, unabhängig von der Beschaffenheit des Tumors jede Patientin nach dem gleichen Schema zu behandeln.

Die auch heute noch im Grundmuster gebräuchliche Einteilung der Tumoren geht auf den deutschen Mediziner Steinthal zurück. 1905 führte er drei Klassen ein: Tumoren, die lokal begrenzt waren, jene, die bereits die Lymphknoten der Achseln befallen hatten, und jene, die auf das umliegende Gewebe der Brust übergegriffen hatten. Patientinnen dieser dritten Phase operierte Steinthal nicht, weil er annahm, daß es unmöglich sei, diese Fälle zu heilen.[71]

Haagensen fügte den drei Klassen Steinthals noch eine vierte hinzu: Brustkrebs, der im Körper Metastasen gebildet hat. Als operabel betrachtete Haagensen so wie Steinthal nur die ersten beiden Klassen. Immerhin verringerte einer der prominentesten Vertreter der Halsted-Schule damit die Mastektomiequote auf rund 50 Prozent. In den meisten anderen Kliniken lag sie aber jenseits der 90 Prozent. Bald geriet Haagensen ins Visier seiner Kollegen, weil er in der Anwendung der Halsted-Methode »zu konservativ« agiere.[72]

Das Ende der Willkür

Als eine Art Gegengewicht – einige sprachen von den »Polizisten des Medizinbetriebs« – betraten in den fünfziger Jahren nach und nach die Medizinbiometriker, Epidemiologen und Statistiker die Bühne. Ihr Einfluß war in Europa wesentlich stärker als in den USA. Doch bald wuchsen sie weltweit zu den schärfsten Kritikern der selbstherrlichen Chirurgenzunft heran. Gegen enorme Widerstände setzten sie große Studien durch, die erstmals wirklich wissenschaftliche Ansprüche erfüllten. Zunächst in England und Italien, später auch in den USA, wurden nun randomisierte, kontrollierte Langzeitstudien organisiert. Patienten mit vergleichbaren Krebsstadien erhielten – zugewiesen durch Los – eine bestimmte, genau definierte Behandlung, also beispielsweise eine brusterhaltende lokale Entfernung des Tumors mit Bestrahlung, oder die Radikaloperation. Halsteds Jünger tobten, dies käme einem Todesurteil durch Losentscheid gleich. Anhänger der Objektivierung bezichtigten die Radikalenfraktion, sie hänge einem Weltbild an wie die mittelalterlichen Hexenverbrenner.

Seit den siebziger Jahren hagelt es nun Tiefschläge. Studie um Studie zeigt, daß Halsteds Methode bei keinem Tumorstadium Vorteile bringt. Auch die in der Folge entwickelten schonenderen Formen der Mastektomie bringen gegenüber der Brusterhaltung weder mehr Lebensqualität noch mehr Lebenszeit.[73,74,75] Dabei zeigte sich auch, daß der Wert der Bestrahlung scheinbar grob überschätzt wurde. Eine 1995 publizierte sorgfältige Übersichtsarbeit zum Schicksal von mehr als 17000 Patientinnen mit Brustkrebs im Frühstadium bewies lediglich, daß Bestrahlung die lokale Rückfallrate reduziert. Dies ergab jedoch keinen Überlebensvorteil: Nach einem Beobachtungszeitraum von zehn Jahren waren mit oder ohne Bestrahlung gleich viele Frauen gestorben.[76]

Radikale Chemie

Zu einer möglicherweise letzten Renaissance der Halstedschen Radikalität im Umgang mit Brustkrebs kam es in den neunziger Jahren. Allerdings betraf dies nun nicht mehr den chirurgischen Ansatz, sondern die Chemotherapie. Werner Bezwoda, Professor für Hämatologie und Onkologie an der Universität von Witwatersrand in Johannesburg, Südafrika, publizierte mehrere Studien, die in einem Bereich Erfolge versprachen, wo die Krebstherapie völlig chancenlos schien: beim metastasierten Brustkrebs. Bezwoda trieb das Chemotherapiekonzept auf die Spitze, indem er die giftigen Substanzen derart überdosierte, daß damit das gesamte Immunsystem eines Organismus abgetötet wurde. Weil dies kein Mensch überleben kann, sammelte er vor dem chemischen Frontalangriff Stammzellen von seinen Patienten. Diese Zellen haben das Potential, sich später wieder zu Immunzellen auszudifferenzieren. Das Immunsystem sollte also nach der mörderischen Therapie, die alle Krebszellen im Körper abtöten sollte, sozusagen neu gestartet werden.

Tatsächlich waren Bezwodas Daten sensationell. Seine Therapie zeigte in methodisch einwandfrei scheinenden Studien signifikant bessere Überlebensraten bei den Hochdosispatientinnen.[77] Und das, obwohl die unmittelbare Sterblichkeit enorm hoch war. 22 Prozent der so behandelten Frauen starben nämlich binnen drei Monaten.[78] Die Methode erlebte trotz ihrer Gefährlichkeit und ihrer enormen Kosten einen weltweiten Boom. Unter dem Motto »Modernste Therapie für jeden Patienten« lud beispielsweise die Österreichische Gesellschaft für Hämatologie und Onkologie im April 1998 zu ihrem Jahreskongreß nach Baden bei Wien. »Wir wollen zeigen«, formulierte es der Kongreßpräsident Wolfgang Hinterberger in der Einladung zum Pressegespräch, »was alles machbar ist, und zwar nicht nur auf akademischem Boden, sondern auch in der täglichen Routine, so daß letztlich jeder Patient in den Genuß der modernsten Therapien kommen kann!«[79] Hauptthema der Tagung war die Hochdosistherapie. Hinterberger betonte: »Ultrahochdosierte Chemotherapien werden nicht aus einer speziellen Laune heraus gemacht, sondern sind in der ganzen westlichen Welt bei bestimmten Indikationen die Methode der Wahl. So wird beispielsweise in den USA Brustkrebs hauptsächlich mit Hochdosistherapie behandelt.«

Der Schwindel fliegt auf

Warnende Stimmen, wie etwa von dem Heidelberger Biometriker und Epidemiologen Ulrich Abel oder von dem Frankfurter Klinikchef Manfred Kaufmann, blieben bei weitem in der Minderzahl. Und sie erschienen als rechte Miesmacher, als Bezwoda im Mai 1999 bei einem Meeting der American Society of Clinical Oncology (ASCO) die Resultate seiner neuesten randomisierten Studie präsentierte. Wiederum erwies sich die Hochdosierung als klar überlegen.

Langsam waren in der Zwischenzeit aber auch Ergebnisse anderer Studien bekannt geworden. Sie wiesen alle eine eindeutige Tendenz auf – allerdings genau in die Gegenrichtung. Bezwodas Studien blieben die einzigen, die eine Überlegenheit der Radikalmethode dokumentierten.

Ein US-Forscherteam besuchte daraufhin den Südafrikaner in Johannesburg, um eine Metastudie vorzubereiten. Dabei entdeckte das Team irritierende Mißstände. Manche der in der Studie beschriebenen Patientinnen existierten gar nicht, andere bekamen nicht die Behandlung, die im Protokoll vermerkt war, wieder andere wußten überhaupt nicht, daß Bezwoda sie als Studienteilnehmerinnen führte. »Es hat sich alles als ein einziger Mythos herausgestellt«, erzählt Raymond Weiss, ein Mitglied der Untersuchungsgruppe.[80]

Bezwoda hat mittlerweile seine Tätigkeit an der Universität aufgegeben und alle Funktionen niedergelegt. Auf die Frage, wie es möglich war, daß der Südafrikaner seine Studien überhaupt präsentieren konnte, ohne daß der Schwindel erkannt wurde, erklärte John Durant, Vizepräsident der US-Krebsgesellschaft: »Wir nehmen eben grundsätzlich an, daß wissenschaftliche Regeln eingehalten werden.«[81]

DIE DRITTE TODSÜNDE:
Vom Krankenbett ins Labor – die Abkehr vom Patienten

Trügerische Vorsorge

Der deutliche Rückgang von Gebärmutterkrebs parallel zur Einführung von Vorsorgeuntersuchungen ließ einen neuen Industriezweig aufblühen – die Vorsorgemaschinerie kam so richtig in Schwung. Wer regelmäßig alle Körperteile durchleuchten, abtasten und alle Körperflüssigkeiten analysieren läßt, so das neue Credo, braucht den Krebs nicht mehr zu fürchten.

Daß andere Krebsarten ebenso auf dem Rückzug waren wie der seltene Gebärmutterkrebs, ging im Trubel der Kampagnen unter. Das Minus von 34,9 Prozent beim Magenkrebs im gleichen Zeitraum wie beim Zervixkarzinom etwa wurde eindeutig ohne Screening-Programm erreicht.[1]

Erst eineinhalb Jahrzehnte und viele Milliarden Mark später begannen einzelne Mediziner Bilanz zu ziehen. In großangelegten Vergleichsuntersuchungen sollte herausgefunden werden, wieviele Menschen nun tatsächlich gerettet worden waren. Der schwedische Krebsexperte Giran Sjönell analysierte die Daten von mehr als 600000 Frauen, die seit 1984 regelmäßig an Vorsorgeprogrammen zur Früherkennung von Brustkrebs teilgenommen hatten. Am Ende stand ein ernüchternder Befund: Die Sterblichkeit war nicht, wie erwartet, um 30 Prozent zurückgegangen, sondern lediglich um 0,8 Prozent. Dazu fand Sjönell alarmierende »Nebenwirkungen« der Screening-Programme:

Nahezu 100 000 Frauen – also jede sechste – hatten im Beobachtungszeitraum eine irrtümlich positive Diagnose erhalten. 16 000 Frauen wurden unnötigen Gewebebiopsien unterzogen. Und bei mehr als 4000 Frauen wurde das tumorverdächtige Gewebe (Lumpektomie) oder die ganze Brust (Mastektomie) irrtümlich entfernt.[2]

Ähnlich euphorisch wie bei der Vorsorge wurde für die Nachsorge von Krebspatienten ein feinmaschiges Untersuchungsnetz gesponnen, durch das nach erfolgter Operation, Strahlen- oder Chemotherapie möglichst früh ein wiederauftretendes Geschwür entdeckt werden sollte. Das »Rezidiv« sollte erkannt werden, bevor es dem Patienten selbst durch Schmerzen oder andere Symptome auffiel. »Diese Idee ist bestechend plausibel, und gewiß wäre manch ein Patient unzufrieden, wenn man ihm die intensive apparative Nachsorgeuntersuchung vorenthalten würde«, beschreibt der Epidemiologe Ulrich Abel die logische Konsequenz dieses Denkansatzes. Denn es leuchtet doch ein, daß die Heilungschancen um so besser sind, je früher ein Rückfall entdeckt und aktiv bekämpft werden kann.

»Aber leider ist diese einfache Überlegung nicht richtig«, zieht Abel nüchtern eine Bilanz seiner Analyse der Nachsorgeergebnisse. »Wie so häufig in der Medizin und insbesondere in der Krebsmedizin hält auch hier das, was auf den ersten Blick logisch und zwingend korrekt erscheint, einer genaueren Analyse nicht stand.«

Die ersten aussagefähigen Studien zum Wert einer intensiven Nachsorge wurden erst im Jahr 1994 veröffentlicht. Zwei italienische Studiengruppen hatten unabhängig voneinander jeweils das Schicksal von mehr als tausend Brustkrebspatientinnen verfolgt, bei denen nach der Operation kein Hinweis darauf gefunden werden konnte, daß sich bereits Fernmetastasen gebildet hatten. Nach der Operation wurden die Patientinnen per Zufall entweder der Gruppe mit intensiver Nachsorgediagnostik zugeteilt oder der Vergleichsgruppe, in der man sich mit klinischen Untersuchungen nebst jährlichen Mammographien begnügte. Die intensive Diagnostik umfaßte über die klinischen Untersuchungen und die

Mammographien hinaus regelmäßige Röntgenaufnahmen des Brustkorbs und szintigraphische Untersuchungen der Knochen, dazu noch Ultraschalluntersuchungen der Leber sowie Blutuntersuchungen.

Die Ergebnisse der Studien waren vermutlich für viele Krebsmediziner überraschend. In beiden Untersuchungen stellte sich heraus, daß es mit Hilfe der intensiveren Diagnostik tatsächlich gelungen war, Metastasen oder Rückfälle etwas früher zu entdecken. Das eigentlich spektakuläre Ergebnis war jedoch die Überlebenszeit: In beiden Studien waren die Überlebenskurven der beiden Vergleichsgruppen bis zum Endpunkt von fünf Jahren nahezu ununterscheidbar! [3]

Ähnlich die Ergebnisse von zwei großen Untersuchungen zum Nachsorge-Screening nach Darmkrebsoperationen: Mit regelmäßiger Darmspiegelung, Computertomographie, Ultraschalluntersuchung der Leber, Röntgen des Brustkorbs, Labortests und dem Einsatz von Tumormarkern gelang es zwar, den Rückfall durchschnittlich um ein Jahr früher zu entdecken. Doch die Überlebenszeit, die den Patienten in der Vergleichsgruppe blieb, die lediglich einmal jährlich konventionell untersucht wurde, war genau die gleiche. Was bedeutet, daß diese Patienten sich ein Jahr länger gesund fühlen durften.[4, 5]

Die Studienergebnisse, die sowohl Vor- wie Nachsorge bei Krebs in einem zweifelhaften Licht erscheinen ließen, sorgten zwar für zunehmende Debatten auch unter den Krebsmedizinern. Doch sie verhinderten nicht, daß immer neue Screeningmethoden ersonnen und breit angewendet werden.

Der PSA-Bluttest (prostata-specific-antigen), mit dem die Mediziner Prostatakarzinome beim Mann frühzeitig entdecken wollen, ist zwar noch recht jung, aber auch schon umstritten: Zwei von drei Männern mit positivem Testbefund erweisen sich bei Nachfolgeuntersuchungen als gesund. Die zusätzlichen Erstdiagnosen haben sich laut US-Studien auf die Sterblichkeit nicht positiv ausgewirkt. Der deutsche Epidemiologe Dieter Hölzel von der Universitätsklinik Großhadern kritisiert: »Durch die Früherkennung kann man bei höchstens 2000 Männern den Tod ein wenig hinauszögern. Zu dem Preis, daß man 60000 Tumoren zusätzlich entdeckt und ihre Träger damit unnötig belastet.« Der Grund dafür: Schon bei den 50jährigen hat jeder zweite Mann Krebszellen in der Prostata, ohne daß dies zu einer lebensgefährlichen Krankheit führen muß. Der Tumor wächst meist so langsam, daß die Träger sterben, bevor er ihr Leben bedroht. Sehr oft werden nun Prostatatumoren operiert, ohne daß sie lebensbedrohlich wären. Die Folgen des Eingriffs sind massiv: Etwa die Hälfte der Patienten klagt danach über Inkontinenz, gar zwei Drittel der Männer können ihre Sexualität nicht mehr leben, weil die Nervenbahnen bei der Operation zerstört wurden. Der englische Gesundheitsdienst strich deshalb gleich die gesamte Prostatauntersuchung aus dem Vorsorgeprogramm.

Verrat an Frauen

Mai 2001. Ein Aufschrei geht durch die englische Presse: »Verrat an den Frauen«, schreibt die *Daily Mail,* »14 Tote im Abstrichskandal« titelt das Boulevardblatt *Sun,* etwas moderater gibt sich die *Times:* »Ein Drittel aller Abstriche übersieht Krebs.« Auslöser für die »kollektive Panik« war die Veröffentlichung einer internen Untersuchung des Königlichen Krankenhauses von Leicester, die sich mit der Qualität der Früherkennung von Gebärmutterhalskrebs (Zervixkarzinom) befaßte. Das Team um Studienleiter Paul Shaw sammelte dazu alle Krebsfälle, die zwischen Januar 1993 und August 2000 im Krankenhaus behandelt worden waren, und überprüfte, ob die Frauen die Vorsorgetermine wahrgenommen hatten. Insgesamt waren 403 Frauen im Raum Leicestershire an Gebärmutterhalskrebs erkrankt. Das erschreckende Ergebnis: Mehr als drei Viertel von ihnen – 324 – hatte die Termine beim Frauenarzt ordnungsgemäß eingehalten, ohne daß die Erkrankungen frühzeitig erkannt worden wären.

Nunmehr gruben die Wissenschaftler die Originalbefunde der Untersuchungen aus und ließen die Zervixabstriche noch einmal analysieren. Das Ergebnis war ernüchternd: Mehr als ein Drittel der Befunde zeigte schlicht falsche Ergebnisse. Bei 122 der 324 Frauen war der Krebs oder eine Vorstufe zum Zeitpunkt der Untersuchung schon ausgebrochen und hätte erkannt werden müssen. Im Körper von 78 der fälschlicherweise als gesund eingestuften Frauen waren die Wucherungen schon so weit gewachsen, daß wesentlich radikalere Eingriffe vorgenommen werden mußten, als dies im Frühstadium nötig gewesen wäre. Die Frauen mußten Gebärmutterentfernungen überstehen oder bekamen Strahlen- und Chemotherapie. Insgesamt, so mußten die Pathologen feststellen, war etwa ein Drittel der Krebsfälle übersehen worden. Die 122 Frauen von Leicestershire, die an Zervixkarzinomen erkrankt waren, hatten jeweils bis zu zehn »unauffällige« Pap-Tests hinter sich.

Als Paul Shaw sich entschloß, seine Ergebnisse zu veröffentlichen, waren bereits 14 Frauen an den Folgen ihrer Erkrankung verstorben. »Wir haben lange überlegt, ob wir die interne medizinische Prüfung geheimhalten sollen, so wie wir dies bisher immer gehalten haben«, begründet der Zellpathologe seinen spektakulären Schritt, »aber wir wußten, daß unser Labor genau gearbeitet hat. Das bedeutet, daß diese Fehler nicht durch Schlamperei verursacht wurden, sondern wahrscheinlich überall passieren.«[6]

Shaws Publikation war ein Tiefschlag für die mit belegbaren Erfolgen alles andere als verwöhnten Krebsmediziner. Denn die Vorsorgeuntersuchung zur Früherkennung des Zervixkarzinoms galt als »Stolz der Krebsvorsorge«. Bei keiner anderen Krebsart waren in den vergangenen zwei Jahrzehnten die Todesraten so eindrucksvoll zurückgegangen, während eine massive Kampagne zur Früherkennung gleichzeitig den Eindruck erweckte, dafür verantwortlich zu sein.

Zwar sind die Erkrankungszahlen europaweit höchst unterschiedlich – in Portugal erkranken beispielsweise 19, in Luxemburg nur vier von 100000 Frauen.[7] Die Sterblichkeit ist aber in jedem Land zurückgegangen. In Österreich beispielsweise von 1993 bis 2000 um stolze 39,4 Prozent. Beim Gebärmutterkrebs, da waren sich die Vorsorgemediziner sicher, habe vor allem die Erkennung der Wucherung im Frühstadium die Todesraten so eindrucksvoll gesenkt. Einwände, die Epidemiologen schon Anfang der siebziger Jahre vorbrachten, wurden einfach ignoriert: Damals waren in Kanada zunächst Zahlen über den eindrucksvollen Rückgang der Sterblichkeit in British Columbia publiziert worden. Doch die Freude über den Erfolg des Pap-Screenings erwies sich als verfrüht: Epidemiologen fanden heraus, daß Gebärmutterkrebs in anderen Provinzen Kanadas, wo Screening weniger propagiert wurde und teilweise völlig unüblich war, genau im gleichen Umfang auf dem Rückzug war.[8]

In dieser Zeit hatte Richard Nixon gerade dem Krebs den Krieg erklärt, Dollarmilliarden winkten jenen medizinischen Feldherren, die überzeugend rasche Erfolge zu prognostizieren vermochten. Eine Überprüfung der Effektivität des Gebärmutter-Screenings wurde als unethisch verworfen. Man könne keiner Frau zumuten, zu Vergleichzwecken auf diese segensreiche Einrichtung zu verzichten.

George Papanicolaous Meisterstück

Wie die meisten Errungenschaften der Medizin ist auch die Entdeckung des Pap-Tests einer Mischung aus Zufall und Spekulation zu verdanken. George Papanicolaou liebte seinen Job. Der aus Griechenland stammende Laborassistent am Medical College der New Yorker Cornell University kannte keine geregelte Arbeitszeit. Immer wieder legte er die Plättchen mit den Abstrichen aus Scheidenflüssigkeit unters Mikroskop. Und wirklich, bei etlichen ließen sich schließlich eindeutig veränderte Zellstrukturen nachweisen. Papanicolaou war überzeugt, eine Krebsvorstufe entdeckt zu haben.

1928 veröffentlichte er eine Arbeit über seine Entdeckung. Doch die Kollegen blieben skeptisch. Da diese Zellen von der Oberfläche der Zervix abgestrichen worden waren, hatten sie das Gewebe noch nicht durchdrungen, was normalerweise erst der Beleg für Krebs wäre. Und für eine prognostische Aussagekraft fehlte jeglicher Beweis. Auch Papanicolaou selbst hielt seinen Ansatz schließlich nicht mehr weiter für verfolgenswert. Mehr als ein Jahrzehnt lang wandte er sich wieder anderen Arbeiten zu.[9]

Erst Anfang der vierziger Jahre war die Zeit langsam reif. Der bereits 60 Jahre alte Papanicolaou erinnerte sich an seine frühen Forschungen und begann damit, bei allen Frauen, die auf die gynäkologische Station eingeliefert wurden, Routineabstriche zu nehmen. 1943 berichtete er schließlich über die Entdeckung von 179 unerwarteten Fällen von Tumoren des Uterus, darunter 127 Zervixkarzinomen. »Diese Beobachtung scheint darauf hinzudeuten, daß die Methode des vaginalen Abstrichs eine zuverlässige zusätzliche Methode zum Studium des Zervixkarzinoms im Uterus darstellt.«[10]

Wieder fiel das Echo in der Kollegenschaft nicht gerade enthusiastisch aus. Die einen meinten, verdächtige Läsionen müsse man sehen und fühlen, bevor man sie als Krebs bezeichnen könne. Andere bezweifelten, ob diese krebsartigen Zellen jemals wirklich zu Krebszellen würden. Daraus den Schluß zur Entfernung der Gebärmutter abzuleiten, sei jedenfalls eine höchst fragwürdige Behandlung.

Der US-Krebsgesellschaft jedoch propagierte die »Neuentdekkung« mit aller Kraft. Als sie sich durchgesetzt hatte und die Früherkennungskampagne mit riesigem Aufwand gestartet wurde, gab es noch keinerlei Belege dafür, daß der Test wirklich Leben retten könnte. Von nun an sollte jede Frau über 40 zweimal jährlich einen Gebärmutterabstrich nach Papanicolaou (Pap-Smear) durchführen lassen.

Hohe Fehlerquoten

Doch die Fehleranfälligkeit des Pap-Tests ist beträchtlich. Das beginnt schon beim Abstreichen oder Abbürsten der Zellen vom Gebärmutterhals und der nachfolgenden Präparation des Tests. Beides hängt stark von der Qualifikation des Arztes oder der Schwester ab. In Deutschland kämpfen etwa 3000 relativ kleine Labors um Marktanteile. Dies bringt den Nachteil, daß die Fachkräfte nur selten kritische Proben zu Gesicht bekommen: Nur etwa jeder zweihundertste Befund zeigt eine relevante Veränderung. Dadurch fehlt häufig die Übung bei der Einschätzung.

Zu den mangelnden externen Qualitätskontrollen der Labors kommt sowohl in Deutschland als auch in Österreich der hohe Druck von den Krankenkassen, die pro Probe nur rund 5,6 Euro bezahlen. »Die Kassen rechnen uns vor, daß eine Laborassistentin pro Tag 80 Abstriche sichten muß«, beschreibt Gerhard Breitenecker, Pathologe an der Wiener Universitätsklinik, die Situation. »Unter diesem Druck kann es schon das eine oder andere Mal zu Fehlbeurteilungen bei der Vorauswahl kommen.«

Doch auch Pathologen und Gynäkologen sind vor Fehlern nicht gefeit. So hat eine 2001 veröffentlichte Studie in den USA gezeigt, daß extern zugezogene unabhängige Pathologen nur in etwa der Hälfte der Fälle die Krebsabstriche gleich beurteilen wie die Kliniken, die die Proben ursprünglich genommen hatten.[11] Die vier Pathologen, die mehr als 7700 Proben von klinischen Zentren überprüften, stuften diese zu einem Großteil weniger dramatisch ein als die Zentren selbst.

Die Unsicherheiten schließlich, ob sich veränderte Zellen tatsächlich im Lauf der Zeit zu Krebszellen entwickeln, sind seit den Zeiten Papanicolaus nicht behoben worden. Es ist bekannt, daß die meisten Veränderungen nach einiger Zeit von selbst spurlos verschwinden. Trotzdem wird »sicherheitshalber« oft ein Eingriff durchgeführt. Das kann eine Kolposkopie sein oder eine Biopsie, bei der Gewebeproben der Gebärmutter entnommen werden. Um »ganz auf der sicheren Seite« zu stehen, wird schließlich noch immer die Entfernung der Gebärmutter vorgeschlagen.

Die Last des positiven Befunds

Während die Vorteile des Screenings unsicher und nicht definitiv belegt sind, ist der mögliche Gesundheitsschaden klar dokumentiert. Mehrere Studien zeigen, wie katastrophal sich unklare Pap-Tests mit »möglichen präkanzerosen Zellen« auf die Psyche der betroffenen Frauen auswirken können. Viele verlieren Gewicht, fühlen sich völlig zerstört und betäubt, und einige begannen schon mit den Vorbereitungen für ihr Begräbnis.[12, 13]

Ähnlich erging es einer Medizinsoziologin, die im *British Medical Journal* ihre Reaktion auf eine vom Gynäkologen angekündigte Kontrolluntersuchung schildert: »Obwohl ich natürlich weiß, daß Krebs bei Frühdiagnose eine exzellente Heilungschance hat, war ich völlig am Boden und dachte tagelang nur an Tod und Sterben.« Im Anschluß an die vorgenommene Biopsie blutete sie schwer und mußte in der Klinik bleiben. Die Biopsiewunde wurde verätzt und der Gebärmutterkanal anschließend aufgedehnt. Schließlich wurde zur weiteren Abklärung noch unter Vollnarkose eine Abschabung (Kürettage) in ihrem Uterus vorgenommen. Sechs Wochen später eine Laserbehandlung, abermals gefolgt von starken Blutungen. Drei verschiedene Gynäkologen untersuchten und behandelten die Patientin. Adäquate Informationen bekam sie von keinem einzigen. »Meine hauptsächliche Beschwerde ist, daß ich niemals vor möglichen Nebenwirkungen des Screenings gewarnt wurde oder irgendwelche Informationen erhielt, daß Screening auch Gefahren für die körperliche und seelische Gesundheit birgt.«[14]

Sorgen, die sich Frauen wegen kontrollwürdiger Pap-Tests machen, sind statistisch gesehen fast immer unbegründet. Angela Raffle, britische Vorsorgeexpertin aus Bristol, erläutert dies an einem praktischen Beispiel: »Wenn wir 250000 Frauen screenen, so wollen wir jene 40 Frauen finden, die in dieser Gruppe am Zervixkarzinom sterben würden. Nun finden wir aber bei rund 15500 Frauen abnorme Abstriche. Alle bis auf ganz wenige sind also zu unrecht in der Gruppe. Mehr als 15000 Frauen haben abnorme zytologische Befunde, aber würden nie ein Problem mit Gebärmutterhalskrebs bekommen. Erst durch das Screening haben wir ihnen ein Problem beschert. Dabei glauben diese Frauen noch, daß sie Glück gehabt haben und ohne Screening gestorben wären.«[15]

Um das Risiko unnützer Eingriffe zu minimieren, werden jüngere Frauen in Großbritannien alle drei Jahre, Frauen im Alter zwischen 45 und 65 nur alle fünf Jahre zur Untersuchung eingeladen. Dies entspricht auch den gültigen EU-Empfehlungen.[16] Eine im Jahr 2000 publizierte Vergleichsstudie an fast 130000 Amerikanerinnen bestätigt diese Zeitpläne: »Unsere Ergebnisse zeigen, daß es keinen Unterschied macht, ob Frauen mit normalem Pap-Test nach einem, zwei oder drei Jahren wiederkommen«, so George Sawaya, Gynäkologe an der University of California in San Francisco. Tatsächlich könnte weniger häufiges Screenen für Frauen mit geringem Risiko sogar besser sein. Denn die Gefahr eines falsch-positiven Ergebnisses, so Sawaya, sei in diesen Fällen höher als die Chance, eine signifikante Veränderung der Zervix zu finden. »Wir müssen aufpassen, daß wir nicht gesunde Personen wegen falsch-positiver Tests in Patientinnen verwandeln.«[17]

Dennoch werden in vielen Ländern, darunter Deutschland, Österreich und den USA, entgegen den Empfehlungen der meisten Experten jährliche Screening-Untersuchungen durchgeführt. Forderungen nach sinnvolleren Abständen bringen ahnungslose Gynäkologen und Frauenpolitikerinnen, die um »die optimale gesundheitliche Versorgung ihrer Klientel« bangen, regelmäßig auf die Barrikaden. Die häufige Durchführung von Pap-Tests wurde aber längst auch zum Wirtschaftsfaktor.

Die Pap-Industrie

»Es ist im ureigenen Interesse sehr vieler Gruppen, die jetzigen Screeningfrequenzen aufrechtzuerhalten und die Intervalle sogar noch zu erhöhen«, meint Thomas Iftner, Virologe an der Universität Tübingen. Immerhin bedeuten die Tests Einnahmen in Millionenhöhe für zytologische Labors, Ärzte und Zuliefererfirmen. »Diese Labors leben fast ausschließlich von der Zytologie, und ihre Interessenverbände wehren sich mit Händen und Füßen gegen die Einführung eines dreijährlichen Screenings. Die Kassen selbst wären nämlich gar nicht so abgeneigt.«[18]

In Deutschland und Österreich werden pro Jahr rund 16,5 Millionen Pap-Abstriche durchgeführt. Weltweit lassen sich jährlich über 100 Millionen Frauen screenen. Allein für die Tests werden dabei drei Milliarden Euro ausgegeben, die Kosten für Arztvisiten, Labors und Infrastruktur summieren sich auf ein Vielfaches. Regelrecht explodieren werden diese Kosten schließlich, wenn sich die Vertreter einer neuen Richtung durchsetzen. Sie fordern die routinemäßige Einführung von Tests auf Humane Papillomaviren (HPV). Dieser boomende Forschungszweig entdeckte innerhalb weniger Jahre an die 100 verschiedene Vertreter dieser »Warzenviren«. Fast jede Frau beherbergt zumindest zeitweilig die durch Geschlechtsverkehr übertragbaren Keime. Die meisten, so heißt es, seien völlig ungefährlich. Für Nummer 16 und 18 gelte dies jedoch nicht.

Nur bei acht bis zehn Prozent der jungen Frauen können die »bösen« Viren nachgewiesen werden; in der Altersgruppe der 40- bis 50jährigen sind sogar nur noch zwei Prozent betroffen. Riskant ist eine solche Infektion aber ohnehin erst, wenn sie über Jahre bestehen bleibt. In den meisten Fällen heilen HPV-Infektionen wieder aus, wobei sie mit dem Alter jedoch nicht nur seltener, sondern auch stabiler werden. »Eine 45jährige Frau mit einem High-risk-HPV behält ihn jedoch mit hoher Wahrscheinlichkeit«, meint der Pathologe Breitenecker, »und hat damit ein erhöhtes Krebsrisiko.«[19]

Immer lauter wird daher der Ruf, den konventionellen Pap-Test durch HPV-Tests zu stützen. Doch was tun bei einem positiven Ergebnis? »Dann müssen wir die Frau fortan engmaschiger betreuen, ohne daß uns eine wirkliche Therapie zur Verfügung steht«, sagt Breitenecker. Um die psychologische Belastung für die Frau zu verringern, helfe dann nur eine vernünftige Erklärung: »Wir müssen ihr sagen, wenn das Virus weiter nachweisbar bleibt, kann sich im Laufe der Jahre eine Krebsvorstufe daraus entwickeln.« Betroffen sind etwa 0,3 Prozent der Frauen.

Im Vergleich mit den Kosten des Virentests wirkt der Pap-Abstrich hingegen schon wieder richtiggehend bescheiden. Ein HPV-Test kostet derzeit zwischen 30 und 50 Euro. Bei positivem Ergebnis werden häufigere Nachkontrollen empfohlen. Die Herstellerfirma Digene wendet derzeit Millionen-Dollar-Beträge zur Promotion ihrer Testmethode auf. Pap-Test-Befürworter wittern hinter jeder Kritik am Status quo HPV-Jünger. Diese wiederum weisen auf die genauere Diagnose hin – und auf die HPV-Impfung, für die schon auf Hochtouren Tests laufen und die in wenigen Jahren erwartet wird.

Die Empirie scheint ihnen Recht zu geben. In einer afrikanischen Studie konnte gezeigt werden, daß Pap-Tests allein weit hinter den Möglichkeiten von Kombinationsuntersuchungen zurückbleiben: Paul Blumenthal von der Johns-Hopkins-Universität und Kollegen untersuchten in Zimbabwe mehr als 2000 Frauen per visueller Untersuchung (VIS), anschließenden Pap- und HPV-Tests. Fragliche Befunde wurden mit Kolposkopien und wenn nötig Biopsien ergänzt. Das Duo VIS und HPV fand mit einer Trefferquote von 63 Prozent die meisten Krebsvorstufen. Dahinter landeten HPV und Pap mit 43 Prozent. Die derzeit im Praxisalltag verwendete Kombination VIS mit Pap-Test landete hingegen mit nur 37 Prozent Entdeckungen abgeschlagen auf dem letzten Platz.[20]

Die Kosten für das Gesundheitssystem, so versichern die HPV-Test-Freunde, könnten durch eine geschicktere Ressourcenverteilung außerdem gleichbleiben. Denn bei negativem HPV könnte das Screening seltener stattfinden. Bei einem positiven Befund hingegen sind wiederum die Frauen die Leidtragenden: Sowohl Zeitraum als auch genaues Risiko, wann aus dem Highrisk-HPV vielleicht einmal Krebs entsteht, sind völlig ungewiß. Frauen, die regelmäßig zu ihren Vorsorgeterminen gehen, erwarten sich jedoch genau das Gegenteil: Schutz vor der Krankheit. In Wirklichkeit ist die Zervixuntersuchung aber eine sehr unsichere Sache: »Es gibt keinen Goldstandard, der sagt, wann ein Abstrich ›richtig‹ oder ›falsch‹ bewertet wurde«, so Raffle. »Dasselbe gilt für Biopsie und Kolposkopie. Und doch werden noch immer Fachkräfte entlassen, Karrieren vorzeitig beendet und nimmt die Zahl der Prozesse zu, weil wir es nicht schaffen, es ›richtig‹ zu machen.«[21]

Tatsächlich macht der gerichtlich festgelegte Schadenersatz bereits einen guten Teil der Kosten der Programme aus, und das, obwohl das Problem fast immer der Test ist und nicht ein Fehler der Durchführenden: »Wir müssen uns darüber im klaren sein«, meint Raffle, »daß Zervix-Screening nicht wunderbar, nicht einfach und schon gar nicht kostendeckend ist – sondern bei guter Durchführung eben nicht völlig nutzlos.«[22]

Daß nach einem positiven Pap-Befund kein Grund zur Eile besteht, hat auch ein Skandal gezeigt, der vor kurzem in Österreich für Aufregung gesorgt hat: In der Industriestadt Linz hatte eine Sprechstundenhilfe sechs Jahre lang »aus Mitleid« kritische Pap-Befunde gefälscht, um den Patientinnen nicht sagen zu müssen, daß bei ihnen Kontrollen nötig wären. Nachdem ihr Vorgehen aufgeflogen war, mußten Experten die Krankenakten von 13000 Frauen akribisch durchforsten. 650 Frauen hatten positive Pap-Befunde, in 99 Fällen hatte die sensible Praxishilfe fälschend eingegriffen. Die betroffenen Frauen wurden über die kriminellen Handlungen aufgeklärt. Mit äußerst mulmigem Gefühl gingen sie zu den Kontrolluntersuchungen. Bei sieben Frauen wurden nun mit Verspätung kleine Eingriffe vorgenommen. Trotz teilweise jahrelanger Nichtbehandlung war das Krankheitsbild nicht fortgeschritten, keine einzige der Frauen war zu Schaden gekommen. Im Gegenteil.

Aufgeflogen war der Skandal durch die Nachfrage einer Laborfachkraft: Sie hatte in einem Fall Krebs diagnostiziert und wollte nach einiger Zeit vom Gynäkologen wissen, was aus der Patientin geworden sei. Der Arzt stellte fest, daß der Befund kommentarlos bei den Akten gelandet war. Interessanterweise hatte sich der Krebs bei dieser Frau allerdings »in Luft aufgelöst«.

Irren ist ärztlich

Die Behandlung von Krankheiten erfolgt nach industriellen Maßstäben. Die komplexen Abläufe der Diagnosestellung und Therapien werden nach betriebswirtschaftlichen Regeln immer weiter optimiert. Dennoch weicht der Medizinbetrieb in einem wesentlichen Punkt von allen anderen Industriekomplexen ab.

In jeder Industrie ist unter den Regeln der Marktwirtschaft die Vermeidung von Ausschuß, also fehlerhaften und unbrauchbaren Produkten, ein zentrales Erfolgskriterium. Schwachstellen- und Fehleranalysen gehören daher zum selbstverständlichen Repertoire der Qualitätssicherung. Nur wer es schafft, die unnützen Kosten durch Leerlauf, unbrauchbare Produkte oder etwa Rückholaktionen vom Konsumenten in Grenzen zu halten, hat langfristig Überlebenschancen am Markt: Zu hohe Ausschußraten erhöhen den Produktionspreis, mangelhafte Produkte führen beim Konsumenten zu Imageverlust und in der Folge zu sinkender Nachfrage.

Die Krankheitsindustrie funktioniert nach Kriterien, welche die Regeln der Marktwirtschaft hingegen völlig auf den Kopf stellen. Die Nachfrage wird im wesentlichen von jenen gesteuert, die sie in der Folge als Dienstleister auch befriedigen – welche Diagnoseprozedur nötig, welche Therapie angezeigt ist, zu dieser Entscheidung fühlt sich auch der mündige Patient nicht befugt. Der Arzt ist also Produzent der Dienstleistungen und hat gleichzeitig fast alle Steuerhebel zur Beeinflussung der Nachfrage in der Hand. Unnötige Untersuchungen und Behandlungen belasten sein Budget nicht – ganz im Gegenteil. Auch die Behebung von Fehlern mag zwar gelegentlich dem Image abträglich sein – in der großen Mehrzahl der Fälle erhöht sie unbemerkt und undiskutiert auch noch die Umsatzzahlen der Medizindienstleister. Daß unter diesen Voraussetzungen Qualitätssicherung und die Suche nach Fehlerquellen allenfalls in Sonntagsreden vorkommen, mag daher nicht verwundern. In welch enormem Ausmaß der Medizinbetrieb dann tatsächlich Fehlleistungen produziert, aber doch.

Es ist wieder ein langer Arbeitstag gewesen. Bernhard Wagner* schließt den Aktendeckel im »Fall Heilemann«: Abszeß und Sepsis im Bauchraum nach einer harmlosen Blinddarmoperation, geschädigter Ischiasnerv und chronische Schmerzen als Langzeitfolgen.[23] Ein tragisches Schicksal, aber eben eines von zehn allein an diesem Arbeitstag in einer Schlichtungsstelle für Arzthaftpflichtfragen. Die Fehler auf der Ärzteseite sind in dem Fall klar dokumentiert, auf der anderen Seite ist das Infektionsrisiko bei einem derartigen Eingriff zwar gering, doch auch ohne Schlamperei vorhanden. Die Streitparteien scheinen jedoch kompromißbereit. Wagner ist sich deshalb relativ sicher, daß dieser Fall nicht bei Gericht landen wird.

Pro Jahr gehen in Deutschland rund 10000 Anträge bei den Schlichtungsstellen ein. Von der Klage über eine schlechtsitzende Hüftprothese bis zum Vorwurf der krassen Fehldiagnose findet sich hier alles, was zwischen Arzt und Patient schiefgehen kann. Theoretisch kann natürlich jeder sofort vor Gericht gehen. »Aber anscheinend nimmt man uns ab, daß es bei uns nicht nach der Devise geht: Eine Krähe hackt der anderen kein Auge aus«, sagt auch Klaus-Dieter Scheppokat. Der pensionierte Herzspezialist arbeitet für die größte deutsche Schlichtungsstelle mit Sitz in Hannover.

Fehler der Unfehlbaren

Die Aufgabe der Schlichtungsstellen besteht darin, mit möglichst vielen der Patienten, die meinen, durch ärztliche Fehler zu Schaden gekommen zu sein, eine außergerichtliche Einigung herbeizuführen. Im Jahr 2000 wurden 6372 Verfahren abgeschlossen. Eine Erhebung zeigte, daß nur jedes zehnte später noch vor Gericht landet. Der Grund für die gute Quote: »Wir sind personell gut ausgestattet«, sagt Scheppokat. Mit ihm sind es immerhin 30 Ärzte, die hier ehrenamtlich tätig sind. Dazu kommen vier Juristen und 17 Sachbearbeiterinnen. »Wir versuchen jeden Fall komplett zu recherchieren und den medizinischen Sachverhalt aufzuklären. Dazu gehört, daß wir alle Krankenakten einsehen, nicht nur jene des beschuldigten Arztes.«

Daß überhaupt Streit entsteht, liegt nicht selten an mangelhafter ärztlicher Kommunikation, berichtet Scheppokat.[24] »Das ist eine Beobachtung, die wir häufiger machen: Je mehr ein Arzt auf die Autonomie des Patienten achtet und ihn von Anfang an korrekt informiert, desto eher verzeihen es die Patienten, wenn einmal ein Fehler passiert.« Patienten hingegen, die von Anfang an das Gefühl haben, nichts von den Risiken zu erfahren, in eine gewisse Richtung gedrängt und nicht ernst genommen zu werden, neigen dann, wenn etwas passiert, eher zu rechtlichen Schritten. Scheppokat plädiert deshalb für eine offene Informationspolitik: »Patienten und Ärzte müssen akzeptieren, daß überall einmal etwas schiefgehen kann.«

Aber abgesehen davon, so der routinierte Mediziner, komme es auch wesentlich darauf an, daß der Arzt sorgfältig die Vorgeschichte erhebt und gründlich untersucht. Gerade hier liegt aber offenbar eine Fehlerquelle der modernen Medizin, sagt Scheppokat. »Die kardiologischen oder gastroskopischen Spezialuntersuchungen beherrschen die Mediziner sehr gut. Die Probleme liegen vielmehr bei den scheinbar banalen Dingen, eben der Indikationsstellung selbst, aber auch der Nachsorge und dem Komplikationsmanagement.« Da wird beispielsweise ein Patient viel zu früh nach Hause geschickt ohne geeignete Pflegeumgebung. Oder ein Patient kommt nach einem diagnostischen Eingriff aus der Ambulanz und erleidet auf dem Heimweg schwere Blutungen.

Bei jedem dritten Verfahren bewerten die Ärzte und Juristen der Schlichtungsstelle die erhobenen Ansprüche als begründet und empfehlen der Haftpflichtversicherung des Arztes die rasche Regulierung der durch Fehler verursachten Patientenschäden. Doch Scheppokat ist sich bewußt, daß seine Schlichtungs-Klientel nur einen Bruchteil jener ausmacht, die tatsächlich durch ärztliches Tun zu Schaden kommen. Große, gründliche Untersuchungen über die Häufigkeit von behandlungsbedingten Patientenschäden und deren Konsequenzen sind in Großbritannien, den USA und Australien durchgeführt worden. Aus dem deutschen Sprachraum gibt es keine Studien dieser Art.

30000 Tote pro Jahr

Rund eine Million Menschen kommen in den USA jährlich durch ärztliches Tun zu Schaden, 45000 bis 98000 Todesfälle sind die Folge von Diagnose- und Therapiefehlern. Diese drastischen Zahlen lieferte die bislang umfassendste Studie über die Folgen ärztlicher Fehler, die von der amerikanischen Harvard University durchgeführt wurde. Auf Deutschland umgerechnet bedeuten diese Zahlen, daß etwa 300000 Schadensfälle und etwa 30000 Todesfälle pro Jahr behandlungsbedingt sind. Daß die allerwenigsten davon überhaupt bekannt werden, liegt zum einen daran, daß die Perfektion, Fehler zu ignorieren, schönzureden oder zu vertuschen, hierzulande scheinbar ein integrierender Bestandteil der ärztlichen Kunst ist. Oder anders gesagt: Vier von hundert Patienten ziehen sich im Krankenhaus ein Leiden zu, das sie vorher nicht hatten.[25]

Nur ein System, in dem Fehler regelmäßig erfaßt und analysiert werden, kann Fehlerraten reduzieren. Daß jeder erkannte Irrtum oder Mißstand und die daraus hoffentlich folgende Schadensverhinderung ein Gewinn ist, von diesem Denkprinzip, das in angloamerikanischen Ländern längst Einzug gehalten hat, sind wir noch weit entfernt. Ärzte in Klinik und Praxis halten das Geständnis, dem Patienten ohne böse Absicht einen Schaden zugefügt zu haben, bereits für ein Eingeständnis eigener Inkompetenz. Deshalb wird im Ernstfall meist geschwiegen. Offene Debatten und Analysen im Umgang mit Pannen sind noch immer eine Rarität. Von standardisierten Verfahren, mit deren Hilfe Fehlerhäufigkeiten erfaßt und Fehlerwiederholungen lokalisiert werden könnten, ist man hierzulande noch meilenweit entfernt.

»Strafsanktionen sind das größte Hindernis bei der Erfassung und Vermeidung von Fehlern«, sagt Scheppokat. Damit werden Pannen höchstens geleugnet und vertuscht. Im Flugverkehr ist man schon weiter. Hier werden gefährliche Beinahekollisionen viel genauer erfaßt und können auch analysiert werden, seit Piloten und Fluglotsen straffrei bleiben, wenn sie diese Vorkommnisse unverzüglich melden.

Minimal invasiv mit maximalen Folgen

Bei Doris Heilemann gab es nichts zu vertuschen – zu offensichtlich und massiv waren die Folgen. Es begann als Routinefall, wie er sich viele tausend Mal im Jahr ereignet. Doris Heilemann litt schon seit Wochen unter Schmerzen im Unterbauch, als sie wegen Verdachts auf Blinddarmentzündung ins Krankenhaus geschickt wurde. »Die Ärzte haben mir die Vorteile der neuen Technik erklärt«, erinnert sich die 24jährige Angestellte aus Aachen an die beruhigenden Worte vor der Operation, »durch die laparoskopische Methode gäbe es nun überhaupt keine Probleme mehr mit der Narbe, und auch Schmerzen würde ich kaum noch zu spüren haben.«

Doris Heilemanns Blinddarm wurde ohne größeren Bauchschnitt entfernt. Die Chirurgen des Aachener Luisenhospitals benützten fingerdicke Rohre, sogenannte Trokare, um ihre High-Tech-Operationsgeräte und eine winzige Videokamera in den Bauch der Patientin zu schleusen.

Frau Heilemann fühlte sich am Tag nach dem Eingriff nicht so, wie es ihr vorausgesagt worden war. Bauchschmerzen und Übelkeit wollten nicht vergehen und wurden stärker. Die Ärzte waren jedoch nach wie vor von den Vorteilen der »minimal invasiv« genannten Technik überzeugt: »Die haben gesagt, ich bin bloß wehleidig.« Erst nach drei Tagen nahmen sie die Klagen der Frau ernst und öffneten den Bauch. Ein eitriger Abszeß mußte entfernt werden. Weitere drei Tage später war klar, daß der gesamte Bauchraum akut infiziert war. Nach einer erneuten Operation kämpften die Mediziner drei Wochen lang um Doris Heilemanns Leben. Sie mußte in Tiefschlaf versetzt werden. Zwei Wochen lang wurde ihr geöffneter Bauch gespült, dann erst konnten die Intensivmediziner die lebensbedrohliche Infektion besiegen. Ein Jahr später mußten in Nachoperationen Verwachsungen und abgestorbenes Gewebe entfernt werden. Nach drei Monaten Krankenhausaufenthalt verunstalten heute 16 große Operationsnarben Doris Heilemanns Bauch. Dazu kommen chronische Schmerzen, weil bei einem der vielen Eingriffe der Ischiasnerv verletzt wurde.

In etwa der Hälfte der Fälle, so hat die große Harvard-Studie herausgefunden, werden die Schadensfälle im Operationssaal verursacht. Komplikationen durch Arzneimittel und Fehldiagnosen machen den Großteil der zweiten Hälfte aus. Doch bei nur einem Viertel der Fälle kann ein konkreter ärztlicher Fehler als Ursache identifiziert werden. Hier sind natürlich jene Patienten im Vorteil, die ein Röntgenbild in Händen halten, das sich als Beweis eignet. Etwa dafür, daß ein Geschwür oder eine Verdichtung übersehen wurde. Freilich sind auch die prüfenden Experten keineswegs immer sattelfest. In der Harvard-Studie wurde beispielsweise die Krankenakte in insgesamt 7500 Fällen von jeweils zwei erfahrenen ärztlichen Gutachtern überprüft. Bei immerhin jedem achten Fall besagte die eine Expertise dann jedoch das genaue Gegenteil der anderen.

Jeder vierte Befund ist falsch

Ein klareres Bild ergibt sich, wenn Spezialisten sich ganz unabhängig von den Einschätzungen und Handlungen der behandelnden Ärzte ein Bild über den Zustand der Patienten machen. Das ist freilich nur in einem Stadium wirklich möglich: nach Eintritt des Todes. Dann erst läßt sich im Körper der ehemaligen Patienten minutiös nachvollziehen, was tatsächlich geschehen ist und wie sich das ärztliche Tun ausgewirkt hat. Schon bei der Feststellung, woran der Patient gelitten hat, zeigt sich, daß auch die High-Tech-Medizin alles andere als eine präzise Wissenschaft ist: Großangelegte Vergleichsstudien der Ergebnisse von Obduktionen mit der Krankengeschichte zeigen, daß in einem Viertel der Fälle die Krankheit, an der der Patient in der Klinik letztendlich verstarb, von den Klinikärzten gar nicht erkannt worden war.[26] Andere Untersuchungen kamen sogar auf eine »Trefferquote« in der Diagnostik von nur 50 Prozent.

Daß die niedergelassenen Mediziner ihren Kollegen in der Klinik bei der Fehlerquote um nichts nachstehen, wurde im niederschlesischen Städtchen Görlitz belegt. Dort wurden alle im Jahr 1987 Verstorbenen obduziert. Bei mehr als jedem dritten

Toten (38 Prozent) fanden die Pathologen eine andere Grundkrankheit, als sie im Totenschein als Todesursache ausgewiesen war.[27]

Erschreckend viele Falschdiagnosen. Was aber ist mit den sündteuren Geräten, die in den letzten Jahrzehnten in einer nicht enden wollenden Spirale entwickelt worden sind? Mit denen nun in die Organe geschaut, die Blutbahn abgebildet, der Zustand der Gewebe analysiert und die genetische Struktur des Menschen dargestellt wird. Hier müßten sich doch enorme Verbesserungen der Diagnostik eingestellt haben.

Wieder zerstörten die gründlichen US-Forscher das Weltbild ihrer technikgläubigen Kollegen. Sie verglichen anhand von Autopsieserien aus fünf Jahrzehnten bei 50000 Patienten die Diagnostik in der Klinik mit der nach dem Tod durch den Pathologen festgestellten Krankheit. Ernüchterndes Ergebnis: 1930 erkannten noch 73 von 100 Ärzten ein Magenkarzinom, ein halbes Jahrhundert später waren es nur noch 61 von 100. Ähnlich verschlechterte sich die Qualität der Diagnostik auch bei Leber-, Gallen- und Lungenkrebs. Lediglich die Herzerkrankungen werden heute etwas genauer erkannt: Immerhin 70 Prozent der Diagnosen erweisen sich hier auch »post mortem« als richtig, 1930 waren es nur 47 Prozent.[28]

Zu einem ähnlich ernüchternden Resümee kommt eine 1997 durchgeführte Studie, die die Ergebnisse von knapp 5000 Blinddarmoperationen mit jenen vor einem halben Jahrhundert verglich. Trotz aller technischer Finessen wie Differentialmessung der Körpertemperatur, Zählung der weißen Blutkörperchen und Ultraschall wurde genauso oft zu spät operiert, so daß es zu einem Durchbruch kam, oder erst bei geöffnetem Bauchraum festgestellt, daß der Wurmfortsatz des Blinddarms normal war. Die Fehldiagnoserate lag über die Jahre nahezu konstant bei etwa 15 Prozent. Die tatsächliche Zahl akuter Entzündungen schwankte stets um die 60 Prozent, zu Durchbrüchen war es in etwa 25 Prozent gekommen, der Rest erwies sich als blinder Alarm.[29]

»Bei solchen Daten stimmt einen der ganze Fortschritt wirklich nachdenklich«, sagt Scheppokat. »Das zeigt, daß bei der

Blinddarmentzündung apparative Verfahren wie die Ultraschalluntersuchung oder das Leukozytenzählen weniger wichtig für korrekte Diagnosen sind als die klinischen Untersuchungsbefunde und die Erfahrung des Arztes.«

Kränker durch die Medizin

Wie hoch die Fehlerquote aber auch abseits des berühmt verzwickten Blinddarms ist, zeigte eine aufwendige Studie aus dem Jahr 2000. Hier überprüfte ein unabhängiges Medizinerteam alle Entscheidungen, mit denen ein Patient auf dem Weg durch das Chicagoer Teaching-Hospital konfrontiert war. In den chirurgischen Abteilungen stellte sich bei fast der Hälfte (45,8 Prozent) der beobachteten Fälle heraus, daß durch »nicht entsprechende Entscheidung« den Patienten zusätzliche Gesundheitsprobleme entstanden waren.[30]

Ein wenig trauert Professor Scheppokat dem weniger technisierten Klinikbetrieb herkömmlicher Art nach, der mit Morgenreport, Röntgen- und Fall-Besprechungen, mit gemeinsamen Visiten und sorgfältigem Konsiliardienst eine relativ solide Basis für qualifizierte Krankenbetreuung gab und in dem ärztliche Erfahrung noch viel galt. »Ich hatte immer ein wenig Angst vor den Sonographielabors«, erzählt er, »denn die sehen zuweilen mehr, als man gefragt hat.« Dies erfordert dann Folgeuntersuchungen: »Denn wenn sich ein Verdachtsbefund ergibt, dann muß man das natürlich abklären.« Wohin das führen kann, erklärt Scheppokat am Beispiel eines Patienten mit frisch diagnostiziertem Darmkrebs: »Der muß in den Wochen seiner Behandlung mehrere invasive Prozeduren durchmachen. Jede derartige Maßnahme hat ein gewisses Risiko. Der Patient kann eine Komplikation davontragen, vereinzelt sogar sterben. Und mit jedem neuen diagnostischen Eingriff addiert sich dieses Risiko natürlich.« Und damit erklärt sich dann auch ein Teil des stetig steigenden Zustroms bei Schlichtungsstellen und Gerichten.

Genforschung: neue Eugenik statt Therapiechancen

Der erste Versuch von Gentherapie an Kindern, die an einem extrem seltenen Immundefekt litten, machte 1990 Schlagzeilen. Er öffnete die Schleusen für eine Unzahl ähnlich gelagerter Gentherapien. Neun Jahre und 400 Versuche mit mehr als 4000 Versuchspatienten später fällt die Bilanz freilich immer noch ernüchternd aus: Keine einzige Gentherapie hat bislang die Hürde der klinischen Teststadien erfolgreich nehmen können. Das menschliche Immunsystem, durch gut 200000 Jahre geschult, fremde oder durch Mutation entartete Gene zu erkennen und unschädlich zu machen, erwies sich als überlegen. Bislang konnte keine Methode entwickelt werden, Gene gezielt und nachhaltig an den geplanten Stellen zu plazieren. Mit den bislang verfügbaren Methoden, zieht Theodore Friedmann von der University of California in San Diego eine ernüchternde Bilanz, »kann man therapeutische Gene an Patienten verabreichen, aber auf eine Weise, die nicht stabil genug ist, um echte therapeutische Ergebnisse zu erzielen«.[31]

Technisch wesentlich einfacher als Gentherapie am menschlichen Organismus wäre der Eingriff in die Keimbahn. Das defekte Gen kann unmittelbar im befruchteten Ei durch ein intaktes Gen ausgetauscht werden. Hier müßte die Manipulation nur ein einziges Mal gelingen und würde dann auf ewig weitergegeben. Darin liegt aber auch die Gefahr dieser Technik. Denn der genmanipulierte Mensch würde seine Eigenschaften auch an die folgenden Generationen weitergeben. Versuche zur menschlichen Keimbahntherapie sind deshalb weltweit geächtet.

Abermals sind es die Amerikaner, die schon jetzt an diesem Dogma rütteln. Zunächst mit dem durchaus nachvollziehbaren Argument, daß es kein Fehler sein kann, tödliche Erbkrankheiten für alle Zukunft auszumerzen. Aber auch die nächsten Argumentationsschritte sind schon absehbar. Denn was wäre einzuwenden, wenn es gelänge, Krebs- oder Alzheimergene auszuschalten? Und was schließlich spräche dagegen, den erblichen Hang zu Übergewicht oder Kurzsichtigkeit aus dem Generationenvertrag zu streichen. Besonders James Watson, Entschlüsseler der Erbstruktur und Gründervater der Gentechnik, stellt sich auf internationalen Vorträgen unermüdlich für diese Forderung zum Kampf: »Wenn wir bessere Menschen herstellen könnten durch das Hinzufügen von Genen, warum sollten wir das nicht tun?«

Es mag ein wenig beruhigen, daß die realen Fortschritte der Genforscher weit hinter ihren Absichten zurückbleiben. »Ein Skelett ist nicht ein Kopfgen mit einem Halsgen und einem Rippengen hintendran«, erklärt der Harvard-Biologe Stephen J. Gould die Irrtümer der Schmalspurtherapeuten, »es ist keine Simplifizierung, sondern ein grundlegender Irrtum, wenn wir von einem Gen FÜR eine bestimmte Eigenschaft oder FÜR ein bestimmtes Verhalten sprechen.«[32] Nur die wenigsten Krankheiten lassen sich eindeutig einem Gen zuordnen, meist sind viele Dutzende Gene beteiligt. Gene stehen unter der Kontrolle anderer Gene, »alle zusammen sind Bestandteil einer ganzen Kaskade biochemischer Prozesse, die vielfach rückgekoppelt sind«.

Für viele Wissenschafter liegt die Zukunft der Medizin daher weniger in der Genmanipulation, sondern im simpleren Nachbau von Organen mit Hilfe von Stammzellen. Diese Urform der Körperzellen ist unbegrenzt teilungsfähig und praktisch unsterblich. Aus ihr entwickeln sich alle 210 verschiedenen Gewebetypen. »Bislang wissen wir nicht, was den Ausschlag gibt, daß aus so einer Stammzelle im Embryo bei der nächsten Teilung plötzlich eine Muskelzelle wird«, beschreibt der Wiener Mikrobiologe Ernst Wagner die Kernfrage, »wer diese Nuß knackt, hat eine ganz wesentliche Grenze überschritten.«[33] Sowohl Möglichkeiten als auch Bedarf wären gigantisch. Dialysepatienten bekämen binnen kurzem einen individuell nachgezüchteten Organersatz, Krebswucherungen könnten durch gesundes Gewebe ersetzt werden, Schönheitschirurgen kämen ohne Plastikimplantate aus, Brandopfer bezögen ihr Ersatzohr aus dem Genlabor.

Der Stammzellenforschung sind freilich bislang Grenzen gesetzt: Experimente mit menschlichen Embryonalzellen sind in den meisten Ländern Europas untersagt. »Seit dem Klonschaf Dolly wissen wir, daß jede Körperzelle das Potential für einen gesamten

Menschen hat«, sagt der Princetoner Molekularbiologe und Buchautor Lee Silver und spottet über derartige Verbote: »Wenn ich mich kratze, töte ich im Zweifelsfall nicht nur Hautzellen, sondern lauter potentielle Menschen.« Anstatt sich mit Skrupeln abzumühen, arbeiten die Amerikaner längst an einer Kollektion spezieller menschlicher Zelltypen, die bald präsentiert werden soll. Dann könnte man theoretisch einen Leberzellenbausatz bestellen.

Wie bei einer Fremdleber würden diese Zellen aber im Endeffekt vom Immunsystem abgestoßen. Deshalb schlägt Davor Solter, Direktor des Max-Planck-Instituts für Immunbiologie in Freiburg, vor, »künftig für jeden Menschen gleich bei der Geburt eine Reserve von eigenen Stammzellen anzulegen«.[34] In der Nabelschnur blieben genügend Stammzellen zurück. Wissenschaftler der Universität Tokio bewiesen kürzlich mit Brutkästen, in denen Ziegenembryos heranwuchsen, daß es sogar zur Entwicklung des gesamten Organismus bald keines natürlichen Mutterleibs mehr bedarf.

Das sind Szenarien wie aus Aldous Huxleys *Schöne neue Welt*, jedoch mit einem grundlegenden Unterschied: Die neue Eugenik ist nicht staatlich gelenkt, sondern setzt sich dezentral von unten durch. »Mediziner sind hauptsächlich an der Heilung von Krankheiten interessiert«, analysiert der Molekularbiologe Lee Silver. »Reprogenetik jedoch wird vor allem von Eltern forciert, die etwas Bestimmtes für ihre Kinder wollen.«[35]

Während die gentechnischen Heilungsversuche an der Komplexität des menschlichen Organismus noch viele Jahrzehnte scheitern werden, ist die einfache Gendiagnostik schon längst kommerzielle Realität, angefangen bei den relativ simplen Tests des Fötus im Mutterleib auf Chromosomenanomalien (Triple-Test) und der Fruchtwasseruntersuchung bis zu begleitenden Gentests auf Mukoviszidose, Hämophilie oder andere Erbkrankheiten.

In den fünf Millionen Jahren, seit sich der Mensch evolutionär vom Affen getrennt hat, entwickelte sich unsere Erbinformation nur um zwei Prozent von der des Affen fort. »Im nächsten Jahrhundert wird sich dies radikal ändern«, prophezeit Silver. Allerdings nicht für alle gleich. Während sich die Reichen genetisch optimieren, werden sich laut Silver die Armen wie bisher zufällig fortpflanzen. Binnen weniger Jahrhunderte ergäben sich damit zwei genetisch unterschiedliche Klassen, zwei Arten von Menschen – die »Genreichen« und die »Genarmen« –, die sich genetisch so weit voneinander entfernt hätten, daß sie untereinander nicht mehr kreuzbar wären.[36]

Zumindest was das Kennenlernen von Genschwächen betrifft, hat die Zukunft längst begonnen. Den Anfang machte 1994 der Amerikaner Mark Skolnick, als er nach jahrelanger Suche das Brustkrebsgen BRCA 1 identifizierte. Bald darauf bot er mit seiner in Salt Lake City angesiedelten Firma Myriad Genetics einen Krebstest zum Preis von 2400 Dollar an. Frauen mit einem positiven Testergebnis erkranken laut Skolnick im weiteren Verlauf ihres Lebens zu 90 Prozent an Brustkrebs und zu 50 Prozent an Eierstockkrebs. »Wenn eine Frau also ihre Kinder bekommen hat, sollte sie ernsthaft erwägen, sich die Eierstöcke entfernen zu lassen«, rät der Amerikaner.[37]

Der Markt für Gentests ist seit Skolnicks Pioniertat explodiert. Jährlich werden etwa 100 neue DNA-Tests angeboten. 800 Erbkrankheiten lassen sich mittlerweile diagnostizieren, die Wissenschaft kennt rund 5000 weitere Genabschnitte, die mit irgendwelchen Krankheiten in Verbindung stehen. Weil eine Heilung der vorausgesagten Krankheiten nicht in Sicht ist, wird die Entfernung der gefährdeten Organe, sofern sie nicht lebensnotwendig sind, empfohlen. »Vorsorgliche« Entfernung der gesunden Brust wurde mittlerweile ebenso zur medizinischen Routine wie vorsorgliche Entfernung der Prostata, des Dickdarms oder der Gebärmutter. Die fehlenden Möglichkeiten zur Reparatur eines erkannten Gendefekts treiben die Mediziner inzwischen auch zu Handlungen, die ansonsten ihrem Grundsatz absolut zuwiderlaufen: Sie schneiden gesunde Organe aus dem Körper, weil sie annehmen müssen, daß diese später einmal erkranken werden.

Die Diagnosefalle

Tatsächlich verläuft die Erfolgskurve bei der Entdeckung von Gendefekten, die zur Entstehung einer Krankheit entscheidend beitragen, weit steiler nach oben als jene der Entwicklung von Therapien. Ein Umstand, der eine Reihe von Fragen aufwirft: Das Wissen, einen Gendefekt zu haben, der mit hoher Wahrscheinlichkeit in zehn bis 20 Jahren zu Krebs oder anderen schweren Krankheiten führt, wird zur psychischen Belastung, wenn nicht gleichzeitig die Aussicht besteht, daß dieser Defekt korrigiert werden kann. Und es kann auch zu sozialen Nachteilen führen, wenn Versicherungen Zugang zu den Gendateien fordern.

Von ähnlichem Vorbeugedenken geprägt sind jene Mediziner, die mit ihren Test-Kits in den Mutterleib vordringen. Die Identifikation von einfachen Chromosomendefekten, die zur Trisomie 21 (»Mongolismus«) führen, ist samt Abtreibung längst zum unhinterfragten Gynäkologenalltag geworden. Und Gentests für werdende Mütter, die das Blutergen in sich tragen, werden ebenfalls bereits eingesetzt. Damit ist aber eine ethische Schwelle überschritten: Denn Bluter können – nicht zuletzt dank gentechnisch hergestellter Medikamente – ein verhältnismäßig uneingeschränktes Leben führen. Ist werdendes Leben »unwert«, wenn es diese Krankheit in sich trägt?

»Am schlimmsten ist dabei, daß man den Bezug zum Kind nicht herstellen kann«, beschreibt Gisa Hillesheimer ihre Gefühle während der Schwangerschaft: »Man trägt ein lebendiges Wesen in seinem Bauch und weiß nicht, ob es zum Tode verurteilt wird.«[38] Die damals 36jährige Filmemacherin aus Frankfurt am Main hatte sich zur »Amniozentese« genannten Fruchtwasseruntersuchung entschlossen, weil ihr Lebensgefährte keinesfalls ein behindertes Kind wollte. »Ich habe nicht einmal meinen Kindern gesagt, daß ein Baby unterwegs ist«, berichtet auch Heidi Zorzi.[39] Die Regensburger Psychologin wollte ebenfalls durch eine Amniozentese Sicherheit darüber, daß ihr drittes Kind weder am Down-Syndrom (»Mongolismus«) noch an einem Neuralrohrdefekt (»offener Rücken«) leidet.

Statt »in guter Hoffnung« sind die Frauen nun »auf Probe schwanger«, analysiert Beate Schücking, Professorin für Sozialmedizin an der Fachhochschule München, die Auswirkungen der Mißbildungungsdiagnostik im Mutterleib. »Sie verhandeln mit dem Kind: Wenn du in Ordnung bist, darfst du bleiben, sonst mußt du gehen. Dann bringe ich dich mit Hilfe der Ärzte um.«[40] Für die werdenden Mütter bedeutet diese neue Wahlfreiheit freilich eine beträchtliche Belastung.

Das Drama Amniozentese

Als Heidi Zorzi zum dritten Mal schwanger wurde, entschied sie sich, in Regensburg die Chromosomen des Embryos untersuchen zu lassen. »Es ist mir vom Gynäkologen geraten worden, ab 35 eine Fruchtwasseruntersuchung machen zu lassen«, erinnert sich die Psychologin, »weil das Risiko eines behinderten Kindes doch groß wäre.«

Im Fruchtwasser können die Mediziner erkennen, ob die Chromosomen der Norm entsprechen oder ob das Baby das als Mongolismus bekannte Down-Syndrom entwickeln wird. Dann liegt die Entscheidung bei der Mutter: für oder gegen dieses Kind, für oder gegen das Leben. Doch der Test selbst kann auch riskant sein. »Auf dem Blatt, das man bekommt, steht drauf, in einem Prozent der Fälle kann es zu Komplikationen kommen mit Abgang«, berichtet Frau Zorzi von der durchaus korrekten Aufklärung in der Klinik. »Das hab ich unterschrieben. Das war nicht real. Ein Prozent, das ist man nicht selber.«

Der Stich durch Bauchdecke und Fruchtblase ist nicht gefahrlos. Die scharfe Amniozentesenadel kann eine Ader der Plazenta oder den Fötus verletzen. Dazu kommt die Gefahr einer Infektion. Bei Heidi Zorzi verschloß sich das Loch nicht mehr, das die Nadel in der Fruchtblase hinterlassen hatte. Die werdende Mutter blieb gleich in der Klinik. Neun Tage lang versuchten die

Ärzte, den Tod des Embryos zu verhindern. Zorzi: »Das war ständig zwischen Hoffen und Bangen. Ich hab es ja auch selber gespürt. Wenn was abgegangen ist, das war so ein katastrophales Gefühl, ich hab das Gefühl gehabt, es geht ein ganz wichtiges Stück von mir weg, und ich kann das nicht aufhalten.«

Am zehnten Tag hätten die Mediziner schließlich resigniert. »Sie haben festgestellt, daß keine Vitalzeichen mehr da sind und daß es geholt werden muß.« Frau Zorzi kann sich an ihre Empfindungen gut erinnern: »Im ersten Moment war es okay, es muß jetzt geholt werden, aber es ist zumindest ein Ende. Das Hoffen und Bangen war fürchterlich. Und dann mußte ich es richtig auf die Welt bringen.« Zwei Tage lang bemühten sich die Ärzte, durch künstliche Wehen die Totgeburt einzuleiten. Eine Geburt des toten Embryos. »Ich hab zur Schwester gesagt, es kommt jetzt, ich hab das gespürt. Und in dem Augenblick vorher hab ich immer gedacht, ich will das nicht sehen. In dem Moment, wo es gekommen ist, hab ich mich entschlossen, jetzt schau ich es doch an. Und hab es dann angeschaut, und ich denke, es war gut, daß ich es angeschaut habe. Ich hab gesehen, wie es ausgeschaut hat, ich habe gesehen, daß alles dran war, es hat ausgeschaut wie ein Baby, bloß klein.« Kurze Zeit nach der Totgeburt wurde Heidi Zorzi mitgeteilt, daß ihr Kind gesund gewesen wäre.

In der schlaflosen Nacht darauf griff die Psychologin zu Kugelschreiber und Papier und hielt fest, was sie nicht mehr loslassen sollte. »Manchmal denke ich, ich halte es nicht aus. Warum habe ich dieses Kind, das ich unbedingt haben wollte, über das ich mich so gefreut habe, nicht so hinnehmen können. Gesund oder nicht gesund. Wer bin ich denn, mich zum obersten Richter aufzuspielen: Dieses Leben ist okay, aber jenes nicht.«

Sybille Wagner* war 35, als sie sich zur Amniozentese entschloß. Ab diesem Alter stehen die Frauen unter einem gewissen Druck, sich dieser Untersuchung zu unterwerfen. Einige Tage nach dem kurzen Eingriff läutete das Telefon: »Der Befund lautete Trisomie 21, und präsentiert wurde der mir über Telefon. Das war natürlich ein Schock, man ist wie gelähmt, man weiß erstmal überhaupt nicht, was man tun soll. Und dann steht man da. Der Arzt sagt zwar, kommen Sie in meine Praxis, dann besprechen wir alles weitere. Aber man hängt da drinnen und weiß überhaupt nicht, was man tun soll.«[41]

Sybille Wagner entschloß sich zur Abtreibung. Daß eine künstlich eingeleitete Totgeburt auf sie wartete, ahnte sie nicht. »Man bekommt dann dieses Kind, auf Wunsch, aber man bekommt es, wenn man es haben will. Das ist halt auch so ein Gefühl. Man bekommt dieses Kind, und man freut sich, ist neugierig, fängt an, es zu betasten und zu streicheln. Das sind ziemlich die gleichen Reaktionen, die bei einer normalen Geburt halt auch ablaufen.« Aber das Kind ist tot? »Ja, das Kind ist tot.«

Nach spät durchgeführten Amniozentesen wird die Totgeburt bisweilen erst in der 25. Woche eingeleitet, zu einem Zeitpunkt, wo Neugeborenenintensivmediziner in anderen Fällen bereits um das Leben der Frühgeburten kämpfen. Manchmal atmen die kleinen Wesen noch kurz, nachdem sie mit Hilfe von Medikamenten aus dem Mutterleib gepreßt wurden. Schnappatmung nennen die Neonatologen diese Lebenszeichen.

Es wird nach defekten Embryos gefahndet. Und es wird in Kauf genommen, daß diese Selektion wiederum Opfer fordert. Die Gesellschaft toleriert vier Fehlgeburten, um ein behindertes Kind zu erkennen und sein Leben zu verhindern. Der Komplikationsrate von einem Prozent steht bei einer 35jährigen Frau ein Risiko von lediglich 0,25 Prozent gegenüber, ein Baby mit Down-Syndrom zu bekommen. Doch die Frauen geraten zunehmend unter Druck. Seit 1984 sind alle Ärzte – wollen sie keine Schadenersatzklagen riskieren – verpflichtet, Schwangere in dieser Altersgruppe auf die Möglichkeiten der Mißbildungsdiagnostik hinzuweisen. Schätzungen zufolge entscheiden sich Jahr für Jahr 80 Prozent der rund 80000 Frauen, die zu Beginn der Schwangerschaft älter als 34 Jahre sind, für den Eingriff, bei dem mit einer feinen Nadel durch den Bauch Fruchtwasser entnommen wird. Die meisten in dem Glauben, dadurch zuverlässige Informationen über den Zustand des Nachwuchses zu erhalten.

Gisa Hillesheimer mußte erfahren, wie trügerisch dieses Sicherheitsgefühl ist. Obwohl die Befunde der Amniozentese allesamt negativ waren, kam ihre Tochter Kyra im August mit Wasserkopf und offenem Rücken zur Welt. Die Beine des Babys sind trotz mehrerer Operationen gelähmt, den Harn müssen Krankenschwestern oder die Mutter der Kleinen aus dem Bauch massieren. Ob Kyra je wird laufen können, ist noch unklar. »Ich finde es schlimm, daß hier den Frauen Sicherheit suggeriert und damit viel Geld gemacht wird«, lautet das Resümee der Mutter.[42] Daß die Zuverlässigkeit, mit der die Tests Neuralrohrdefekte erkennen können, immerhin 95 Prozent beträgt, kann sie nicht wirklich trösten.

Was ist lebenswert?

Martin wäre wahrscheinlich nicht auf der Welt, wenn die Technik vor zehn Jahren schon gekonnt hätte, was sie heute kann. Der neunjährige Bub ist Bluter. »Ich wußte, daß in unserer Familie die Hämophilie vorkommt. Ich habe mich aber bis zu meiner Heirat nicht darum gekümmert, ob ich selbst Überträgerin bin«, erzählt seine Mutter, Gundula Schröder.[43] Das Risiko, die Krankheit zu übertragen, liegt bei Mädchen, wenn sie aus einer sicheren Hämophiliefamilie kommen, bei 50 Prozent. Man muß es untersuchen lassen. »Das habe ich erst getan, als wir uns entschlossen, Kinder zu bekommen. Das Ergebnis lautete damals, ich müßte nicht damit rechnen.« Das war im Jahr 1985.

Gundula Schröder freute sich über den positiven Schwangerschaftstest und dann auf ihr Kind. »Als der Martin auf die Welt kam, wußten wir, daß er kein Hämophiler sein würde, weil ich es ja nicht übertragen sollte.« Doch schon bei der Geburt beschlichen die Frau unangenehme Gefühle. »Ich dachte, als ich das Kind gesehen habe, irgend etwas ist da nicht in Ordnung, wie man als Mutter manchmal intuitiv empfindet. Und hab dann gebeten, ihn zu untersuchen.« Schließlich kam der Arzt mit dem Testergebnis zu ihr. »Er druckste ein wenig herum und sagte dann: ›Wir haben da einen Wert ermittelt, aber das kann überhaupt nicht sein. Wir haben schon so gelacht. Der hat praktisch gar keine Gerinnung. Also da müssen wir etwas völlig Falsches rausgekriegt haben.‹ Und da war mir zum ersten Mal klar, daß er wohl doch schwere Hämophilie geerbt hat.« Obwohl ihr Test das Gegenteil ergeben hatte, trug die Mutter das Hämophilie-Gen in sich. Einer der nicht so seltenen Fehler oder Pannen, Ursache unbekannt.

Wenn sie damals gewußt hätte, daß sie Überträgerin ist, hätte sich Frau Schröder wohl nicht für eine Schwangerschaft entschieden, meint sie auch heute noch. »Ich hätte mich zumindest erst mal informiert, wie lebt man mit Hämophilie. Und ich muß sagen, daß, wenn ich jetzt meinen Sohn sehe, ich auch viele Dinge anders wahrnehme, weil wir mit chronischer Krankheit leben und somit einen anderen Blickwinkel auf das Leben kriegen. Das soll jetzt nicht heißen, daß jeder versuchen sollte, sich eine Last in sein Leben zu holen oder sich mehr Sorgen zu machen. Aber man kann nicht sagen, daß es so belastend wäre, daß es für mich ein Grund gewesen wäre, dieses Kind nicht zu kriegen.«

Martin hat gelernt, sich dreimal in der Woche eine Faktor-Acht-Injektion zu geben. Dieser Gerinnungsstoff fehlt im Blut, weil ein Gen defekt ist. Seit Faktor Acht gentechnisch hergestellt werden kann, führen Bluter ein weitgehend normales Leben.

Martins ältere Schwester Mareike wurde inzwischen auch getestet. Sie trägt den Gendefekt, der nur beim männlichen Geschlecht zur Krankheit führt, ebenfalls in sich. Wenn Mareike selbst einmal Kinder bekommen will, steht auch sie vor der Entscheidung, ob sie das Angebot der Mediziner annimmt, dieses Risiko von vornherein auszuschließen.

Diagnostik vor der Schwangerschaft

Inzwischen dreht sich die Spirale weiter. Mutterglück künstlich zu erzeugen ist längst Routine. Doch ob das Produkt Baby frei von genetischen Fehlern ist, kann erst während der Schwangerschaft festgestellt werden. Zu spät, finden etliche Mediziner, denn so können kranke Embryos nur durch Abtreibung vernichtet werden. Sie wollen defekte Gene erkennen, bevor der Embryo der Mutter eingepflanzt wird. Und sprechen aus, worüber viele ihrer Kollegen schweigen: Einen menschlichen Klon als Ersatzteillager tiefzufrieren könnte so alltäglich werden wie eine Impfung.

1978 wurde Louise Brown geboren, das erste Retortenbaby, und jeder sprach von einer Horrorvision. Inzwischen ist diese Behandlung Realität geworden, und so wird es auch mit dem Klonen sein. Das Klonen von Menschen ist – derzeit noch – verboten. Die Präimplantationsdiagnostik im Rahmen der In-vitro-Fertilisation geht dagegen bereits einen ganz wesentlichen Schritt weiter. Sie gibt den Medizinern die Chance, zu einem Zeitpunkt, wo die Frau offiziell noch nicht schwanger ist, Defekte aller Art festzustellen. Das heißt, der Embryo wird schon diagnostiziert, bevor er in die Gebärmutterhöhle eingepflanzt wird. Am dritten Tag im Reagenzglas besteht der Embryo aus acht Zellen. Zu diesem Zeitpunkt wird die Zellwand durchstoßen und eine der Zellen für die Untersuchung abgesaugt. Die anderen sieben verkraften den Verlust und wachsen normal weiter – wenn man sie läßt.

DIE VIERTE TODSÜNDE:
Menschenfalle Medizin

Im 19. Jahrhundert waren Ärzte in einer gänzlich anderen Machtposition ihren Patienten gegenüber als heute. Üblich waren patronageartige Abhängigkeitsverhältnisse. Ärzte waren meist von den Launen und der Gunst ihrer begüterten Klientel abhängig. Der Markt für medizinische Dienstleistungen war äußerst begrenzt. Die Hauptrolle in der Pflege und Krankenheilung spielte die Familie. An Universitäten ausgebildete Ärzte kurierten meist nur »innere« Krankheiten und waren in der Heilerzunft klar in der Minderheit. Handwerklich ausgebildete Wundärzte, Hebammen, Barbierchirurgen und sonstiges nicht-universitär ausgebildetes Heilpersonal gab es etwa in Preußen in den zwanziger Jahren des 19. Jahrhunderts ungefähr sechsmal so viele wie ausgebildete Ärzte.

Die Ärzte boten ihre Dienste hauptsächlich dem Adel und dem begüterten Bürgertum an und standen im sozialen Status deutlich unterhalb ihrer Klientel. Die Anzahl der potentiellen Klienten war klein, was die Preise drückte und die Abhängigkeit von den Kunden weiter verstärkte. Männer sahen einen »studierten« Arzt höchstens bei der Musterung zum Militär, Frauen vielleicht, wenn sie zur Entbindung in ein »Gebärhaus« gingen, weil sie sich keine Hebamme leisten konnten.

Bis zum Beginn des 20. Jahrhunderts setzte eine rapide Medikalisierung ein. Die Schicht gebildeter Bürger wurde breiter und kaufkräftiger. Dazu kamen Sozialhilfeaktionen, etwa die Armenfürsorge, die der Bevölkerung die Nutzung der Angebote erst möglich machte. Auch die Einführung der Pflichtimpfung gegen Pokken und andere seuchenpolitische Maßnahmen verstärkten den Trend zur Medikalisierung.

Bis zum Ende des 19. Jahrhunderts waren die Krankenhäuser hauptsächlich Isolieranstalten für Kranke, die an Infektionen litten. Die Krätze, eine durch Milben verursachte, nahezu unheilbare Hautkrankheit, dominierte unter den im Krankenhaus behandelten Leiden. Durch bessere Hygiene und Desinfektionsmittel reduzierte sich dies allmählich. Zur Jahrhundertwende nahm die Lungentuberkulose den Spitzenrang ein, gefolgt von Verletzungen, Unfällen sowie Krankheiten der Verdauungsorgane.[1] Der Berliner Mediziner und Sozialpolitiker Rudolf Virchow setzte sich für ein Konzept der »Krankenzerstreuung« ein und empfahl ein Barackensystem anstelle des zentralen Krankenhauses, um die Infektionsrate zu verringern. Schlechtriechende Luft galt als Hauptursache für die gefürchteten Wundfieberepidemien, die vielen Pavillons mit Grünflächen dazwischen galten als sanitäre Errungenschaft.

Noch um 1850 waren Operationen, die nicht in Spitälern durchgeführt wurden, deutlich erfolgreicher als solche in den Kliniken. Wer es sich leisten konnte, mied das Krankenhaus und ließ sich in der Wohnung oder in kleinen Privatheilanstalten operieren.[2] Erst als der englische Chirurg Joseph Lister 1870 die Wunddesinfektion entwickelt hatte, konnten Eingriffe en masse in den Kliniken durchgeführt werden. Der Operationssaal mit seinen zahlreichen Nebenräumen wurde mehr und mehr zum Zentrum des Medizinbetriebs. Die Entfernung von Blinddarm oder Gallenblase, bis dahin wegen der häufigen Wundinfektionen noch fast ein Todesurteil, wurde zum Routineeingriff, die neuen Helden der Medizin hießen Theodor Billroth oder Erwin Payr und ließen sich stolz im OP abbilden. Zentralbauten waren wesentlich kostengünstiger als die vielen Pavillons, die Großklinik wurde mehr und mehr zum Symbol des technisierten Medizinbetriebs. Zentralisierung und Automatisierung beherrschten das Konzept der Krankenhausplaner.

Die Krankenkassen schließlich schufen die Voraussetzung dafür, daß auch die breite Arbeiterschicht nach medizinischen Leistungen greifen konnte. 1883 waren im Deutschen Reich weniger als fünf Prozent der Bevölkerung gegen Krankheit versichert. 1905 waren es bereits knapp 20 Prozent und bei Inkrafttreten der Reichsversicherungsordnung im Jahr 1914 schon 35 Prozent.[3]

Noch waren die Krankenanstalten sowohl Asyl als auch Reparaturanstalt. Die österreichische Arbeiterin und spätere Reichstagsabgeordnete Adelheid Popp schrieb über ihre Zeit im Krankenhaus zur Jahrhundertwende: »Es war ja, so paradox es klingen mag, die beste Zeit, die ich bis dahin verlebt hatte. Alle Menschen waren gut gegen mich. Die Ärzte, die Pflegerinnen und auch die Patienten. Ich bekam einige Male am Tag gute Nahrung, selbst gebratenes Fleisch und Kompott, das ich vorher nicht gekannt hatte, erhielt ich öfter. Ich hatte für mich allein ein Bett und immer reine Wäsche. Ich machte mich den Pflegerinnen nützlich, half ihnen beim Aufräumen und bei der Bedienung der im Bett befindlichen Kranken. Ich nähte und strickte an ihren Handarbeiten. Dann las ich wieder Bücher, die mir einer der Ärzte lieh.«[4]

Doch das moderne Krankenhaus sollte vor allem dazu dienen, erwerbsfähige Patienten möglichst rasch wieder in den Produktionsprozeß zurückzubringen. Chronisch Kranke hatten da bald keinen Platz mehr. Als Adelheid Popp in ihre alten, ungesunden Verhältnisse zurückkehren mußte, kam es bald zu Rückfällen, und beim dritten Tuberkuloserückfall endete dann die Zuständigkeit des Krankenhauses, das sich ausdrücklich nur als Institution zur Behandlung heilbarer Kranker verstand. Die Vierzehnjährige wurde also ins Armenhaus gebracht.[5]

Die neuen Helden des OP wollten nicht hinterfragt werden. Der Patient sollte sich den Anordnungen unterwerfen. In der Ausbildung wurde besonderer Wert auf die Schaffung dieses Autoritätsverhältnisses gelegt. Die Detailliertheit der Anordnungen war höher als je zuvor, es sollte möglichst wenig Spielraum für eigenes Patientenhandeln übrig bleiben. Der deutsche Arzt Thomas Knauer riet seinen Kollegen anno 1912: »Wenn mich ein Patient fragt: ›Kann ich es nicht vielleicht auch so (d.h. in anderer Weise) machen‹, und ich antworte ihm: ›Ja, Sie können es meinethalben auch so machen‹, dann habe ich meine Autorität schon halb verloren. Der Patient muß unbedingt das Gefühl und die Überzeugung haben, daß eine jede meiner Anordnungen, auch die scheinbar geringfügigste, wohlerwogen und gut begründet ist. Ich werde ihm also höflich, aber bestimmt antworten: ›Nein, ich wünsche, daß Sie es so machen, wie ich es Ihnen angab, denn ich habe meine Gründe dazu.‹«[6] Viel von diesem Selbstbild der »Götter in Weiß« der Jahrhundertwende hat sich bis heute erhalten, obwohl der Medizinbetrieb sich längst zum industriellen Komplex weiterentwickelt hat.

Beruf Arzt: vom Helfer zum Fabrikarbeiter

Der Aufschwung und Prestigegewinn, den die Medizin im vergangenen Jahrhundert genommen hat, hätte eigentlich zu einer hohen Zufriedenheit mit der Arbeit führen müssen. Tatsächlich erweisen sich vor allem die jüngeren Mediziner in entsprechenden Untersuchungen als frustriert, gelangweilt und desillusioniert. Gaben 1966 nur 14 Prozent der Ärzte an, daß sie ihre Berufswahl bedauern, so würden in den achtziger Jahren schon 58 Prozent nicht mehr denselben Beruf wählen, wenn sie noch einmal von vorne anfangen könnten.[7] Die Gründe dafür: Wenn als Anfangsmotivation der Wunsch, Menschen zu helfen, steht, wird den Jungmedizinern spätestens beim ersten Praktikum klar, daß sie Arbeiter in einem Fließbandbetrieb sind. Das einzige, was sie aus der Jahrhundertwende der »Götter in Weiß« mitgenommen haben, sind die Arbeitszeiten.

Einen persönlichen Zugang zu den Menschen, deren Krankheiten sie behandeln, gibt es kaum noch. Daß eine gründliche Anamnese und das ärztliche Gespräch immer mehr vernachlässigt werden, hat auch handfeste materielle Gründe. Technische Prozeduren sind auch bei der Bevölkerung hoch angesehen, und sie werden im Gegensatz zur »sprechenden« Medizin hervorragend bezahlt. In den meisten Abrechnungsmodellen wird nicht derjenige belohnt, der sorgfältig untersucht und dann entscheidet, ob im ge-

gebenen Fall Prozeduren überhaupt nützlich sind, sondern der Betreiber der Maschinen. Medicare, das medizinische Kostenverrechnungssystem der USA, zahlt beispielsweise für Laborleistungen einen dreifach höheren Betrag als für die ärztliche Konsultation. Gynäkologische Eingriffe werden fünfmal, urologische gar zehnmal höher bewertet als herkömmliche Untersuchungen, die gleich zeitaufwendig sind.[8]

Da mag es wenig verwundern, daß sich zunehmend eine andere Schicht für den Medizinerberuf entscheidet. Der Prozentsatz der Medizinstudenten, die bei Umfragen angeben, daß es im Beruf für sie von hoher Bedeutung ist, gut zu verdienen, hat im Lauf der letzten Jahrzehnte von 40 Prozent auf 80 Prozent zugenommen.[9] Die Folge ist eine starke Abnahme an Allgemeinmedizinern und eine Hinwendung zu den technischen Spezialfächern.[10]

Der Ambulanzbetrieb

Das Wartezimmer der HNO-Ambulanz der Uniklinik ist bereits um halb acht Uhr morgens gut gefüllt. Ute Korbach*, die diensthabende Ärztin, seufzt ein wenig, als sie in die Halle blickt, und ruft über Lautsprecher den ersten Patienten auf. »Herr Heiko Martens* bitte ins Behandlungszimmer sechs.« Der jugendlich wirkende Endfünfziger schiebt etwas schüchtern die Schiebetür zur Seite. Er sei nur zur Sicherheit hier, beginnt er das Gespräch, er sei überrascht, daß hier so viel los sei, und habe fast ein schlechtes Gewissen, daß er wegen so einer Kleinigkeit hier die Zeit stehle. Ute Korbach bietet ihm einen Platz auf der Behandlungsliege an. »Na, besser früher kommen als später«, sagt sie. »Worum handelt es sich denn?«

»Sie hören es ja«, sagt Martens mit brüchiger Stimme, »ich bin ständig heiser.« Sein Hausarzt hat ihn zur Klärung ins Krankenhaus geschickt. »Und wann haben Sie das zum ersten Mal bemerkt«, fragt die Ärztin. »Das kommt und geht immer wieder. Ich habe nicht so sehr darauf geachtet. Als Selbständiger habe ich nicht so viel Zeit zum Kranksein.« Keine Zeit zum Kranksein, schießt es Frau Korbach kurz durch den Kopf, kommt mir irgendwie bekannt vor.

»Was machen Sie denn beruflich?« – »Architekt«, antwortet Martens. – »Da sind Sie doch bestimmt auch viel draußen in der Kälte? Sagen Sie mir einfach ungefähr, wie lange das schon geht?« – »So insgesamt seit zwei, drei Monaten«, sagt Martens nach kurzem Zögern. Das ist verdammt lang, denkt die 32jährige Assistenzärztin. Und sie mustert den Architekten. Scheint nett zu sein. Na, es wird hoffentlich nichts bedeuten.

Ihre nächste Frage ist Routine: »Rauchen Sie?« Etwa 20 bis 30 Glimmstengel gönnt sich der Architekt täglich, Tribut an die berufliche Belastung, sagt er. Ähnliche Begründungen hört Ute Korbach immer wieder auch von ihren Medizinerkollegen. Fast alle sind dem Nikotin verfallen. Dabei sollten die es doch besser wissen, denkt sie. Fast alle Krebspatienten, die sie als HNO-Ärztin kennengelernt hat, sind Raucher. Schon erstaunlich, daß sich Ärzte so gern für unverwundbar halten. Klassischer Fall von Selbstschutz, bei den vielen schweren Krankheiten – sonst wird man ja hier zum Hypochonder. Auch Ute Korbachs Raucherzeiten gehören noch nicht allzulange der Vergangenheit an.

Herrn Martens ist der besorgte Blick der Ärztin nicht entgangen. »Ist es gefährlich?« Seine Stimme klingt plötzlich ängstlich. Jetzt nur nicht die Pferde scheu machen, schießt es Korbach durch den Kopf: »Das kann ich noch nicht sagen, wahrscheinlich ist es ganz harmlos«, beruhigt sie. »Ich werde sie jetzt erst einmal genauer untersuchen.« Vorsichtig betastet sie Martens' Hals.

Die Lymphknoten sind nicht vergrößert. Das ist gut. »Herr Martens, ich werde mir jetzt mit diesem kleinen Spiegel, den Sie bestimmt vom Zahnarzt kennen, ihre Stimmbänder anschauen«, erklärt sie. »Das kann ein bißchen unangenehm sein, weil ich dazu ihre Zunge runterdrücken muß.« Der Blick in den Kehlkopfspiegel zerstört ihre Hoffnung auf eine harmlose Entzündung. Im Unterschied zum glatten rechten Stimmband zeigt die Oberfläche des linken Bandes deutliche Veränderungen mit vielen unregelmäßigen kleinen Höckern. »Herr Martens, Ihren

Kehlkopf sollten wir genauer untersuchen. Ich würde sie gern für ein paar Tage hierbehalten.« Der Architekt nickt fast schon schicksalsergeben. Ob er wohl ahnt, was mit ihm los ist? Ganz oft hat sie schon erlebt, daß Menschen ein unglaubliches Gespür für ihren Zustand entwickeln, wenn sie krank sind.

Die Vorbereitungen für die stationäre Aufnahme erledigt Ute Korbach fast automatisch. Mit sicherer Hand sticht sie die Nadel zur Blutentnahme in die Vene des Patienten, füllt den Zettel fürs Labor aus und kritzelt die Untersuchungsanforderung auf den Röntgenschein, dazu die Verdachtsdiagnose: »Larynxkarzinom« – Kehlkopfkrebs.

Der Umgang mit der Aussichtslosigkeit

Sie horcht die Lunge ihres Patienten ab, das typische Gepfeife eines Rauchers. Sein Herzschlag ist gleichmäßig und kräftig. Haben Sie Beschwerden beim Schlucken? Schwitzen Sie nachts in letzter Zeit öfter? Haben Sie Gewicht verloren? Frage für Frage arbeitet sie den üblichen Katalog ab. Mit dem Kopf ist sie ganz woanders.

Ute Korbachs Gedanken wandern in ihre Zeit als Doktorandin auf der Kinderkrebsstation. Die 14jährige Nina hatte gerade den fünften Zyklus Chemotherapie hinter sich. Mit Erfolg. Der Tumor war verschwunden. Nina wollte jetzt endlich so sein können wie ihre Freundinnen. Ihre Haare sollten jetzt ganz lang nachwachsen, am besten bis zum Hintern. Ein paar Zentimeter hatte sie schon geschafft. Sie wollte sich schminken, ausgehen, mit Jungs flirten. Es war so schön zu sehen, wie glücklich die Kleine war, erinnert sich Ute. Warum mußte ausgerechnet ich diejenige sein, die Dienst hatte, als Nina dann zur Nachuntersuchung kam. Es waren gerade ein paar Monate vergangen, die Haare bedeckten bereits die Ohren. Und dann sah sie den Tumor. Größer und aggressiver als zuvor.

Nina hatte das Herz einer Löwin. Obwohl sie gespürt hat, daß sie verlieren wird, hat sie gekämpft bis zur letzten Minute. Das ist das Schlimmste, was einem passieren kann. Dabei hat sie ihren bevorstehenden Tod besser akzeptiert als ich, denkt Ute Korbach. Nina wußte, daß sie sterben würde. Ich konnte es einfach nicht verstehen, ich wollte mich nur noch vergraben. Damals hätte ich beinahe meinen Beruf an den Nagel gehängt, wenn mein Doktorvater nicht gewesen wäre.

Und was habe ich in der Zwischenzeit gelernt? Ich kann jetzt eine Mauer aufbauen, die vieles von mir abhält. Eine Mauer aus rationalen Überlegungen. Jeder muß einmal sterben. Man kann nicht immer gewinnen. Wenn der Tod ein ständiger Begleiter im Leben ist, was bleibt einem dann schon, als ihm möglichst selbstverständlich und cool zu begegnen.

»Sagen Sie mir bitte genau, was es ist!« Die Stimme von Martens reißt Korbach jäh aus ihren Gedanken. Bisher hat der Architekt das ganze Procedere mit stoischer Ergebenheit über sich ergehen lassen, nun möchte er wissen, was Sache ist. »Was habe ich, Frau Doktor? Und was wollen Sie mit mir machen?« Seine Stimme zittert leicht. Ute Korbach kennt diese Mischung aus Angst und Ungläubigkeit. Jetzt ist Diplomatie gefragt, denkt sie, sonst dreht er mir hier noch durch. Und das brauche ich heute echt nicht. »Es muß nichts Schlimmes sein«, sagt sie zum angehenden Krebspatienten und könnte sich im selben Moment selbst dafür ohrfeigen. »Um sicherzugehen, ist es notwendig, die Region mit einer speziellen Untersuchungsmethode genauer anzusehen und Gewebeproben zu entnehmen. Machen Sie sich keine Sorgen.«

Mein letzter Satz ist blanker Hohn, denkt sie. Ich weiß genau, was dem Architekten blüht. Eine oder sogar mehrere große Operationen, vielleicht eine Chemotherapie, der Verlust des Kehlkopfs, auf jeden Fall lange Wochen im Krankenhaus. Wenn er es übersteht, kann er möglicherweise niemals mehr sprechen und nicht richtig schlucken. Vielleicht sollte ich zumindest die Möglichkeit andeuten, was ihm jetzt bevorsteht, denkt die Ärztin. Dann trifft es ihn zumindest nicht völlig unvorbereitet. So bleibt es an den Kollegen auf der Station hängen, ihm die Wahrheit zu sagen. Wenn Kollege Peter das macht, wird er es so erzählen, als handle es sich um eine Halsentzündung. Kalt und sachlich, mit

Daten und Fakten. Operationsmöglichkeiten, Tumorstadien und die dazugehörigen Fünf-Jahres-Überlebensraten als »Trost« für den Betroffenen.

Es klopft an der Tür des Behandlungszimmers. Ein Transportpfleger möchte Martens in die Röntgenabteilung bringen. Ute Korbach begleitet ihn noch ein Stück. Der anfangs so vital wirkende Mann erscheint ihr jetzt ganz grau und müde. »Auf Wiedersehen, Herr Martens«, sagt die Ärztin, »das wird schon alles wieder. Ich verspreche Ihnen, ich werde heute nachmittag noch einmal bei Ihnen auf der Station vorbeischauen.« – »Das wäre sehr nett, Frau Doktor, und vielen Dank.« Mit einem gequälten Lächeln verschwindet er um die Ecke.

Aus den Augen, aus dem Sinn? Ute Korbach atmet tief durch. Was habe ich da bloß wieder versprochen? Der Tag fängt ja wieder mal gut an. Jetzt sollte sie rasch auf die Toilette. Da stürzt eine Schwester von der Ambulanz ins Behandlungszimmer. »Ach, hier stecken Sie, der Patient auf Zimmer fünf wartet schon seit einer halben Stunde.«

Rush-hour

Ute Korbach geht die paar Schritte rüber. Ein kurzer Blick in das Wartezimmer versetzt ihr einen Schlag. Schon jetzt ist es vollgestopft. Dabei beginnt die richtige Rush-hour zur täglichen Tumorsprechstunde erst in einer Stunde. Und von ihrem Kollegen Mischa, der eigentlich gemeinsam mit ihr Dienst machen sollte, ist weit und breit keine Spur zu sehen. »Wo steckt denn Dr. Schultz*«, fragt sie die Schwester. »Der ist im OP.« Ja klar, denkt sich die Ärztin, wo sonst. Schultz hat weniger Erfahrung als sie, aber beim Operieren scheint es in jeder Klinik gleich zu sein: In keinem Bereich werden Männer derart penetrant bevorzugt. Und Mischa ist ja so was von einem Charmeakrobaten gegenüber dem Chefarzt. Seit er mitbekommen hat, daß Köster* über ordinäre Witze lacht, vergeht keine interne Besprechung, ohne daß Mischa zumindest eine frivole Andeutung macht.

Und die Zuteilung der OP-Termine passiert immer irgendwie en passant. Ohne feste Regeln. Möchte wissen, wie er sich die Termine diesmal wieder geangelt hat, denkt sie. Ich muß mich wirklich mehr in die Schlacht werfen. Die Operationsräume sind so etwas wie die Oasen in einer Klinik. Kein Wirbel, keine Patienten – zumindest nicht bei Bewußtsein –, konzentrierte handwerkliche Arbeit, wenn man Glück hat, ein nettes Team, und oft geht es recht lustig zu. Und dazu kommt noch der Druck. Jedes Handwerk will trainiert sein. In ihrem OP-Katalog, in den Ute Korbach die verschiedenen für die Prüfung zum Facharzt verlangten Operationen eintragen muß, herrscht in manchen Bereichen noch gähnende Leere. Wenn das so weitergeht, brauche ich für meinen Facharzt nicht wie vorgesehen vier, sondern acht Jahre. Ich muß mir echt etwas einfallen lassen.

Eineinhalb Stunden und sieben Patienten später kann Ute Korbach endlich auf die Toilette. Im Ärztezimmer schenkt sie sich danach rasch einen Kaffee ein. Er schmeckt bitter und verbrannt. Bei der Begrüßung ihrer nächsten Patientin ist ihr richtig flau im Magen. Statt abgestandenem Kaffee hätte sie längst ein wirkliches Mittagessen nötig. Statt dessen ist sie heute nicht mal dazu gekommen, die Schokosnacks einzukaufen, nach denen sie beinahe süchtig ist.

Die junge Frau auf der Behandlungsliege sieht krank aus, sie schnieft und hustet, und ihre Nase erinnert Ute Korbach an Rudolph, das Red-Nosed-Reindeer. Stimmt, denkt sie, draußen in der Fußgängerzone hängt schon wieder der Weihnachtsschmuck. War nicht eben noch Sommer?

»Oh, Sie hat es aber ganz schön erwischt«, sagt die Ärztin. »Das miese Dezemberwetter?« – »Ja, aber ich habe so fürchterliche Kopfschmerzen dazu«, sagt die Rotnasige. »So schlimm war das noch nie. Hier links hinter dem Auge und hinter der Stirn.« Stirnhöhlenvereiterung, bereits die dritte heute. Die Ärztin merkt, wie ihre Aufmerksamkeit abschweift und das Standardprogramm anläuft. Antibiotika für ein paar Tage, Nasentropfen zum Abschwellen und Schmerzmittel, in vier Tagen bitte noch mal beim Hausarzt vorstellen. Hunderte Male hat sie das Krankheitsbild schon gesehen, da macht sich Langeweile breit. Können denn die Hausärzte gar keine Fälle mehr selbst versorgen?

Aber die Routine hat auch Vorteile. Die Arbeit wird leichter und läßt sich schneller erledigen. Oft ist Ute Korbach einfach froh, wenn Fälle daliegen wie im Lehrbuch, so richtig anspruchslos und in zwei Minuten erledigt. Das leert das Wartezimmer, und vielleicht könnte sie ja heute mal eine halbe Stunde früher nach Hause gehen. Und sich noch in Ruhe herrichten. Um acht ist sie mit Harald zum Essen verabredet. Und heute darf echt nichts dazwischen kommen, denkt sie, sonst bin ich bald endgültig solo. Also rasch fertigmachen. Bei derartigen Blitzdiagnosen sind die Gesichter natürlich sofort vergessen. Oft genug sehe ich nur noch die Krankheit und nicht mehr den Menschen, denkt sie. Das Mundbodenkarzinom von Zimmer drei, die Halsphlegmone von gestern, das Kind vorhin mit der eitrigen Mandelentzündung. War das ein Junge oder ein Mädchen?

Menschlichkeit als Erinnerungsstück

Eigentlich war der enge persönliche Kontakt doch immer der Grund, warum ich Ärztin werden wollte. Auf jemanden zugehen, ihm zuhören, die Probleme erkennen und dann helfen, das hat mich immer am meisten fasziniert. Dieses kunstvollste aller Handwerke. Es brauchte nur ein kurzes Krankenhauspraktikum, und sie war restlos infiziert. Sie wollte mit aller Leidenschaft, allen ihren Talenten und unbedingtem Willen Chirurgin werden.

Ach, süße Jugendzeit, denkt Ute Korbach, mittlerweile gehe ich zögernd auf die Menschen zu, fürchte, daß sie nicht mehr aufhören zu erzählen, habe erfahren, daß es viel zu viele Probleme gibt, um sie klar auseinanderzuhalten, und weiß, daß wirkliche Hilfe weit über das hinausgeht, was wir im OP oder mit unseren Medikamenten leisten können. Und ich packe es einfach nicht, mir noch die banalen Geschichten der Patienten reinzuziehen. So wie die schwer depressiv wirkende Frau vorhin, die ich einfach abgewürgt habe. Dabei hätte sie bestimmt psychiatrische Hilfe gebraucht. Doch wenn vor der Tür 20 Patienten warten, habe ich weder die Ruhe noch die Zeit.

Tribut an die Industrie

»Warum muß ich denn noch zum Röntgen«, will die Patientin mit den eitrigen Stirnhöhlen wissen. Gute Frage, denkt sich Ute Korbach. Damit sich die teuren Geräte auch rentieren. Und weil ich bald auch schon zu den Ärzten gehöre, die sich noch das Offensichtlichste von Maschinen beweisen lassen müssen, weil sie ihren fünf Sinnen nicht mehr trauen. Da war ich vor ein paar Jahren noch mutiger, sinniert sie. Das war ein richtiger Triumph damals, als der 17jährige mit seinen total panischen Eltern in die Ambulanz kam. Er hatte Blut im Urin. Der Junge, völlig verschüchtert und ängstlich, kam kein einziges Mal zu Wort. Muttern beantwortete alle Fragen.

Schon einmal hatte er dieses Problem. Damals wurde er durch die komplette diagnostische Mühle der Klinik gedreht. Die Bilanz nach ein paar Tagen: nichts gefunden. Das Blut im Urin ging auch so wieder weg. Und mein Kollege – wie hieß er noch mal? – wollte den gleichen Marathon wieder starten, ihn eben zum Röntgen und zur Blutentnahme schicken. Der Kleine wurde ganz blaß um die Nase. Da habe ich die Eltern unter einem Vorwand rausgeschickt und mich einfach ein bißchen mit dem Jungen unterhalten. Als er seine Schüchternheit überwunden hatte, erzählte er schließlich von der Klassenfahrt, die am Tag zuvor zu Ende gegangen war. Viel Bier habe er getrunken, und dann habe es beim Pinkeln ein bißchen weh getan. Ganz typische Geschichte eines kleinen Nierensteins, der beim Abgang die Harnröhre verletzt hat. Harmlose Sache. Als ich das dann dem Chefarzt gesagt habe, hat er mich gelobt. »Sehen Sie, eine gute Anamnese ist noch immer das Wichtigste für eine richtige Diagnose.« Seine Worte klingen mir heute noch wie Balsam im Ohr. Ich war richtig stolz auf mich. Damals . . .

»Das Röntgenbild dient dazu sicherzugehen, daß Sie wirklich eine Nasennebenhöhlenentzündung haben«, erklärt die Ärztin der Patientin und beißt sich dabei fast auf die Zunge. »Allerdings müssen Sie der Untersuchung nicht zustimmen, wenn Sie nicht wollen.« Wenn der Chef meinen letzten Satz gehört hätte, würde er mich an die Wand nageln. »Wenn es nicht unbedingt nötig ist, möchte ich lieber auf das Röntgen verzichten«, sagt die Patientin. Ute Korbach schluckt und trägt die Entscheidung der jungen Frau in den Erste-Hilfe-Bogen ein.

Sicher ist sicher, und falls mir irgendeiner von den lieben Kollegen an den Karren fahren möchte, habe ich einen schriftlichen Beweis in der Hand. Sie verabschiedet sich von der Rotnase: »Wenn es schlimmer wird oder das Fieber steigt, können Sie jederzeit wieder vorbeikommen. Tschüs.« Patient Nummer 19 erledigt, so jetzt schnell noch einen Kaffee. Der schwarze Treibstoff des Krankenhauses.

Klinikarzt und Gesundheit – ein Widerspruch

Als Ute Korbach auf dem Stuhl im Aufenthaltsraum sitzt, überfällt sie eine bleierne Müdigkeit. Spätfolge des gestrigen Kinobesuchs mit einer alten Freundin. Jetzt kommt die Reue: Wäre ich nur früher ins Bett gegangen. Die Augen fallen ihr fast zu. Dabei hat Hannah schon gemeckert, weil ich nach dem ersten Bierchen gleich nach Hause wollte. Ich kann sie ja verstehen, schließlich haben wir uns schon ewig nicht mehr gesehen, da gibt es eben viel zu reden.

Halb eins war's, als sie ins Bett kam, eigentlich kein Drama. Aber um halb sechs aufstehen bleibt trotzdem unmenschlich. Wahrscheinlich liegt ihr auch die Wahnsinnsnacht während des Dienstes vorgestern noch schwer in den Knochen. Es schien, als sei der Vollmond der ganzen Stadt ins Gemüt gefahren. Ununterbrochen Betrieb bis in die Morgenstunden. An den ständigen Wechsel im Schlafrhythmus hat sie sich in den vier Jahren, die sie jetzt schon im Krankenhaus arbeitet, nie ganz gewöhnen können. Dabei sind die Bedingungen an ihrem jetzigen Arbeitsplatz noch gut. Klare Dienste, nie länger als 24 Stunden. In allen anderen Krankenhäusern, in denen sie bisher gearbeitet hat, waren 36-Stunden-Dienste die Regel. Vom Gesetz her darf ein Arzt nicht länger als zehn Stunden am Stück arbeiten. Um nicht mit dem Gesetz in Konflikt zu geraten, bedienen sich die Krankenhausverwaltungen eines Tricks: Die Nachtdienstzeiten werden nur zur Hälfte als Arbeitszeit gezählt. Schließlich hätten die Ärzte ja die Möglichkeit, im Krankenhaus zu schlafen.

Der blanke Hohn. Vor zwei ins Bett zu gehen ist absolut sinnlos, da wirst du jede halbe Stunde rausgeklingelt. Und dann die hochgradig verwirrte Patientin auf Station fünf, die sich sämtliche Infusionen und Katheter rausgerissen hat. Eineinhalb Stunden habe ich mit ihr gekämpft. Um sechs bin ich dann in dieses düstere Kabuff, das die Bezeichnung Dienstzimmer gar nicht verdient, und hab mich in den Klamotten aufs Bett gelegt. Draußen hat es schon gedämmert.

Wenn man dann geweckt wird, fühlt man sich zunächst euphorisch und regelrecht high für eine knappe Stunde. Gott sei Dank, die Nacht ist vorbei, die Besprechungen mit den Kollegen der Frühschicht, die neuen Patienten. Am Vormittag kommt dann der Einbruch. Du bist voll daneben. Reaktionsvermögen und Konzentrationsfähigkeit nach 20 Stunden ohne Schlaf sind vergleichbar mit denen eines Autofahrers mit einem Promille Alkohol im Blut. Von dem Betrunkenen würde aber keiner erwarten, komplizierte Operationen durchzuführen oder lebenswichtige Entscheidungen zu fällen. Geschätzte 300000 ärztliche Kunstfehler passieren jedes Jahr in Deutschland, jeder zehnte hat tödliche Konsequenzen. Ob die Folgen der Übermüdung darin überhaupt erfaßt sind, möchte ich gar nicht wissen, denkt Ute Korbach.

Eins hat sie zumindest bis zur Perfektion gelernt. Wenn die Gelegenheit da ist, kann sie auf Kommando einschlafen. Die Erfahrung macht's möglich. In den ersten Jahren war das noch ganz anders. Jeder Nachtdienst der blanke Horror. Die Zeit werde ich nie vergessen. Drei Stationen mit teilweise schwerkranken Patienten, dazu noch die erste Hilfe und eine einzige Fachkraft: Ute Korbach, der Grünschnabel von der Uni. Theoretisch gab es zwar Klammer*, den erfahrenen Kollegen, doch der hat ihr brutal deutlich klargemacht, daß er keine Lust hat, von ihr um die Nachtruhe gebracht zu werden.

Die eine Horrornacht kurz vor Weihnachten. Der kleine Junge mit der Thrombose in der unteren Hohlvene, der am nächsten Tag operiert werden sollte. Er hatte Fieber und heftige Schmerzen. Von Minute zu Minute ging es ihm schlechter. Sie wußte nicht, wieviele Schmerzmittel sie geben konnte, sie wußte nicht, was sich hier anbahnt. Drei Stunden litt sie mit dem Kind mit, saß bei ihm und versuchte alles, was ihr einfiel. Und irgendwann war es ihr dann egal, und sie läutete Klammer doch heraus. Schließlich ging es um ein Menschenleben. Völlig ausgeflippt ist der. Sie sei unfähig, schrie Klammer, solle sich einen anderen Job suchen, solle selbst ein paar Beruhigungsmittel einwerfen, wenn sie das nervlich nicht packe. Klammer bemühte sich nicht mal aus dem Bett.

Und dann seine Sprüche in der Frühbesprechung. Vor allen anderen hat er sie bloßgestellt. Was sie denn während des Studiums gelernt hätte, wenn sie nicht einmal in der Lage sei, einen Nachtdienst allein zu managen. Als Arzt müsse man eben in der Lage sein, Entscheidungen zu fällen. Und so weiter. Dem Kind ging es natürlich wieder prächtig am Morgen.

Lehrlinge als Ärzte

Daß Jungärzte nach einer Einarbeitungszeit von sechs Wochen allein die Verantwortung tragen, ist im Klinikalltag üblich. Dabei haben sie während ihres Studiums nur selten ein Krankenhaus von innen gesehen. Deutsche Medizinstudenten sind berühmt für ihr theoretisches Wissen und berüchtigt für ihre praktischen Fähigkeiten, eine Folge des extrem verschulten Ausbildungssystems. Vor Jahren wurde deshalb der sogenannte AiP, Arzt im Praktikum, eingeführt. Eineinhalb Jahre, so die Idee, soll man unter Anleitung gestandener Ärzte Erfahrungen sammeln. In der Realität ist das einzige, was wirklich an ein Praktikum erinnert, die Bezahlung. 1200 Euro brutto verdient ein Arzt im Praktikum heute. Als Ute Korbach ihr AiP machte, war es noch deutlich weniger. Aber, denkt sie zurück, glücklicherweise hatte ich eh keine Zeit zum Geldausgeben.

Nach einer Woche Einarbeitungszeit hatte sie bereits eine gefäßchirurgische Station mit 20 Patienten zu betreuen. Ganz allein. Der verantwortliche Oberarzt hat sich nicht blicken lassen. Wie ein blindes Huhn lief sie auf der Station herum, wußte nicht einmal, wo das Verbandsmaterial oder die Spritzen liegen. 13, 14 Stunden am Tag war sie da, auch Samstag und Sonntag. Arbeiten, schlafen und essen, mehr gab es nicht. Was heißt gab, wenn ich ehrlich bin, ist es doch jetzt auch nicht anders, brütet sie vor sich hin. Ich habe mich nur damit abgefunden, daß ich ein arbeitsamer Sklave mit dem Gemüt eines Fußabtreters bin. Die Stimme der Schwester holt Ute Korbach abrupt in die Realität zurück. »Frau Doktor, der Herr Dämel* wartet schon in Zimmer drei auf Sie.«

Unangenehme Wahrheiten

Oje, den hab ich verdrängt. Ich kann da heute nicht reingehen, das pack ich einfach nicht. Die Ärztin kennt den 49jährigen Jazzmusiker schon länger. Vor Jahren hat sie ihn bei einem Konzert gesehen, sich seine Klarinettensoli gemerkt und seinen kuriosen Bart. Und vor etwa einem Jahr hat sie ihn näher kennengelernt. Als bei ihm ein seltener Speicheldrüsentumor diagnostiziert wurde. Wie es schien, gerade noch rechtzeitig. Der heimtückische Krebs wurde operiert, Herr Dämel erholte sich schnell, ständig besucht von seiner kleinen Frau und den bereits erwachsenen Kindern. Die unentbehrliche Klarinette immer in Reichweite. Zum Abschied spielte er sogar einige nette Sequenzen.

Neulich bei der Nachuntersuchung erwähnte er dann so nebenbei ein gelegentliches Lähmungsgefühl in der linken Gesichtshälfte. Solche banalen Beobachtungen sind gefürchtet in der Tumornachsorge. Das Computertomogramm hat die Ahnung bestätigt, gestern hat sie den Befund gesehen. Der Tumor ist nachgewachsen, größer denn je. Der Chefarzt möchte noch mal operieren. Dazu muß allerdings zunächst die Geschwulst durch eine Chemotherapie verkleinert werden. Und Ute Korbach soll diese Botschaft überbringen. Jetzt.

Warum zum Teufel taucht Kollege Schultz nicht auf. Sie öffnet die Tür, Dämel springt gleich auf und reicht ihr die Hand. »Ach, Frau Doktor, das ist ja schön, Sie zu sehen. Wie geht es denn?« Sie weicht dem Blickkontakt aus. »Danke, gut«, sagt sie. – Scheiße, der hat ja wirklich keine Ahnung. Besser, ich komm gleich zur Sache, es hilft ja nichts.

»Herr Dämel«, setzt sie an, »ich habe unangenehme Nachrichten. Die Gesichtslähmung war kein gutes Zeichen. Der Tumor ist wieder da.« Das Lächeln des Musikers gefriert. »Um Himmels willen. Muß ich etwa noch einmal operiert werden?«

Was soll ich ihm denn jetzt sagen? Daß er jetzt wochenlang Chemo-Tabletten nehmen muß, daß ihm häufig übel sein wird, viele Haare ausgehen und sein Körper an den harmlosesten Keimen erkranken wird. Und daß er schließlich operiert wird, obwohl die Chancen auf Erfolg verschwindend gering sind. Warum wird er eigentlich operiert? Zum Wohle des Patienten oder nur um der Operation willen? Viele ältere Kollegen stellen sich die Frage überhaupt nicht. Gemacht wird, was gemacht werden kann. Rein technisch betrachtet. Dabei hat der Tumor schon den Gesichtsnerv erreicht, das verschlechtert die ohnehin schon üble Prognose noch weiter. Was hat der Mann zu gewinnen? Er muß zumindest einen Monat im Krankenhaus verbringen, mit einer riesigen Wunde am Hals. Und ich soll ihm zu dieser Tortur raten? Warum behandeln wir immer weiter, auch wenn es dem Menschen nicht mehr nützt? Warum sage ich ihm nicht einfach, er soll nach Hause zu seiner Familie gehen. Ich mag Dämel. Wenn er ein Verwandter wäre, würde ich ihm auf jeden Fall von der Therapie abraten. Was mache ich hier eigentlich? Soll ich ihn belügen, nur um ihn zu der vom Chef gewünschten Operation zu treiben. Nein.

Behutsam erklärt sie ihrem Patienten die Vor- und Nachteile der verschiedenen Behandlungsmöglichkeiten. »Was würden Sie mir raten, Frau Doktor?« »Ich weiß es nicht, das müssen Sie und Ihre Familie letzten Endes selbst entscheiden. Sie sollten das auf jeden Fall noch einmal mit dem Herrn Professor besprechen. Ich werde ihm sagen, daß Sie mit ihm reden wollen.« Als Herr Dämel geht, hat er verdammt feuchte Augen. Und Ute Korbach auch.

Ich pack das einfach nicht mehr. Diese Tumorpatienten machen mich fertig. Vielleicht hat der Kollege Friese* ja recht. Der alte Zyniker fragt mich immer, warum ich mir so viel Mühe geben würde: »Das ist doch für die Katz, Frau Kollegin, die sterben alle. Spielen Sie hier um Gottes willen nicht die Pastorin!« – Will ich so werden wie er? Oder bin ich es etwa schon?

»Frau Panzer* bitte in Behandlungsraum drei«, schallt es durch den Lautsprecher. Ute Korbach wischt sich über die Stirn, ein kurzer Kontrollblick in den Spiegel. Ihre Augen sind gerötet. Dazu die dicken, ungesunden Ringe. »Gott, seh ich scheiße aus!«

Not- und andere Fälle

Die Tür geht auf. Eine goldbehangene, beleibte Mittfünfzigerin stürmt das Zimmer. Über Ute Korbach bricht ein Wortschwall herein. »Na endlich, seit einer geschlagenen Stunde warte ich jetzt schon. Das kann doch nicht wahr sein, und so was nennt sich modernes Krankenhaus. Sie haben wohl noch nie was von Dienstleistung gehört. Außerdem bin ich privat versichert.« Instinktiv weicht Ute einen Schritt zurück. »Oh, und auch noch eine Frau. Gibt es hier keine Ärzte.« Reiß dich zusammen, Ute, reiß dich zusammen.

»Egal jetzt, ich hab es eilig. Ich habe Halsschmerzen, seit drei Tagen. Ich brauche dringend ein Schmerzmittel.« Ute Korbach bemerkt die aufsteigende Wut. Was denkt sich die Alte eigentlich, der zeig ich's. »Das ist eine Notfallambulanz. Wenn Sie schon so lange Beschwerden haben, ist das kein Notfall. Wenn Sie hier behandelt werden wollen, müssen Sie eben warten, bis die wirklich dringenden Fälle erledigt sind. Oder Sie gehen besser gleich zu Ihrem Hausarzt.«

Ute, krieg dich wieder ein, sie kann ja nichts dafür, daß du einen miesen Tag hast. Wie war das in der Studie, die mir der

Internist von Station 15 neulich gezeigt hat? Von den 100 befragten Ärzten gaben zwei Fünftel zu, ihre streßbedingten Aggressionen am Patienten auszuleben. Die Palette reichte von grober Unhöflichkeit bis zu gewalttätigen Handlungen. Ha, denkt sich die Ärztin und muß beinahe lachen, fünf Fünftel kommen der Wahrheit bestimmt viel näher. Und was stand da noch? Acht Jahre nach Berufsbeginn empfindet die Mehrzahl der Ärzte für ihre Patienten in erster Linie Abneigung und Ekel. Jetzt bin ich auch bald soweit. Ute Korbach funkelt die Dicke kampflustig an.

»Frau Doktor, können Sie nicht schnell schauen und mir dann ein paar Lutschtabletten geben. Mein Hausarzt ist leider in Urlaub.« Frau Panzers Ton ist plötzlich ganz freundlich. Na, geht doch.

Gegen halb zwei geht Ute Korbach über den Hof zum Mittagessen. Es ist kalt, aber erfrischend nach dem Mief der Station. Erstaunt stellt sie fest, daß es regnet. Sie atmet die feuchte Luft tief ein, der typische Geruch feuchter Erde. Hätte die Sonne geschienen oder ein Schneesturm getobt, sie wäre genauso überrascht gewesen. Ich bekomme nicht einmal mehr mit, welche Jahreszeit wir haben, denkt sie. Den ganzen Tag im Neonlicht der Ambulanz, konstante Temperatur 23 Grad, nicht einmal ein Fenster gibt es. Ein Leben entlang beigefarbener Wände. Mit einem grünweißgestreiften Teppich auf den Fluren. Ein Neurologe hat einmal im Scherz gesagt, der sei ideal, um epileptische Anfälle zu provozieren.

Die Medizinfabrik

Ihr Blick fällt auf das Klinikgebäude. Entfernt erinnert der riesige Betonklotz an eine Werksanlage des nicht allzu weit entfernten Chemiekonzerns Bayer. »Medizinfabrik«, schießt es Ute Korbach durch den Kopf. Recht oft in letzter Zeit wünscht sie sich die heimelige Atmosphäre des kleinen Krankenhauses in der Eifel zurück, wo sie nach dem AiP ihre erste Stelle als Assistenzärztin in der plastischen Chirurgie angetreten hatte. Dort kannte sie alle Ärzte und auch die meisten Schwestern, man duzte sich.

Zumindest gelegentlich hat es sich angefühlt wie in einer großen Familie. Wenn sie unsicher war, konnte sie den alten Hasen von der Allgemeinchirurgie um Rat fragen. Und der freute sich darüber.

Jetzt weiß sie die Namen der anderen Ärzte erst, nachdem sie das Schildchen auf dem weißen Kittel gelesen hat. Über 800 studierte Schildchenträger gibt es in der Uniklinik. Insgesamt rund 5500 Angestellte, vom Rasenpfleger bis zum Verwaltungsdirektor, kümmern sich um bis zu 1600 Patienten. In 26 verschiedene Abteilungen ist der Medizinmoloch unterteilt. Die Klinik für Hals-Nasen-Ohren-Heilkunde, in der Ute Korbach arbeitet, gehört mit 60 Betten zu den kleinsten.

Der riesige Speisesaal ist etwa halb voll. Dort und da haben sich einige recht lebhafte Runden gefunden. Hauptsächlich Studenten. Ute Korbach stellt sich in die Schlange zur Essensausgabe. Die Ärzte sind leicht zu erkennen. Mit den strahlenden weißen Göttern aus den Arztserien haben diese übermüdeten Gestalten mit ihren von den OP-Hauben plattgedrückten Haaren wirklich wenig Ähnlichkeit. Sie setzt sich zu zwei Kollegen, die sie flüchtig kennt. Das Gespräch dreht sich wie üblich um das allgemeine Lieblingsthema. Fritsch* und Thoma* überbieten sich gegenseitig in der Schilderung ihrer üblen Arbeitsbedingungen. Ute Korbach hört fast so etwas wie Stolz in ihren Stimmen. In der Sache haben sie ja recht. Geschätzte 50 Millionen Überstunden leisten Krankenhausärzte jedes Jahr ohne Bezahlung oder Freizeitausgleich. Und gemurrt wird immer nur im trauten Kollegenkreis.

»Wir sollten endlich mal etwas dagegen unternehmen«, meint Thoma. Sie grinst in sich hinein. Der immer mit seinen Sprüchen. Große Klappe, nichts dahinter. In Wirklichkeit muckt keiner auf. Fast alle Kollegen haben zeitlich befristete Verträge. Wer Ärger macht, kriegt einfach keine Vertragsverlängerung. Und das Heer von gut 8000 arbeitslosen Ärzten steht schon Injektion bei Fuß.

Eine Generation von Kriechern

Erst letzte Woche hat sie beim Chefarzt eine ordentliche Abfuhr bekommen, als sie anfragte, ob sie ihre Überstunden mal in Freizeit abtauschen könnte. Der hatte die Frechheit, einfach die Notwendigkeit von Überstunden anzuzweifeln. »Da müssen Sie eben schneller arbeiten.« Seitdem ist das Thema erledigt. Wie hat die *Frankfurter Rundschau* die Situation junger Ärzte einmal kommentiert: »Hier wächst eine Generation von Kriechern heran.«

War es das, was ich wollte? Zu einer Generation von Kriechern zu gehören. »Ute, was ist los, hast du keinen Hunger?« Fritsch stupst sie an. »Komm, wir müssen hoch. Um zwei ist Besprechung. Sonst flippt der Alte wieder aus.« Fast unberührt bleibt das Mittagessen stehen.

Im Besprechungszimmer wartet schon die weiße Wolke aus Assistenten, AiPlern und Oberärzten. Jeden Mittag werden hier die Neuaufnahmen vorgestellt, der Verlauf der heutigen Operationen und die für den nächsten Tag geplanten Eingriffe besprochen. Vor dem Chefarzt liegt ein Stapel Patientenkurven. »Herr Dämel, die Neuaufnahme mit dem Rezidiv des Speicheldrüsentumors«, beginnt er. »Frau Doktor Korbach, er soll morgen drankommen. Haben Sie mit ihm alles arrangiert?«

Jetzt gibt es Ärger. Sie schaut den Chef entschlossen an. »Herr Dämel war sich noch nicht sicher. Er würde gern gemeinsam mit seiner Frau noch mit Ihnen sprechen. Sie ist heute den ganzen Nachmittag bei ihm.« Ute Korbach spürt den mißbilligenden Blick. »Die Sachlage ist doch eindeutig. Konnten Sie ihm das nicht vermitteln?« »Ich kann ja noch mal…«, stottert sie. »Lassen Sie es gut sein, ich werde mich drum kümmern.«

Scheint ja einen guten Tag heute zu haben, der Herr Professor. Ute Korbach atmet tief durch. Erleichterung macht sich breit. Irgendwie mag ich ihn, er hat zumindest seine Menschlichkeit behalten. Gute alte Schule.

Die Spannung fällt ab. Und sofort kommt die Müdigkeit zurück. Die Ärztin schaltet auf Durchzug. Im Stakkatostil werden alle wesentlichen Aktionen auf der Station durchgenommen. Schließlich berichtet der Professor kurz von der Operation an Frau Schmidt*, der einzigen Patientin, die in Ute Korbachs unmittelbare Kompetenz fällt. Alles sei gut gegangen, die Frau bald über den Berg. Der Chef studiert die Krankenakte und stutzt. »Warum bekommt die Frau heute schon wieder Marcumar?«

Ute Korbach erschrickt. Das gerinnungshemmende Mittel ist wegen des Risikos gefährlicher Blutungen in der ersten Zeit nach einer Operation strengstens verboten. Pure Schlamperei. Da meldet sich der Oberarzt Keller* und fixiert sie. »Wie konnte Ihnen das nur passieren? Rufen Sie sofort auf Ihrer Station an und machen Sie das rückgängig.« Ihre Gedanken rasen. Das kann doch nicht sein. Ich weiß, daß die Patientin das Mittel normalerweise wegen ihrer Herzrhythmusstörungen einnimmt. Ich habe es aber sicher nicht angesetzt, sie bekommt doch Heparin. Sie hetzt zum Telefon. »Frau Schmidt darf heute abend auf keinen Fall Marcumar bekommen.« Schwester Ingeborg am anderen Ende der Leitung bleibt ganz cool. »Ich hab mich auch gewundert und das Marcumar längst aus dem Medikamentenschälchen genommen.«

Als Ute Korbach ins Zimmer zurückkommt, ist die Besprechung vorbei. Auf dem Tisch liegen die Patientenkurven. Sie schlägt die Seite von Frau Schmidt auf. Dort steht es: Marcumar. Das ist aber nicht meine Handschrift. Sie schaut auf das Kürzel im Verordnungsbogen: Ke. Keller, der miese Kerl. Hat es selbst verbockt und mir dann angehängt. Vor allen anderen, der Feigling. Hauptsache, er hat seine Schäfchen im Trockenen.

Tränen der Wut steigen in ihre Augen. Eigentlich wollte ich immer im Team arbeiten. Und was ist das hier, ein Trupp von Einzelkämpfern mit spitzen Ellenbogen. Jeder möchte mit den Problemen des anderen so wenig wie möglich zu tun haben. Soviel Arbeit wie möglich auf andere abschieben und dann schnell nach Hause, so ist das gängige Prinzip. Müde steigt sie die Treppen zur Station hinauf. Da kommt der Oberarzt Keller um die Kurve.

Mit dem Ekel jetzt noch zu streiten bringe ich einfach nicht. Sie summt die Melodie des Gassenhauers »Du mußt ein

Schwein sein in dieser Welt«. Laut genug. Kellers massiger Körper hält inne. Mit einem süffisanten Grinsen dreht er sich um. »Höchste Zeit, daß Sie das auch endlich kapiert haben, werte Kollegin.« Bevor sie den Mund aufbekommt, ist er entschwunden. Ich muß mich abregen. Irgendwann erwische ich diesen Widerling. Und wer zuletzt lacht, lacht am längsten.

Schreiben, schreiben, schreiben

Als Ute Korbach mit der Visite anfängt, ist es bereits siebzehn Uhr. Die Patienten, denen sie heute morgen kein Blut abgenommen hat, bekommen jetzt zum ersten Mal am Tag einen Arzt zu sehen. Die Ärztin huscht durch die Zimmer, beantwortet schnell die wichtigsten Fragen, schaut unter die Verbände. Nebenbei blättert sie die neuen Befunde durch, ordnet neue Medikamente an und setzt andere ab. Es fällt ihr immer schwerer, sich zu konzentrieren.

In Zimmer 304 sind die etwas verwirrten alten Omas. So ein Zimmer gibt es auf jeder Station. Eigentlich geht sie gern zu den Damen. Die freuen sich immer, wenn sie kommt. Sie setzt sich auf die Bettkante von Frau Grieneisen*. Die 86jährige lebt im Heim. Besuch bekommt sie so gut wie nie. Frau Grieneisen fängt mit einer umständlichen Erzählung an. Nach einer Minute unterbricht die Ärztin sie. »Ich muß leider weiter, die anderen Patienten warten schon.« Eigentlich wartet in erster Linie der Papierkram, denkt sie sich.

Im letzten Zimmer auf dem Flur liegt Herr Dämel. Ute bleibt vor der Tür stehen. Da war der Chef mittlerweile bestimmt schon drin, denkt sie sich. Das kann ich mir dann sparen. In ihrem Arbeitszimmer packt sie das schlechte Gewissen. Doch der Aktenberg auf dem Schreibtisch macht es ihr einfacher, sich vor dem schweren Gang zu drücken. Vier Entlassungsbriefe muß sie heute mindestens noch schreiben. Der ganze Papierkram kostet so viel Zeit. Meine Hauptaufgabe ist doch eigentlich die einer Sekretärin. Schreiben, schreiben, schreiben. Anscheinend ist es wichtiger, einen Patienten zu verwalten, als sich um ihn zu kümmern. Dafür geht mindestens ein Drittel meiner Zeit drauf: OP-Berichte, Entlassungsbriefe, Anforderungen, Gutachten. Eine Untersuchung hat einmal ergeben, daß ein Patient seinen Arzt im Durchschnitt sieben Minuten am Tag sieht. Für mehr reicht es bei mir auch nicht.

Ich hätte nach dem praktischen Jahr in Kanada bleiben sollen, denkt Ute Korbach. Dort erlebte sie so etwas wie eine »bessere Welt der Medizin«, einen wirklichen Gegenentwurf zu diesem traurigen deutschen Trott. In Kanada begleitet der Hausarzt seinen Patienten ins Krankenhaus und kümmert sich dort um ihn. Sogar bei der Operation ist er dabei. Er ist so etwas wie der Gesundheitsanwalt des Patienten. So entsteht ein richtiges Vertrauensverhältnis. Und zwischen den Kollegen herrschte eine tolle Stimmung. Die Hierarchien waren flach, der Chefarzt war fast wie ein Freund. Ich konnte ihn immer fragen, wenn ich etwas nicht wußte. Damals hat es mir soviel Spaß gemacht, Ärztin zu sein. Und jetzt? Jetzt sitze ich hier frustriert und fange fast an zu heulen vor Selbstmitleid.

Das Handy klingelt. »Hallo Schatz, ich hoffe, du hast schon den Mantel an.« – »Was, wen?« Ute Korbach schaut auf die Uhr. Halb acht. Sie erschrickt. Die Verabredung mit Harald. Wenn sie das hier nicht fertigmacht, kann sie sich morgen auf etwas gefaßt machen. Aber ich kann nicht schon wieder absagen. »Hey, es tut mir leid, Harald, aber ich schaffe das nicht. Ich komme später nach.«

Jetzt habe ich gerade gestern unseren Wochenendtrip abgesagt, weil der Chef die wissenschaftliche Studie plötzlich fertighaben will, und nun auch noch das. Gott, wie ich die Leute beneide, die zwei Tage die Woche garantiert freihaben. Und abends etwas planen können, ohne daß ständig etwas dazwischenkommt.

»Aha, ich hab mir schon gedacht, daß du nicht rechtzeitig wegkommst.« Er klingt nicht einmal wütend, wundert sich Ute, mehr so, als hätte er schon resigniert. »Du mußt das verstehen, der Chef hat Druck gemacht, und mein Vertrag geht nur noch drei Monate. Ich will mir nicht schon wieder was Neues suchen.«

Beim letzten Mal hat sie 50 Bewerbungen geschrieben und Absage um Absage gesammelt. Falls es die Kliniken überhaupt für nötig befanden zurückzuschreiben. Sie hatte das richtig persönlich genommen, obwohl es den Freunden vom Studium auch nicht besser erging. Als dann endlich die HNO-Klinik zusagte, war das wie ein Schwimmreifen für eine Ertrinkende. Dabei wollte sie nie HNO-Ärztin werden. Aber in der plastischen Chirurgie gibt es schon jahrelang kaum Angebote. Warum habe ich hier eigentlich unterschrieben? Und sie gibt sich gleich die Antwort: aus purer Existenzangst.

»Na gut, dann gehe ich halt allein«, sagt Harald. »Ich werde Peter und Jana sagen, daß die Frau Doktor sich leider mal wieder nicht rechtzeitig freimachen konnte.« »Okay, ich versuch ganz schnell da zu sein.« Jetzt klingt er richtig böse. Solche Diskussionen hatten wir oft in letzter Zeit. Den Spruch: Geben Sie Ihr Privatleben an der Pforte ab, habe ich ja brav befolgt. Der Urlaub geht für Weiterbildung drauf. Mein Lebensrhythmus wird vom Krankenhaus diktiert, und ich merke es oft nicht einmal mehr. Seit ich Ärztin bin, hat sich mein Leben völlig verändert. Der Großteil aller Kontakte ist abgerissen, Freundschaften sind zerbrochen, und meine Beziehung pfeift auf dem letzten Loch. Meine besten Jahre vergeudet an ein Krankenhaus? Was habe ich neulich der Studentin im fünften Semester gesagt, die ihr Praktikum bei mir gemacht hat? »Ich würde nie mehr Ärztin werden wollen!« Die hat mich richtig ungläubig angeschaut.

So wie Ute Korbach denken viele Mediziner. Laut einer Umfrage unter 1700 Berliner Ärzten bereut jeder zweite Arzt seine Berufswahl. Bei den Ärztinnen sind es sogar zwei Drittel. Tabletten- und Alkoholabhängigkeit sind bei den Weißkitteln ebenso überdurchschnittlich häufig wie psychische Leiden. Kein anderer akademischer Beruf hat eine höhere Selbstmordrate.

Ute Korbach ruft die nächste Krankenakte am Bildschirm auf. Es ist jene von Heiko Martens, dem heiseren Architekten von heute morgen. Natürlich hat sie keine Zeit gefunden, ihn wie versprochen im Krankenzimmer zu besuchen. Der Bildschirm verschwimmt vor ihren Augen.

Die medikalisierte Gesellschaft

Ende des 20. Jahrhunderts appellierte Hermann Nothnagel, Vorstand der Wiener Medizinischen Klinik, an seine Kollegen: »Mit Kranken, nicht mit Krankheiten hat es die Klinik zu tun.« Alle den Patienten betreffenden Entscheidungen, forderte Nothnagel, sollten ausschließlich am Krankenbett erfolgen und nicht in einem Labor.[11]

»Mit der Wandlung des Arztes vom Handwerker, der seine Kunst an ihm persönlich bekannten Individuen ausübt, zum Techniker, der wissenschaftliche Regeln auf Patientenkategorien anwendet, hat die Kurpfuscherei einen anonymen, fast respektablen Status gewonnen«[12], schreibt der Medizinkritiker Ivan Illich und fügt böse hinzu: »Und die Menschen geben ihr Leben dafür, soviel medizinische Behandlung wie möglich zu bekommen.«[13]

Etliche Krankheiten werden durch Diagnostik erst geschaffen. Laborirrtum, Fehlinterpretation von Röntgenbildern, falsch positive Tests sind an der Tagesordnung. Die Folge sind diagnostische Kaskaden mit psychischen und physischen Folgeschäden und enormen Kosten. Durch blinden Glauben an die Ergebnisse von Medizinmaschinen werden oft genug »Nichtkrankheiten« kreiert und Betroffene in eine »Krankenrolle« gedrängt.

Die griechische Mythologie liefert ein starkes Symbol: Pandora besaß ein Geschenk des Zeus, einen großen Tonkrug mit Deckel, den sie Epimetheus bringen sollte. Was sie nicht wußte: Zeus war auf die Menschen zornig, weil sie das Feuer gestohlen hatten, und benutzte Pandora für seine Rache. Kaum bei Epimetheus angekommen, heißt es in der griechischen Sage, öffnete Pandora den Deckel, und alsbald entflog dem Gefäß eine Schar von Übeln und verbreitete sich in Blitzesschnelle über die Erde. »Wenn wir unsere diagnostischen Technologien und unsere Arzneimittel nicht überlegt anwenden«, meint der deutsche Mediziner Karlheinz Engelhardt, »öffnen auch wir die Büchse der Pandora.«[14]

Methusalem heute

Herr Josef wirkt ein wenig wie der Bergfex Luis Trenker, wenn er mit den Armen rudert und breit lächelnd durch sein Haus führt. Ein Haus, das einem Heimatmuseum gleicht. Überall Ausstellungsstücke, Attraktionen, Volkskunst. Alles zusammengetragen und dann selbst restauriert. Den goldenen Lüster ebenso wie die zierliche Kommode. »Das ist Renaissance«, sagt Herr Josef und freut sich. Als er sie erstand, fehlten einige Schubladen mit ihren kunstvollen Beschlägen. Die hat er dann nachgebaut. Das ist nun aber schon mehr als vierzig Jahre her – und welche Laden original sind und welche von ihm, das kann er heute beim besten Willen selbst nicht mehr sagen.

Herr Josef ist Jahrgang 1912, feiert im Herbst seinen neunzigsten Geburtstag. Und er hat sein Leben wahrlich angefüllt mit Berufen und Talenten. Wann immer sich eine neue Chance auftat, warf er alles hin und ergriff sie. Er war Hilfsarbeiter, Zimmermann und Finanzbeamter. Er verkaufte Kohlen, Tierkalender und Versicherungen. Er töpferte Blumentöpfe, brannte Ziegelsteine und leitete ein Betonwerk. Und parallel dazu war er immer Künstler. Sein künstlerisches Schaffen begann, als ihm während des Kriegs ein Granatsplitter in den Brustkorb fuhr. Im Lazarett kam noch die Ruhr hinzu, und er begann Amputierte und Krankenschwestern zu malen, traurige Mädchen, die am Besuchstag ihren siechen Bräutigam umarmen. Einige Jahre lebte er in einer Münchner Künstlerkolonie vom Verkauf seiner Bilder. Und bis vor kurzem, als Herr Josef endgültig seinen Ruhestand erklärte, besaß er zwei Antiquitätenläden in bester Innenstadtlage.

Neugier und Abenteuerlust nennt er selbst seine zwei wichtigsten Antriebsfedern. Das tut schon weh, meint er, daß nun schon deutlich die Kräfte schwinden. Daß er nicht mehr schnell übers Wochenende in die Berge radeln kann und ein paar Dreitausender hochkraxeln. Aber er will nicht klagen. Es ist noch immer ein gutes Leben, sagt er. Der Kopf ist noch klar. Und das bißchen Schmerzen im Kreuz und in den Gliedern, das ist halb so wild. Und langweilig wird ihm auch nicht. Er reißt der Welt zwar leider keinen Haxen mehr aus, sagt er, aber tun kann er noch immer eine Menge. Und er zeigt ein riesiges Kruzifix, bei dem dem Herrgott eine Hand wegbröselt. Das will er heute richten. Es ist ja ein Regentag, gerade richtig für die Werkstatt...

Rosina ist 92. Als Tochter eines Nebenerwerbsbauern im bayrisch-österreichischen Grenzgebiet war die Kindheit rasch zu Ende, und sie schuftete als Magd auf anderen Höfen. Mit achtzehn verliebte sie sich und heiratete den Bauern mit dem schlechtesten Grund. Die Wiesen im Überschwemmungsgebiet des Inn waren sauer und voller Ampfer, die Äcker ein einziger Sumpf. Um alle Felder mußten tiefe Entwässerungsgräben gezogen werden. »Sie können sich gar nicht vorstellen, wieviele Steine ich geschleppt habe«, sagt sie und lächelt dabei.

Heute liegt ihr Hof im Stadtgebiet, und die Felder erwiesen sich schließlich doch als ertragreich. Auf ihnen stehen nun teure Häuser mit Blick zum Inn. Und im Garten von Rosina steht seit kurzem eine Marienkapelle. »Die habe ich aus Dankbarkeit errichten lassen«, sagt sie stolz, »weil unserer Familie nie etwas passiert ist – und damit es so bleibt.« Bei der Einweihung wurde sie mit der Kutsche zur Kirche gefahren, richtig hofiert. »Hab ich gesagt, heute komm ich mir vor wie die Queen Mum.«

Schon viel früher, wenn sie nach der Arbeit noch Kraft hatte, setzte sie sich abends an den Stubentisch und schrieb zum Licht des Petroleums Geschichten auf. Gedichte, kleine Erlebnisse mit den vier Kindern, Gebete, lyrische Träumereien. Dazu hätte sie nun mehr Zeit. Aber die Augen werden leider rasch müde, nach zwei Versen ist die Kraft vorbei. Dafür sind die Kinder immer in der Nähe. Der Älteste bringt jeden Morgen die Frühstückssemmel, die Jüngste besorgt den Garten.

Sammelt Herr Leopold seine Familie um sich, so füllt er einen geräumigen Wirtshaussaal: fünf Töchter, 17 Enkel, 33 Urenkel und jede Menge Anhang. In letzter Zeit häuften sich die Feste. Er wurde 110, seine Frau 100, da kommen auch die Bürgermeister.

Herr Leopold geht seit vielen Jahren jeden Tag seine Runde. Irgendwann brauchte er dazu einen Stock. Jetzt bereits zwei. Aber wenn es nicht zu stark regnet, so rückt er aus. Regelmäßigkeit ist so etwas wie das Leitmotiv seines Lebens. Feste Regeln lassen ein Gefüge entstehen, in dem jeder seinen Platz findet, religiöse Regeln, Regeln des Anstands und der Ordnung. Und über allem die Regel der Mäßigkeit. »Man darf keine Blödsinnigkeiten machen, wenn man so alt werden will«, sagt Herr Leopold. Und dazu zählt er: zuviel Trinken, zuviel Sport, zuviel Arbeit. Nur nichts übertreiben, ist sein Motto. Auch mit Langsamkeit kommt man zum Ziel.

Noch mit 103 Jahren veröffentlichte der emeritierte Universitätsprofessor seine letzte wissenschaftliche Arbeit: komplizierte mathematische Strukturen, die eben ihre Zeit brauchten, bis sie sich in eine Ordnung fügen ließen. Daß heute sein Gehör beeinträchtigt ist und ihn das Gedächtnis manchmal im Stich läßt, nimmt er hin. »Ich war immer ein optimistischer Mensch, denn ich glaube, daß Gott mich schützt«, sagt Herr Leopold, »ich habe allen Grund, zufrieden zu sein.«

Wie ein langes Leben möglich wird

Mäßigkeit, ein festes Wertesystem, intellektuelle Neugier, ein reges Sozial- und Familienleben. Die Lebensgeschichten von Leopold, Rosina und Josef sind beispielhaft für Menschen, die ein überdurchschnittlich hohes Lebensalter erreichen. Dazu erfüllen sie auch die »sieben Voraussetzungen für ein erfolgreiches Altern«, die kürzlich von Wissenschaftlern der Harvard University aus einer über sechs Jahrzehnte laufenden Langzeitstudie herausgefiltert wurden.[15]

- Alle drei zeigen einen positiven Umgang mit Problemen.
- Alle drei bewegen sich regelmäßig, sei es im Beruf oder bei Hobbies.
- Alle drei trinken gern mal einen Schluck Wein oder Bier.
- Leopold und Rosina haben nie Zigaretten angerührt, Josef ist seit 30 Jahren Nichtraucher.
- Keiner ist extrem übergewichtig.
- Keiner leidet an einer depressiven Erkrankung.

- Alle drei führten stabile Ehen mit dauerhaftem Kontakt zu ihren Kindern.

Diese sieben Gemeinsamkeiten, so die Bostoner Wissenschaftler, sollten schon im Alter von fünfzig Jahren bestehen, dann stehe dem »erfolgreichen Altern« und damit einer überdurchschnittlichen Lebenserwartung nichts mehr im Wege. Überrascht waren die Forscher, daß Geld und sozialer Status eine eher untergeordnete Rolle spielten. »Der Bildungsgrad und eine aktive Rolle in einer großen Familie waren für Gesundheit und Langlebigkeit der Studienteilnehmer wesentlich wichtiger.« Wichtiger auch als die »Qualität der medizinischen Versorgung«. Sobald ein Mindestmaß an Lebensqualität gesichert ist, spielt es offenbar keine Rolle mehr, ob man sich Privatärzte, Spitzenchirurgen und Einzelzimmer leisten kann oder den Kassenarzt in der Wohnumgebung aufsucht. Am längsten leben ohnehin jene, die den wenigsten einschlägigen Kontakt haben.

»Ich habe mich da immer sehr zurückgehalten«, beschreibt Josef seinen Umgang mit medizinischer Hilfeleistung. Medikamente nahm er nur, wenn es unbedingt notwendig war, und stets nur kurze Zeit. Mehr hielt er schon von den alten Hausmitteln. Rosina muß, seit sie einen Herzinfarkt hatte, mittlerweile schon ein beträchtliches Pillenquantum schlucken. Aber ebenso wie Leopold hatte sie in Zeiten der Pflegebedürftigkeit das Glück, daß sich zu Hause immer jemand um sie kümmern konnte. »Ärzte mag ich sehr«, sagt Rosina, »aber nur wenn sie auf Hausbesuch kommen. Vor dem Krankenhaus fürchte ich mich.«

Alle drei sind heute wesentlich über dem Alter, in dem der Durchschnittsbürger stirbt. Das liegt derzeit bei 74 Jahren für Männer und 80 Jahren für Frauen. Und es steigt noch immer an. Noch nie brachte ein Jahrhundert einen derart enormen Zuwachs an durchschnittlicher Lebenszeit. Ein heute geborener Bürger der Industriestaaten kann auf ein 30 Jahre längeres Leben hoffen als sein Altersgenosse vor 100 Jahren.

Mediziner reklamierten diese Leistung schnell für sich. Doch wenn die Wissenschaft alle harten Fakten zusammenträgt, ändert sich das Bild radikal. Ein Team der Stanford University hat berechnet, wie die Verdienste für den Zugewinn von 30 Lebensjahren aufzuteilen sind. Mit einem Anteil von fünf bis bestenfalls fünfeinhalb Jahren schneidet der riesige Medizinapparat, der schon jeden zehnten erarbeiteten Euro verschlingt, dabei recht bescheiden ab. Überraschend war für die Autoren auch, daß von diesen fünf Jahren gerade mal eineinhalb Jahre auf das Konto der Vorsorgemedizin gingen.[16]

Die wahren Ergebnisse der Medizin

Forscher der Harvard University errechneten schließlich, was einzelne medizinische Maßnahmen an Lebenszeit bringen. Gegenüber Änderungen des Lebensstils wirken die Beiträge der Medizin nicht gerade imposant. Die regelmäßige Teilnahme an der Brustkrebsfrüherkennung verlängert nach dieser Rechnung das Leben einer Frau beispielsweise um ganze 24 Tage. Regelmäßige sportliche Aktivität verhilft immerhin zu einem Plus von 6,2 Monaten. Und hört ein 35jähriger Mensch auf zu rauchen, dann darf ER mit einem Gewinn von acht Monaten, SIE sogar mit einem Bonus von zehn Monaten rechnen. Eine Masernimpfung bringt für den einzelnen hingegen gerade mal ein Plus von 2,7 Tagen, eine Mumpsimpfung gar nur acht Stunden.[17]

Wenn einzelne Wissenschaftler heute prophezeien, daß die Medizin bald ein durchschnittliches Lebensalter von 100 und mehr Jahren ermöglichen werde, so wären dazu Fortschritte nötig, von denen derzeit noch nicht einmal die einfachsten Voraussetzungen zu erkennen sind. Im Gegenteil. In den USA, wo die Weltkriege keine derart tiefen Narben hinterlassen haben wie in Europa und deshalb ein »natürlicheres« Bild der Altersverteilung besteht, ist der Zugewinn an Lebenszeit schon fast zum Erliegen gekommen. Während deutsche und österreichische Frauen ihre Lebenserwartung von 1992 bis 1998 im Schnitt um zwei Jahre erhöhten, konnten Amerikanerinnen nur noch um sieben Monate zulegen. In manchen Jahren zeigten sich sogar erste rückläufige Tendenzen.

Realistische Experten rechnen damit, daß sich dieser Trend in den nächsten Jahrzehnten verstärken wird und die Lebenserwartung sogar absinken könnte. Denn die Zugewinne durch vermehrte Bewegung, Sport und Nikotinaskese werden auf der anderen Seite durch eine wahre Epidemie chronischer Erkrankungen aufgefressen. In den neunziger Jahren stieg die Zahl der Diabetiker in den USA beispielsweise um ein Drittel. Jeder sechste Amerikaner wird im Lauf seines Lebens zuckerkrank. 10,3 Millionen Amerikaner sind bereits registriert, etwa 5,4 Millionen leben damit, ohne es zu wissen.[18] Die Auswirkungen dieses Trends auf das Gesundheitssystem sind enorm. Daneben rollt die Lawine der Allergien und Autoimmunerkrankungen heran. Jedes zweite Kind zeigt bereits Anzeichen von Asthma, jede dritte Einlieferung in eine Notfallklinik ist auf einen akuten Asthmaanfall zurückzuführen.

Maximaler Aufwand bei minimalen Chancen

Rund 50 Prozent der Leistungen im klinischen Alltag werden für Menschen aufgewendet, die sich in ihren letzten beiden Lebensmonaten befinden.[19] Im Klinikablauf nimmt der Anteil für die »Abwicklung und Verwaltung des Sterbens« stetig zu. Etwa jedes vierte Krankenhausbett wird von Sterbenden belegt.[20] Auf Intensivstationen trägt bereits jede dritte Maßnahme das Etikett »therapeutisch wahrscheinlich nicht mehr sinnvoll«[21]. Immer häufiger dienen diese sündteuren High-Tech-Abteilungen dazu, das Sterben todkranker Menschen mit hohem Aufwand hinauszuzögern.

Daß Ärzte auch in aussichtslosen Fällen verpflichtet sind, für ihre Patienten den Kampf gegen den Tod weiterzuführen, ist eine relativ junge Erscheinung in der Medizin. Noch vor weniger als 100 Jahren gehörte es zur Ausbildung der Ärzte, die sichtbaren Zeichen des nahenden Todes zu erkennen. Das Auftreten dieser Veränderungen gab dem Arzt zu verstehen, daß er sich zurückziehen mußte, weil er nicht mehr vor einem Patienten, sondern vor einem Sterbenden stand. Erst in den letzten Jahrzehnten ist diese nüchterne Vernunft abhanden gekommen. »Heute unterbindet die Medikalisierung des Todes das eigene Sterben«, klagte Ivan Illich den Medizinbetrieb genauso an wie die gesellschaftliche Entwicklung, in der nicht mehr vermittelt wird, daß »Lebenskunst auch die Kunst des Alterns und Sterbens voraussetzt«[22]. Dazu kommt, daß die mit dem Alter notwendig einhergehende hohe Sterblichkeitsrate nicht immer auf natürliche Abbauprozesse zurückzuführen ist. Auch unerwünschte Arzneimittelwirkungen spielen hier eine beträchtliche Rolle.[23] Ein Team deutscher Wissenschaftler ermittelte, daß 96 Prozent der über 70jährigen ständig Arzneimittel einnehmen, im Schnitt sechs Medikamente pro Tag. 21 Prozent waren im vergangenen Jahr mindestens einmal im Krankenhaus.[24]

Wechsel- und Nebenwirkungen der verschriebenen Medikamenten sind ein blinder Punkt in der Altenpflege, weder im medizinischen Bereich noch bei den Pflegern gibt es genügend ausgebildete Fachkräfte. Medizinstudenten nehmen spezielle geriatrische Vorlesungen und Übungen gar nur zu drei Prozent an. »Es gibt nicht einmal an jeder Universitätsklinik in Deutschland eine geriatrische Abteilung. Angesichts unserer rapide alternden Bevölkerung ist das ein Skandal«, sagt Ingo Füsgen, Präsident der Deutschen Gesellschaft für Geriatrie. Er fordert ein Umdenken in der Therapie alter Menschen. Die meisten alten Menschen laborieren gleichzeitig an mehreren Leiden, etwa Typ-2-Diabetes, Bluthochdruck und Demenz. Noch immer therapieren einzelne Fachärzte an den isolierten Organproblemen herum. Für eine Gesamtsicht des Leidensbilds fehlt meist die Kompetenz.

Falsch getestete Arzneien

Doch es wird den Medizinern auch nicht leicht gemacht. Die meisten Medikamente sind nämlich an alten Menschen gar nicht erprobt. Pharmafirmen schrecken vor derartigen Studien zurück, weil die Ergebnisse meist wesentlich schlechter ausfallen als bei den jüngeren Versuchspersonen, die neben hohem Blutdruck an keiner Zusatzerkrankung leiden. Völlig irrelevant werden derartige Praktiken am Beispiel einer Parkinson-Therapie, die an 60jährigen erprobt wird, um sie in der Praxis dann bei 80jährigen anzuwenden. Nun aber mit einer enormen Zahl von gleichzeitig eingesetzten Präparaten, deren Wechselwirkung zu den schweren Parkinson-Medikamenten meist völlig im Dunkeln liegt. Dasselbe gilt bei den besonders aggressiven Krebsmedikamenten. Nur jeder vierte Teilnehmer einer Zulassungsstudie ist älter als 65. Im Krankenzimmer belegen sie dann zwei von drei Betten.[25]

Die Übermedikalisierung der alten Menschen hat verheerende Folgen: Norwegische Wissenschaftler haben herausgefunden, daß nahezu jeder fünfte Tod im Krankenhaus die Folge unerwünschter Wirkungen von Arzneimitteln ist. Besonders gefährdet sind Menschen, die an mehreren Krankheiten leiden oder verschiedene Medikamente gleichzeitig einnehmen müssen. In der Hälfte aller untersuchten Fälle, so die alarmierenden Ergebnisse der norwegischen Studie, waren nicht sinnvolle Medikamente verordnet worden, oder Arzneimittel wurden falsch dosiert.[26]

Das Forscherteam um Just Ebbesen vom Zentralen Klinikum Akershus in Oslo staunte besonders über die enorme Menge der verordneten Mittel: 202 der 732 verstorbenen Patienten der Abteilung Innere Medizin der Akershus-Klinik hatten kurz vor ihrem Tod zwölf oder mehr Arzneimittel parallel zueinander verabreicht bekommen. Bei 133 Patienten (18,2 Prozent der Fälle) ließ sich die Todesursache direkt oder indirekt auf Reaktionen auf Medikamente zurückführen. Die Arzneimittel, die am häufigsten mit den Todesfällen in Verbindung standen, waren aus der Gruppe der Herz-Kreislauf-Medikamente, Anti-Thrombose-Mittel und Sympathomimetika (gefäßerweiternde Medikamente). Dabei erwiesen sich Männer gefährdeter als Frauen. Die Analyse aller relevanten Krankendaten ergab in knapp der Hälfte aller Todesfälle Hinweise darauf, daß die behandelnden Ärzte nicht angemessene Medikamente ausgewählt oder sie in falscher Dosierung gegeben hatten. Auch wenn aufgrund der

Datenlage kaum zu ermitteln war, wieviele Todesfälle bei richtiger Medikation zu vermeiden gewesen wären, zeigten sich die Forscher alarmiert über die Häufigkeit offensichtlicher Fehlinterpretationen von Symptomen und über mangelnde Kontrolle der Arzneimitteldosierungen.

Todesursache Heilmittel

Studien wie diese sind rar. Nur wenige Wissenschaftler widmen ihre Aufmerksamkeit den Wechselwirkungen zwischen multiplen Erkrankungen, multiplen Medikationen und multiplen funktionellen Behinderungen im Alter. Daß es einen Zusammenhang gibt zwischen der Medikationsqualität und dem Ausmaß von Funktionseinbuße im Alter, zeigen andere Untersuchungen allerdings deutlich.[27] Psychische Krankheiten, so die Internisten der Berliner Altersstudie, stünden besonders häufig mit körperlicher Morbidität, Funktionseinbuße und Hilfsbedürftigkeit in Zusammenhang. Eine Analyse der medikamentösen Einstellung ihrer Studienteilnehmer ergab, daß 50 Prozent der Senioren keine adäquate Therapie erhielten. Ein Drittel war medikamentös unterversorgt, ein weiteres überversorgt, und ein Drittel erhielt überhaupt die falschen Arzneimittel. Die häufigste Untermedikation betraf Antidepressiva, zu den häufigsten Fehlmedikationen gehörten Benzodiazepine, eine Gruppe von Schlaf- und Beruhigungsmitteln mit hohem Suchtpotential. Aus dem vorliegenden Datenmaterial zogen die Forscher den Schluß, daß nicht einmal jeder zweite alte Mensch die richtige medikamentöse Versorgung erhält. Das Interesse an einer Verbesserung dieser Situation, ergänzen US-Forscher, ist begrenzt. Es gibt auch kaum öffentliche oder private Förderprogramme mit einer entsprechenden Zielsetzung.[28]

Die Folgen sind verheerend. Jährlich sterben in den USA 106 000 Krankenhauspatienten an ihrer Medikation.[29] Damit ist das die vierthäufigste Todesursache und liegt sogar noch vor Diabetes und Lungenentzündung. Jedem Dollar, der für ein Medikament ausgegeben wird, steht ein Dollar für die Behandlung unerwünschter Medikamentennebenwirkungen gegenüber. In Deutschland sieht die Situation mit jährlich rund 200000 Fällen schwerer Medikamentenvergiftung nicht viel besser aus.[30] Auf manchen Abteilungen hat der Medikamentenmißbrauch jedoch Methode. Vor allem alte Patienten werden mit Psychopharmaka regelrecht zugeschüttet. Eine aktuelle britische Studie zeigt eine Verdoppelung der einschlägigen Rezepte innerhalb der letzten Jahre. Der Suchtstoffmittelkontrollrat der UNO beobachtete ähnliche Tendenzen in allen entwickelten Ländern. Als Ursache für den inflationären Umgang mit diesen schweren Beruhigungsmitteln sieht Paul Burstow, Arzt und politischer Sprecher für die Belange alter Menschen, den chronischen Mangel an qualifiziertem Personal in der Alterbetreuung. »Mit Hilfe der chemischen Keule werden alte Menschen ruhiggestellt, um überforderten Pflegern die Arbeit zu erleichtern«, so der Experte.[31]

Verlust der Menschlichkeit

Die Angst vieler alter Menschen vor der Einweisung in ein Krankenhaus ist somit nicht unberechtigt. Dabei ist mangelndes Vertrauen in die ärztliche Kunst nicht unbedingt der Anlaß für ihre Sorge. Sie haben eher Angst vor der Diktatur des Klinikalltags. Ihr Lebensrhythmus wird fundamental gestört, sie müssen ihren Tagesablauf radikal umstellen. Viele betagte Patienten erhalten während eines Krankenhausaufenthalts erstmals Psychopharmaka. Diese Mittel erhöhen die Sturzgefahr und können Betroffene in zombieähnliche Wesen verwandeln. Es gehört mittlerweile zur klassischen Krankengeschichte, daß ein Patient einer Internen Abteilung nach seiner Entlassung zu Hause stürzt und binnen kurzer Zeit wieder in die Unfallabteilung derselben Klinik eingewiesen wird.

Am schlimmsten ist aber für viele betagte Krankenhauspatienten, daß fast jede Verrichtung an ihnen von einer anderen Pflegekraft durchgeführt wird. Sie haben keine Bezugsperson und wissen nicht, an wen sie sich mit einer Bitte oder Frage wenden sollen. Die einheitliche Dienstkleidung des Pflegepersonals erschwert die Unterscheidung der verschiedenen Personen, fehlende Kalender und Uhren in den Krankenzimmern tragen zur zeitlichen Desorientierung bei. Eine Situation, die Verwirrtheit und geistigen Verfall fördert. Eine aktuelle Studie zeigt, daß der Intelligenzquotient während eines vierwöchigen Krankenhausaufenthalts um etwa 20 Prozent sinkt.[32]

Wenn man Herrn Josef, den 90jährigen Hans Dampf, nach seinen Rezepten für ein langes, gesundes Leben fragt, klingt die Antwort zunächst etwas seltsam. »Der Mensch kann viel mehr, als er glaubt«, sagt er. »Die meisten erfahren das aber nie, weil sie nicht den Mut aufbringen, etwas Fremdes und Ungewohntes auszuprobieren.« Wer hingegen genau das tut, was ihm Angst macht, wird diese Angst schnell überwinden und damit rasch weiterkommen. Experimentierfreudigkeit, Optimismus, geistige und körperliche Regheit, das sind für Herrn Josef die wichtigsten Treibmittel seines abwechslungsreichen Lebens.

Heute hat Herr Josef einen Kuchen gebacken und ein paar Fotos von der Familie eingepackt. Er steckt alles in seinen Einkaufskorb und macht sich auf den Weg ins Krankenhaus. Seine zehn Jahre jüngere Schwester Kathrin ist seit vergangener Woche nach einem Sturz aufgenommen worden. »Um die muß ich mich kümmern«, sagt Josef. »Sie hat Parkinson und nimmt 21 Tabletten pro Tag, das ist ein Wahnsinn.« Kathrin war immer ein ganz anderer Typ, sagt Josef. Immer eher ängstlich. Zuerst haben die Eltern für sie entschieden und dann ihr Ehemann. Außer Fernsehen hat sie wenig wirkliche Interessen. Und seit ihre Enkel nur noch alle heiligen Zeiten einmal kommen, ist sie richtiggehend depressiv geworden.

Die Stimmung an Kathrins Krankenbett ist bedrückend. Josefs Schwester dämmert vor sich hin. Sie reagiert nur, wenn er ihr ins Ohr schreit. Die Fotos kann sie sich nicht ansehen, weil ihr jemand die Brille runtergeworfen hat, wie sie sagt. Und der Kuchen – sie hat kaum noch Appetit. Ob sie aufstehen kann, fragt Josef. Kathrin schüttelt traurig den Kopf. »Sie haben mir einen Dauerkatheter gesetzt«, sagt sie, die immer so viel Wert auf Reinlichkeit gelegt hat, »weil ich ins Bett gemacht habe.«

Ein Patient im System: »Es ist alles so unglaublich beliebig«

Bereits ein Drittel der deutschen Gesundheitsausgaben wird durch den Ausbau und den Betrieb von Krankenhäusern verschlungen. Und davon geht ein immer größerer Teil auf das Konto der Spitzenmedizin. Weil inzwischen jede zweite Klinik in Deutschland über eine eigene Intensivstation verfügt und bereits jedes sechzehnte Krankenhausbett von einer ganzen Batterie an Monitoren, Meßgeräten, Beatmungsmaschinen und Computern umgeben ist, macht der Anteil der Intensivbetreuung am gesamten Krankenhausaufwand bereits zwölf Prozent aus. Das bedeutet, daß bereits ein Prozent des gesamten Bruttosozialprodukts für den exklusivsten aller Medizinbereiche ausgegeben wird. Und obwohl immer lauter kritisiert wird, daß der enorme Aufwand für die Spitzenmedizin eine effizientere Basismedizin mit Vorbeugung, Früherkennung und ambulanten Diensten verhindere, werden die Ausgaben in den heiligsten Hallen der Bettenburgen auch in den nächsten Jahren weiter steigen.

Die Intensivmedizin boomt seit Jahrzehnten. Aus den ersten, noch recht einfach ausgestatteten, postoperativen »Aufwachräumen« der dreißiger und vierziger Jahre sind inzwischen chromblitzende, mit High-Tech aller Art vollgestopfte Spezialabteilungen geworden, in denen jeder nur denkbare Aufwand zur Erhaltung von Menschenleben betrieben wird, die noch vor kurzem als unrettbar galten. Und die Entwicklung ist noch lange nicht abgeschlossen. Ständig werden neue Geräte, Medikamente und Behandlungskonzepte entwickelt, die den Ärzten bessere Chancen im Kampf gegen ihre Erzfeinde in die Hand geben sollen. Daß dabei nicht nur viel Geld vergeudet, sondern auch jede Menschlichkeit systematisch geopfert wird, wird anscheinend als selbstverständlich hingenommen.

Martin kannte den Arzt nicht. Ein Neuer auf der Abteilung. Aber er wirkt nett, dachte Martin, privat ist der wahrscheinlich ganz lustig. Die Untersuchung verlief zügig und routiniert, ohne persönliche Fragen. Die Tumormarker waren okay, und das war die Hauptsache. Martin wollte schon gehen, sich verabschieden – bis in drei Monaten, der nächste Termin war schon eingetragen. Er wollte nichts wie raus – die befreiende Tür öffnen und rasch hinter sich zumachen. Das wäre es dann gewesen – die Genehmigung für drei weitere Monate Leben.

Aber dann stellte dieser junge Arzt diese scheinbar mitfühlende Frage, die in Wahrheit einfach zum Procedere gehört. Er fragte: »Tut Ihnen sonst noch irgend etwas weh? Haben Sie irgendeine kleine Beschwerde, die Ihnen Sorgen macht?« Und darauf hat Martin »ja« gesagt. Das verfluchte Knie. Praktisch schon im Rausgehen drehte er sich um und sagte: »Ja, mein Knie tut mir weh.« Und der Doktor sagte, das sieht er sich gleich an. Und nach Röntgen und Magnetresonanz war es klar: Der Tumor ist wieder da.

Martin Halweg* ist ein mittelgroßer Mann mit rundlichem Gesicht, John-Lennon-Brille und Holzsandalen. Beim ersten Kontakt mit Unbekannten wirkt er stets ein wenig unsicher, und das zeigt er auch. Er hat gelernt, daß es von Vorteil ist, Gefühle zuzulassen. Beim Gehen zieht er das linke Bein leicht nach. An der Scheitelseite seines Schädels hat er eine auffällig kreisrunde Delle, die ähnlich der Fontanelle eines Säuglings nur von Haut bedeckt ist. Hier fehlt ein kreisrundes Stück des Schädelknochens.

Vier Jahre ist es nun her seit dieser Operation. Vier Jahre seit dieser unglaublichen Wende in seinem Leben. Eigentlich, sagt Martin, war es ja eine Doppelwende. Denn erstmals schien sich sein Leben aus einem gordischen Knoten zu lösen. Aus einer seltsamen Kindheit mit einem Vater, der stets abwesend war, auch wenn er zu Hause war und vor dem Fernseher saß. Und einer Mutter, die immer irgend etwas brauchte. Die immer litt und immer das Gefühl vermittelte, daß man daran schuld war. Die abgebrochene Realschule, die Lehre als Grafiker, die der Vater vermittelte – weil er zufällig jemanden kannte. Und die ihm sogar gefiel. Und schließlich die fürchterlichen Beziehungen zu Frauen, die schon in die Brüche gingen, wenn er Guten Tag sagte – oder spätestens am Abend.

Die Liebe und der Tod

Mit Andrea schien schließlich alles völlig anders. Die erste Liebe mit 27. Er traute es ihr kaum zu sagen. Aber sie merkte es natürlich, und es machte nichts. Und nach sechs Monaten fragte sie ihn, ob er heiraten wolle. Er sagte gerührt ja. Und dann fragte sie: Und wen? Und er sagte: Na dich! Und dann sagte sie: Na, wenn du mich so lieb fragst. Und sie küßten sich. Die Hochzeitsreise war im Juni. Sie flogen nach Rejkjavik. Tobten mit dem Jeep quer durch Island. Umarmten sich nackt irgendwo draußen in den warmen Quellen. Alles war irrsinnig teuer. Eine Dose Cola kostete so viel wie ein Mittagessen. Aber es war völlig egal.

Dann kamen die Kopfschmerzen. Mit einer Brutalität, wie Martin das nie für möglich gehalten hatte. Sie blieben. Er schrie und lief wie verrückt ums Hotel. Er nahm Dutzende von Pillen. Und dann resignierte er und flog mit Andrea zurück. Da war er 28 Jahre alt und seine Frau im dritten Monat schwanger.

Zehn Tage nach Beginn seiner Flitterwochen betrat Martin die Uniklinik der Großstadt und sagte bei der Anmeldung: Ich habe so unglaubliche Kopfschmerzen, bitte machen Sie rasch. Und die Mediziner hielten sich daran. »Von Anfang an«, sagt Martin, »haben sie mir das Gefühl gegeben: Wenn du nicht sofort was machst, bist du gleich tot.«[33] Noch am Tag der Aufnahme wurde er operiert. Man sägte eine Scheibe von zehn Zentimetern Durchmesser aus der Schädeldecke. Es hieß, da ist eine Schwellung im Knochen, und die drückt aufs Hirn. Und daher kommen die extremen Kopfschmerzen. Von Krebs, sagt Martin, war nie die Rede.

Er bewohnte nun ein Sechsbett-Zimmer. Zum ersten Mal im Krankenhaus. Um sechs Uhr morgens brach der Tag traumatisch über die Patienten herein. Mit dem Weckruf einer Krankenschwester. Fiebermessen, Blutdruck, Injektion zur Thrombosevorbeugung. Frühstück, Betten machen. Die Visite als negativer Höhepunkt des Tages. »Die reden irgend etwas über dich«, sagt Martin, »und trotzdem bist du eine absolute Nebensache.« Auf seine Nachfrage übersetzte ihm der Chefarzt, was Sache ist: »Das Stück aus Ihrer Schädeldecke haben wir eingeschickt«, sagte er. »Wir müssen eventuell noch nachbehandeln.«

Diagnose Multiples Myelom

Nach zwei Wochen stellte sich ein neuer Arzt vor, Frank Heinrich*. »Er war der erste, der mir überhaupt sagte, daß ich Krebs habe«, sagt Martin. Dieser Krebs, sagte er, heißt Plasmozytom oder Multiples Myelom. Dabei beginnen Plasmazellen bösartig zu wuchern. Die Krankheit macht sich normalerweise durch Knochenschmerzen bemerkbar. Wodurch sie ausgelöst wird, ist unbekannt. Auffällig, erzählte Heinrich, war eine Häufung bei jenen Soldaten, die im Zweiten Weltkrieg mit Atombombenversuchen zu tun hatten. Aber heute ist das Multiple Myelom ein Krebs bei alten Menschen mit einem durchschnittlichen Diagnosealter von 68 Jahren. »Sie aber sind jung«, sagte Heinrich, »bei Ihnen setzen wir auf Heilung.« Dann schilderte er Andrea und Martin das Hochdosiskonzept.

Dieses begann mit sechs konventionellen Chemo-Durchgängen. »Dadurch«, sagte Heinrich, »werden die Stammzellen gereinigt, die wir später abnehmen wollen.« Während dieser Chemo empfand Martin eine tiefe, andauernde Übelkeit. Er war niedergeschlagen und deprimiert. »Aber es war zum Aushalten.« Sechsmal eine Woche. Martin nahm die Wochendosis mit. Er hatte unter lokaler Anästhesie einen Port-a-Cath eingepflanzt bekommen, einen fix implantierten Venenzugang, den man bis zu tausend Mal anstechen kann. Damit konnte sich Martin die Infusionen selbst setzen. So saß er dann zu Hause und ließ die Infusionen laufen.

Und als schließlich der Tumormarker weit genug unten war, ging es an die Gewinnung der Stammzellen. Dazu sollte Martin für drei Wochen stationär aufgenommen werden. »Damit wir Ihren Blutdruck messen können«, meinte der Arzt auf Martins Frage, ob er dies nicht auch ambulant machen könne. Er sah sich das Zimmer an, in das er sich legen sollte. Ein überfülltes Mehrbettzimmer, belegt mit dahindämmernden Greisen. Er sprach mit den wenigen Patienten, die noch mobil waren. Sie haben ihn gewarnt: »Bleiben Sie weg, wenn Sie können. Hier sterben jeden Tag zwei Leute.« Und zu Hause hätte jeden Tag sein Kind kommen sollen. Martin weigerte sich. Er bestand auf ambulanter Behandlung. »Sie waren stinksauer auf mich«, sagt Martin. »Ich glaube, die wollten einfach nur mein Versicherungsgeld.«

Die Hochdosis-Chemotherapie

Als Martin schließlich mit der Hochdosis-Chemotherapie anfing, war sein Sohn Moritz zwei Monate alt. Er sah das Baby an und sagte zu Andrea: »Mach dir keine Sorgen, das schaffe ich mit links.«

Frau Dr. Schmitt* stellte sich als behandelnde Therapeutin vor. »Ich habe sie nur verschwommen in Erinnerung, weil sie ständig in Bewegung war«, sagt Martin. »Sie konnte keine zwei Sätze beenden, ohne wieder an mir vorbeizurauschen.« Martin wollte genauere Erklärungen, und schließlich schrie sie ihn an, er sei hier nicht der einzige Patient und er stehle ihre Zeit. Schließlich nannte sie ihm seine Aussichten. »70 Prozent der Patienten haben fünf Jahre Ruhe, und 30 Prozent sind dann geheilt«, sagte sie, und weg war sie. »Das klingt nicht schlecht«, dachte Martin, »aber vielleicht hat sie das nur deshalb gesagt, damit ich endlich Ruhe gebe.«

Die Zeit der Therapie selbst verbrachte er auf der Quarantänestation. Er hatte ein Einzelzimmer, das nicht viel mehr war als eine Box mit einem Fernseher drin. Hier waren einfach in ein großes Zimmer lauter kleine Waben reingebaut worden. Der erste Durchgang dauerte zehn Tage. Und die Chemo-Therapie war schlimmer als die Kopfschmerzen. »Die Chemo ist so intensiv«, beschreibt Martin, »daß einem richtiggehend die Luft ausgeht.

Man kann nur noch vegetieren.« Und dann noch die Sorge, ob die Stammzellen um Himmels willen anwachsen. »Ohne Telefon«, sagt Martin, »wäre ich verrückt geworden.«

»Im Gegensatz zur normalen Chemo erbricht man bei der Hochdosis ununterbrochen«, erklärt er. »Sogar jetzt aus der Erinnerung brauche ich nur davon zu sprechen und spüre sofort wieder den Brechreiz.« Dazu mußte er ständig mit einem Anti-Pilz-Mittel den Mund spülen. »Das ist so grauenhaft gräßlich, das ist fast noch schlimmer als die Chemo. Mir war so speiübel, daß ich sofort Durchfall bekam und auf einen Krankenstuhl gesetzt wurde.« Trotz Quarantänestation bekam er unangenehme Infektionen und mußte Antibiotika nehmen.

»Hier wird Krieg geführt«

Zwei lange Zyklen stand Martin durch. Nahezu ein Jahr war er nun fast ununterbrochen in Therapie. Und er gewöhnte sich an die Regeln im Krankenhaus. »Wenn du ein bißchen den Mund aufmachst, so hast du sofort den Ruf weg, ein unangenehmer Patient zu sein«, sagt Martin. »Ich hatte das Gefühl: Hier wird Krieg geführt. Dabei bin ich ja eigentlich ein Lamm. Ich warte ohnehin eine Stunde, bis ich mich einmal nachzufragen traue.«

Mittlerweile gibt es von Martin mehr als hundert Röntgenbilder. Etwa zehn Mal war er bei der Magnetresonanzuntersuchung. Computertomographie wurde mehrfach gemacht, dazu ein PET-Scan. »Ich bin ewig durchuntersucht worden«, sagt er. »Und das bedeutet: ewiges Warten, ewiges Vertrödeln der Zeit. Die verbleibende Lebenszeit eines Krebspatienten«, sagt Martin, »ist überhaupt nichts wert. Sie ist angefüllt mit Bürokratie.« Das erste Prinzip der Ärzte in der Klinik, bemerkte Martin, ist Kontaktvermeidung. Und er versteht die Ärzte. Je mehr Maschinen zwischen ihnen und den Patienten sind, desto besser fühlen sie sich abgeschirmt und geschützt. »Die meisten sind ja hochgradig überlastet«, sagt er. »Vor allem psychisch überlastet. Wie sollen sie das auch verkraften, wenn ihnen ununterbrochen die Leute wegsterben. Da ist es von Vorteil, wenn sie niemanden näher kennenlernen. Da ist Anonymisierung die einzige Chance.«

Martin besuchte gemeinsam mit anderen Krebspatienten eine Gruppentherapie. »Das war ein Ausgleich zum unglaublichen Umgang in der Klinik«, sagt er, »zur Entmenschlichung.« Endlich konnte man weinen, sich aussprechen, nachdenken, zuhören. »Ich war immer extrem gesundheitsbewußt«, sagt Martin, »ein richtiger Öko-Freak. Ich habe nie geraucht, nie zuviel getrunken. Bei mir kommen die Probleme eher von der Psyche, glaub ich. Ich habe jede Menge belastender Lebensmuster drauf. Bis ich meine Frau kennengelernt habe, hatte ich nur gestörte Beziehungen. Und irgendwie ist es unglaublich. Kaum lösen sich meine Probleme, und ich denke, jetzt fängt das Leben richtig an, macht es wumms, und es kommt der Krebs.«

Schließlich war die Chemotherapie beendet, und Martin wurde entlassen. Er schleppte sich nach Hause. Und begann zu hoffen. Und 32 Monate lang begann er sich daran zu gewöhnen, daß der Alptraum vorüber wäre. Bis zu diesem verflixten elften Termin. Als dieser junge Arzt, den er nicht kannte, diese unschuldige Frage stellte. Nun ist Martin wieder voll im Hamsterrad. Sammelt wieder Röntgenbilder.

Im Hamsterrad

»Ohne Handy«, sagt Martin, »bist du in diesen Krankenhäusern aufgeschmissen. Wenn beispielsweise vereinbart ist, daß du einen Befund abholen kannst, dann ist der mit Sicherheit nicht da. Und dann sagt dir eine Angestellte: Kommen Sie morgen wieder, er ist nicht da. Und dann sagst du: Aber es ist mir gesagt worden, ich soll heute kommen. Ich wohne nicht in der Nähe, das ist nicht so einfach für mich. Und die Angestellte zuckt mit den Schultern und beginnt abwesend in einer Kartei zu kramen. Dann gehe ich vor die Tür und rufe mit meinem Handy in der Abteilung an, die den Befund ausstellt. Und dann heißt es: Ja, der Befund liegt bereits auf der Station. Dann gehe ich wieder rein und sage der Angestellten, der Befund liegt auf der Station.

Dann sagt sie: Ach so? Und für sie ist das so wichtig, wie wenn in China ein Fahrrad umfällt. Während für mich davon abhängt, ob ich jetzt noch einmal die Hochdosis-Chemo machen muß. So was passiert andauernd«, sagt Martin. »Es ist, als ob man plötzlich in Kafkas Schloß wohnt. Und irgendwann«, sagt er, »bist du weich. Dann resignierst du, und sie haben dich dort, wo sie dich haben wollen. Dann bist du ein völlig unmündiger Patient.«

Aus Martins Oberschenkelknochen wurde ein drei mal drei mal fünf Zentimeter großes Stück rausgeschnitten. »Dafür, daß Sie so niedrige Tumormarker haben«, sagte eine Ärztin zu ihm, »haben Sie aber riesige Tumoren.« Martins Oberschenkelknochen ist nun zu 80 Prozent weg. Ständig spürt er Schmerzen vom Oberschenkel bis hinunter zum Knie. Dazu bekam er eine Strahlentherapie mit der Maximaldosis von 50 Gray verordnet. In dieser Phase hat er Frank Heinrich wiedergetroffen. Und Heinrich bittet ihn erstmals in ein Besprechungszimmer. »Ich war richtig happy«, sagt Martin. »Immerhin ist er der einzige Arzt, der meinen Fall halbwegs von Beginn an kennt.«

Aber in dem Aufenthaltsraum stand eine unbekannte Hilfsärztin neben ihnen, und am Tisch saß eine Krankenschwester und aß ihr Frühstück. Und Heinrich redete eine Weile mit der Ärztin, und dann fragt er Martin so nebenbei: »Na, wie geht es Ihnen denn?« – »Ich hätte eine Menge zu erzählen gehabt«, sagt Martin. »Aber ich habe mich dort nicht wohl gefühlt. Ich kannte die Leute nicht und fühlte mich gestreßt. Das ist eine unangenehme, schwierige Situation für mich. Für ihn war das kein Problem. ›Eh gut‹, habe ich gesagt und dann bin ich wieder gegangen.«

Bei der letzten Untersuchung sah sich Dr. Heinrich die Werte der Tumormarker an. Schließlich begann er laut vor sich hin zu überlegen. »Die Chemo konventionell«, sagte er, »da ist mit Sicherheit keine Heilung möglich. Die bringt überhaupt nichts.« Schließlich wandte er sich an Martin: »Sie haben doch die Hochdosis-Chemo halbwegs vertragen, machen wir das noch mal. Dann haben Sie wieder ein paar Jahre Ruhe, und dann haben wir vielleicht schon etwas Besseres.«

Martin hatte gelesen, daß ein großer Betrugsskandal aufgeflogen war. Ein südafrikanischer Arzt hatte seit Jahren Studien zur Hochdosistherapie bei Brustkrebs gefälscht. In Wahrheit, kam nun heraus, schadet diese Chemotherapie mehr, als sie nützt. »Was sagen Sie dazu?« fragte er Heinrich. Der antwortete: »Haben Sie Brustkrebs? – Na also!«

Termin beim Chef

Schließlich bekam Martin sogar einen Termin bei Professor Marx*, dem Chef der Krebsklinik. Martin fragte ihn um Rat. Marx studierte kurz seine Akten, dann sagte er: »Fremdzelltherapie, das wäre das beste.« Keine nähere Erklärung. Martin sah ihn fragend an. Marx setzte nach: »Haben Sie Geschwister?« – »Ja«, sagte Martin, »eine Schwester.« »Na also«, meinte Marx, »dann ist ja alles klar: Machen wir eine Fremdzelltherapie!«

Völlig aufgewühlt verließ Martin das Büro des Professors und ging mit dieser Nachricht schnurstracks zurück zu Heinrich. Der schlug die Hände über dem Kopf zusammen. »Der Marx immer mit seiner Fremdzelltherapie. Da sind von zehn Patienten innerhalb von 100 Tagen sieben tot. Und von den dreien, die übrigbleiben, sind 0,5 geheilt. Die anderen gehen langsam und elend zugrunde. Nein«, sagte Heinrich plötzlich heftig. »Das machen Sie mir nicht. Ich habe schon zu viele nicht mehr rausgehen sehen.« Schließlich schaute der Arzt Martin ganz intensiv an, fast als sehe er ihn zum ersten Mal, und sagte: »Es tut mir ja leid, Herr Halweg, aber ich wüßte auch nicht, was ich machen sollte, wenn ich in Ihrer Situation wäre.«

»Ich habe ihn fast geliebt für diesen Satz«, sagt Martin, »endlich Klartext, endlich weg von diesem Das-Kriegen-Wir-Schon-Hin-Gesülze. Ich hatte das erste Mal das Gefühl, er redet offen mit mir.« Und dann war Heinrich von einem Tag auf den anderen weg. Jobrotation, erklärten die Verbliebenen. »Jetzt sitzt dort eine Ärztin, die mich überhaupt nicht kennt. Die kann meinen Befund lesen. Ja. Aber wenn sie meinen Befund lesen, dann wissen sie gar nichts. Da steht: Chemo gut akzeptiert, Werte so und so. Dieses und jenes gut angenommen. Da glauben sie, ich bin gesund, wenn sie das lesen.«

Martin zieht den Fuß beim Gehen nach und ist schon nach wenigen Schritten erschöpft. Sein Sohn Moritz ist mittlerweile vier Jahre alt. Ein quicklebendiges, gesundes Kind. Martin wird nie mit ihm richtig Fußball spielen können. Schon gar nicht jetzt nach der Oberschenkeloperation. Martin war völlig perplex, als er hörte, wie groß das Stück war, daß der Chirurg rausgesägt hat. »Besteht da nicht die Gefahr, daß mir nun der Knochen bricht«, fragte er. Der Chirurg sah ihn an, als höre er von so etwas zum ersten Mal. Schließlich aber sagte er: »Ja – eigentlich schon. Wollen Sie einen Nagel reinhaben zur Verstärkung?« Martin sagte: »Ja, wenn es etwas bringt.« Und der Chirurg meinte, nunmehr ganz Fachmann: »Da nehmen wir einen langen Titannagel, das bringt sicher was.« Wenn ich nicht gefragt hätte, denkt Martin, wäre keiner auf diese Idee gekommen.

Röntgenexzesse

Während der Bestrahlungen sollte also nun die Nageloperation erfolgen. Martin fragte den Chirurgen, ob das eventuell zu Problemen führen könnte: eine offene Wunde und dazu die Bestrahlung. Ja, erklärte dieser, das sei allerdings ein Problem.

Bei der nächsten Visite traten die Mediziner dann in voller Kompaniestärke mitsamt dem Chefarzt an. Martin mußte sich freimachen, und dann wurde gemeinsam an einer neuen Operationsmethode gefeilt. Der Nagel sollte vom Knie aus eingeführt werden, damit die Wunde außerhalb des Bestrahlungsfelds wäre. »Plötzlich«, sagt Martin, »waren alle Feuer und Flamme für meinen Fall.« Der Preis dafür war ein regelrechter Röntgenexzeß. Sein linker genau wie sein rechter Fuß wurden in allen nur erdenklichen Lagen abgebildet. Einen Grund dafür erfuhr Martin nicht.

Kaum zu Hause, kam dann ein Anruf, daß er dringend wieder in die Klinik kommen sollte. »Es war nämlich leider kein Film drin während des Röntgens«, sagte die Chefsekretärin. »Es ist ganz wichtig, daß Sie noch mal kommen.« Martin, der zwanzig Kilometer außerhalb der Stadt wohnt, fuhr also noch einmal zur Klinik. Das bedeutete wieder acht Röntgenaufnahmen. Dann kommt zufällig der Chefarzt den Gang entlang und begrüßt Martin: »Das ist aber nett«, sagt er, »daß Sie gekommen sind. Ich brauche die Bilder nämlich für einen Vortrag, den ich morgen halte.«

»Jetzt bin ich doch schon so lange in diesem Moloch«, fragte sich Martin später, »wie konnte ich nur auf die Idee kommen, daß diese plötzliche Wichtigkeit etwas mit mir persönlich zu tun haben könnte!«

Der Essener Brustkrebsskandal

Im Medizinsystem lassen sich normalerweise keine Katastrophenübungen inszenieren. So etwas wie ein Flugsimulator wäre viel zu eindimensional, um die vielen Eventualitäten nachzustellen, die im Praxisalltag passieren können. Wenn dann etwas geschieht, ist es in den meisten Fällen gleich ein wirklicher Ernstfall. In solchen Krisensituationen zeigt sich dann aber, was ein System taugt.

In der Stadt Essen im Ruhrgebiet wurde dieser Extremfall in den neunziger Jahren gleich über mehrere Jahre geübt, ohne daß die Beteiligten – Patienten wie Ärzte – etwas davon ahnten. Und dabei ergab sich ein verheerendes Bild des Medizinkartells: Es präsentierte sich als unheilige Allianz aus mangelnder Zivilcourage, fehlender Kontrolle und nahezu mafiosem Kastendenken.

Am 22. August 1995 geht Elvira Rabe*, damals 51 Jahre alt, zum Vorsorgetermin zu ihrem Frauenarzt. Dieses jährliche Ritual hält sie seit ihrem 28. Geburtstag konsequent ein. Immer zum selben Arzt, Dr. Karner* in Duisburg. Der Gynäkologe scheint kompetent und sympathisch – und das wichtigste: Er hat selbst ein Röntgengerät. Man muß nicht noch zusätzlich zum

Radiologen. Karner tastet die Brüste ab, findet nichts Auffälliges, dann macht er seine Bilder und die restliche Untersuchung. Elvira ruft ihn, wie üblich, nach einer Woche an und fragt, ob alles in Ordnung ist. »Ich habe eine Veränderung gefunden zum Röntgenbild von 1994«, sagt Dr. Karner. Er bittet sie, noch mal in seine Praxis zu kommen.

»Ich bin kein Vogel Strauß«, sagt Frau Rabe. »In meiner Familie haben zwei Verwandte Brustkrebs gehabt. Ich habe mich sehr mit der Möglichkeit beschäftigt, daß es mich auch mal treffen könnte.«[34] Als ihr der Gynäkologe den fraglichen Bereich am Ultraschall zeigt, meint Frau Rabe: »Das isses nun wohl?« Und er nickt, deutet auf einen hellen Keil auf dem Bildschirm und meint: »Ja, das hier, das müssen wir abklären.« Sie solle sich einen Termin im Krankenhaus geben lassen. Einen Befund brauche er nicht zu verfassen, sagt der Gynäkologe, »denn wenn der Arzt im Krankenhaus ein Könner ist, dann sieht er sofort, was Sache ist.« Anstelle eines Befunds malt er auf die Röntgenaufnahme zwei Kreise und gibt ihr die Bilder mit.

Frau Rabe ruft ihre Schwester an und sagt: »Es hat mich erwischt.« Dann informiert sie ihren Mann. Seit dem Brustkrebstod von zwei Tanten hat sie diesen Tag immer gefürchtet und immer wieder gedanklich durchgespielt. Jetzt ist es also gefallen, das Damoklesschwert. Sie raucht etwas mehr, aber ansonsten bleibt sie gefaßt.

Nur eine Biopsie

Am 13. September zieht Elvira Rabe mit Sack und Pack ins Krankenhaus ein. Zwar soll nur eine Biopsie durchgeführt werden, doch sie meint, wenn etwas mehr daraus wird, möchte sie nicht mehr extra nach Hause fahren. Dr. Dohme*, der Chefgynäkologe, ein energischer, stets hektischer Mann, kommt mit einem Team von Ärzten und Schwestern herein. Er begrüßt sie kurz und verlangt die Befunde. »Ich habe eine Röntgenaufnahme und eine Sonographie«, sagt Frau Rabe. »Und wo ist der Befund?« Der fehlt. Dr. Dohme sieht sich die Bilder mit den eingekreisten

Bereichen an und meint: »Geben Sie mir die Telefonnummer, mit dem muß ich reden.« Dann nennt er eine Uhrzeit für die Gewebeentnahme am nächsten Vormittag und verschwindet mit seinem Troß, der die ganze Zeit stumm daneben gestanden hat.

Es ist bereits Mittag, als der Eingriff endlich stattfindet. »Sie kriegen binnen kürzester Zeit Bescheid, was los ist«, sagt Dohme, dann dämmert Elvira in die Vollnarkose. Als sie spät am Nachmittag aufwacht, ist ihr speiübel. Ihr Mann Armin* bleibt bei ihr, um dabeizusein, wenn das Ergebnis eintrifft. Es wird Mitternacht. Aber es trifft nichts ein. Dohme ist nicht mehr auffindbar.

Am nächsten Morgen um 7 Uhr donnert die Stationsärztin rein. »So«, meint sie, »da haben wir zehn Ampullen zum Abzapfen.« – Elvira Rabe fühlt sich noch immer elend. »Wieso denn – haben Sie schon ein Ergebnis.« – »Nö,« meint die Ärztin, »aber das muß jetzt so sein.« Also wird gezapft. Gegen Mittag erscheinen zwei unbekannte Ärztinnen an Frau Rabes Bett. »Sie hatten so ein pastorales Gesicht«, erinnert sie sich an den Auftritt. »Ich kriegte eine Gänsehaut.« – »Sie brauchen mir gar nichts zu sagen«, empfängt Elvira Rabe das Duo. »Ist bösartig, nicht?« – »Ja, leider«, ist die Antwort. »Dann lassen wir Sie jetzt allein, damit Sie sich ausheulen können.« – »Schauen Sie lieber, ob Sie den Dr. Dohme finden«, entgegnet die Patientin. »Denn jetzt gibt's ja wohl einiges zu beratschlagen.«

Elvira Rabe ruft Dr. Karner, ihren Gynäkologen, an und teilt ihm das Ergebnis mit. Der gibt sich nun ganz überrascht und bestürzt. »Ja«, meint er, »da war schon was auf den Bildern, aber so sicher war ich mir auch wieder nicht.« Zur Visite des nächsten Tages erscheint schließlich wieder Chefarzt Dohme mit seinem Begleittroß. »Sie haben ja schon gehört, was los ist«, beginnt er. »Ich würde empfehlen, daß wir die Brust ausräumen und das kosmetisch wieder aufbauen. Dann müssen wir aber auch an die zweite Brust ran, damit das gleich aussieht. Da kriegen Sie Silikon rein, überhaupt kein Problem.« – »Was ist denn mit dem Befund«, fragt Frau Rabe. »Sollten wir nicht zur Sicherheit noch einen zweiten Pathologen fragen.« – »Nein«, sagt Dohme, »das ist technisch unmöglich. Dazu war die Probe viel zu klein. Aber von unserem Pathologen kommt ohnehin noch ein ausführlicher Endbefund.« – »Und der ist gut, der Pathologe?« – »Ein absolut erstklassiger Mann«, bestätigt Dohme und beginnt wieder in leuchtenden Farben vom plastischen Aufbau ihrer neuen Brüste zu schwärmen. »Und das ist dann von der Therapie her alles, was ich machen muß«, fragt die Patientin. »Ja – bis auf die Bestrahlungen natürlich. Da brauchen wir dann noch so 30 bis 40 Bestrahlungen.«

Die Entscheidung

Elvira Rabe schluckt. Bestrahlungen? Sie hatte von ihrem Hausarzt gehört, daß unangenehme Nebenwirkungen bei dieser Maßnahme fast nicht zu vermeiden sind. Innere Verbrennungen beispielsweise. Und dann bleibt noch das Risiko, daß der Krebs wieder nachwächst. »Nein«, sagt Frau Rabe zu Dr. Dohme, »das ist mir nicht recht. Da ist es mir lieber, sie entfernen die Brust gleich ganz.«

Als der Endbefund eintrifft, beschließt Elviras Mann, Armin Rabe, den Pathologen aufzusuchen. Univ.-Prof. Dr. Josef Kemnitz steht an der Tür des unscheinbaren Gebäudetrakts des Elisabeth-Krankenhauses. Armin Rabe läutet, und der Professor öffnet selbst die Tür. Ein bärtiger, leicht korpulenter Mann. Leger gekleidet mit offenem Hemd und Jeans. »Ich komme, um die Proben meiner Frau abzuholen«, stellt sich Rabe vor. Kemnitz ist überaus freundlich und zuvorkommend. Er sagt, er freue sich, daß ihn auch mal jemand besuche. »Normalerweise schicken sie mir nur immer kiloweise Gewebe, aber Menschen bekomme ich nie zu Gesicht.« Er wolle gern seine Mittagspause opfern, um ein wenig zu plaudern. »Wenn Sie wollen, erkläre ich Ihnen den Krebs«, sagt er. Die beiden setzen sich. Kemnitz bietet Kaffee an. Herr Rabe erwähnt, daß seine Frau jetzt nachoperiert werden soll, daß die betroffene Brust entfernt wird. Kemnitz wirkt bestürzt: »Warum nachoperiert? Der

Krebs Ihrer Frau ist doch vollständig heraus, den habe ich doch vollständig bei mir im Glas.« Rabe weiß darauf keine Antwort. Schließlich fragt Kemnitz nach: »Ist sie privat versichert?« Rabe nickt. »Ach, dann ist die Sache klar, deshalb wird sie operiert.« Armin Rabe ist baß erstaunt. »Wie meinen Sie das?« Doch plötzlich schwenkt Kemnitz in seiner Argumentation um 180 Grad: »Ich sage Ihnen was, wenn das meine Frau wäre – dann käme die Brust ab.« Damit ist für Elviras Ehemann die Verwirrung vollkommen. Das ändert sich auch nicht, als Kemnitz hinzufügt: »Aber glauben Sie nicht, daß ich ein Frauenhasser wäre.«

Völlig verwirrt erscheint Armin Rabe bei seiner Frau im Krankenhaus und erzählt ihr von der seltsamen Begegnung mit dem Pathologen. Den Befund hatte er nicht erhalten. Kemnitz versprach aber, ihn morgen zur Post zu geben. Tatsächlich ist am nächsten Tag der vollständige Befund da, als hätte ihn Kemnitz persönlich vorbeigebracht.

Elvira Rabe konfrontiert Dr. Dohme mit den Aussagen des Pathologen. Doch der wechselt ständig das Thema, tut Kemnitz' Äußerungen als Mißverständnis ab. In seinem Detailbefund wird der Tumor noch einmal bestätigt. Ein winziger Tumor soll es gewesen sein von nur vier Millimeter Durchmesser. »Da sehen Sie, wie gut der Pathologe ist«, meint Dohme anerkennend. »Ein anderer findet so etwas gar nicht.«

Trotz des Minitumors wird am 21. September die Brust zur Gänze entfernt. Dazu noch eine Reihe von Lymphknoten. An ihrem Befall kann man erkennen, ob der Tumor lokal begrenzt war oder ob er sich schon ausgebreitet hat. Frau Rabe empfindet die Wartezeit auf den neuerlichen Befund des Pathologen als puren Horror. Dazu kommt der Wundschmerz. Die Wunde unter den Achseln, wo die Lymphknoten entnommen worden sind, schmerzt sogar mehr als die große Brustnarbe. So gefaßt Elvira Rabe bisher die Operationen über sich hat ergehen lassen, so sehr ist sie nun nervlich am Ende. »Ich hatte einen Wahnsinnsbammel vor der Nachricht, daß die Lymphknoten befallen wären und ich Metastasen hätte.«

Es dauert drei unerträglich lange Wochen, bis der Befund von Kemnitz kommt. Er ist einigermaßen eigenartig, denn laut Rechnung hat der Pathologe insgesamt 39 Lymphknoten untersucht. Ein Rekordwert, wie ihr Gynäkologe später betont. Daß so viele Lymphknoten entnommen werden, ist nicht üblich. Daß diese dann auch noch einzeln untersucht werden, deutet entweder auf ungewöhnliche Sorgfalt oder auf Geldgier. Denn natürlich wird jeder einzelne Knoten verrechnet. Nichtsdestotrotz ist der Befund ein Grund zu feiern. Kemnitz hat geschrieben, daß kein einziger Knoten vom Tumor befallen sei. Elvira trinkt mit ihrer Schwester eine Flasche Sekt.

Ein harmloser Befund

Annegret Fuhrmann* ging 1992 mit 40 Jahren zum ersten Mal zur Mammographie ins Bethesda-Krankenhaus in Essen. Alles war normal. Zwei Jahre später erschrickt sie, als sie sich beim Duschen die Brüste einseift. Ganz deutlich ertastet sie in der rechten Brust einen kleinen Knoten. Voller Sorge geht sie zu ihrem Frauenarzt Dr. Bader*.

Der schickt sie abermals ins Bethesda-Krankenhaus zur Mammographie. Beim Vergleich der beiden Röntgenbilder sieht Dr. Scheich*, der Radiologe im Krankenhaus, daß die Zyste auch schon 1992 vorhanden war, in der Zwischenzeit aber um drei Millimeter auf insgesamt 15 Millimeter angewachsen ist. Wahrscheinlich, so Scheich, handele es sich um ein Fibroadenom. »Das ist zwar harmlos, aber die Gefahr besteht, daß es irgendwann umschlägt.« Also empfiehlt er, den Knoten entfernen zu lassen. Frau Fuhrmann folgt dem Rat. Die Operation wird durchgeführt, und tatsächlich, so Scheich, waren es Fibroadenome. Gleich zwei. Und sie waren nicht 15 Millimeter, sondern 23 und acht Millimeter groß.

Frau Fuhrmann, ebenfalls Privatpatientin, bleibt gleich in der Klinik, um den Befund des Pathologen abzuwarten. Zwei Tage später kommt Dr. Scheich mit dem Ergebnis. »Er machte ein Gesicht«, erinnert sich Annegret Fuhrmann, »daß ich gleich Bescheid gewußt habe.« Es sei ein invasives duktales Mammakarzinom, eingewachsen in den Milchkanal, stand im Befund. Scheich wirkte im Gespräch unsicher. Er rechtfertigt sich umständlich, warum er den Tumor nicht selbst bemerkt habe. Möglicherweise sei er hinter dem Fibroadenom versteckt gewesen. »Außerdem war er mit fünf Millimetern doch recht klein.«

Scheichs Therapievorschlag ist hingegen eindeutig: »Die Brust muß amputiert werden.« Frau Fuhrmann ist völlig am Boden zerstört. »Sollte man nicht noch einmal woanders hin?« schlägt sie verzweifelt vor. Scheich hält davon gar nichts. »Nein, dieser Pathologe Dr. Kemnitz ist hervorragend. Seien Sie froh, daß Sie an so einen geraten sind. Der erkennt Kleinstkarzinome, wo andere nie etwas finden würden.« Scheich meint es als Kompliment. Er ahnt nicht, wie nahe er damit an der Wahrheit ist.

Statt dessen redet er weiter. Daß möglicherweise bereits Lungenmetastasen aufgetreten seien oder jederzeit auftreten könnten. Und deshalb dürfe keine Zeit verloren werden. Frau Fuhrmann denkt an ihren 12jährigen Sohn und an die Unmöglichkeit, ihn allein zu lassen. Was ist eine Brust gegen das ganze Leben? Und sie läßt sich vom Tempo des Gynäkologen mitreißen. Keine zweite Diagnose. Sie bleibt gleich in der Klinik.

Diesmal hatte Kemnitz laut Befund 25 Lymphknoten untersucht. Wiederum ist das Ergebnis in allen Fällen negativ. Frau Fuhrmann trinkt keinen Sekt. Sie ist froh, dem Unglück, das so überfallartig in ihr Leben eingebrochen ist, so rasch wie möglich zu entfliehen. Zum Abschied mahnt Scheich noch, nicht die Nachsorgetermine zu vergessen. Der erste Termin zur Mammographie kommt im November 1994. Frau Fuhrmann kann sich die Ärzte aussuchen, und sie will auf Nummer sicher gehen. Alfred Kurz* gilt als der angesehenste Radiologe in ganz Essen. Er hat Wartezeiten von sechs Wochen. Diese Zeit will Annegret Fuhrmann gern für ihre Gesundheit investieren.

Den Befund holt sie persönlich ab. Die Sprechstundenhilfe drückt ihr kommentarlos einen verschlossenen Brief in die Hand. Er ist an ihren Frauenarzt adressiert. Doch Frau Fuhrmann hält die Spannung nicht aus. Sie reißt den Umschlag gleich auf der

Straße auf. Und bricht beinahe zusammen. Von »sehr suspektem Gewebe« ist da die Rede, das »einer großflächigen OP-Sanierung« bedürfe. Das ist zuviel. Frau Fuhrmann erlebt einen seelischen Zusammenbruch. »Wie ist so was möglich«, fragt sie später verzweifelt ihren Frauenarzt Dr. Bader. »Bei dem ganzen Drama um meine rechte Brust ist doch auch immer die linke mit untersucht worden? Wie kann sich das so schnell auswachsen, daß man hier großflächig operieren muß?«

»Der Mann sieht das Gras wachsen«

Bader ist ebenso sprachlos wie sie. Immer und immer wieder sieht er sich Kurz' Röntgenbilder an und meint: »Der Mann sieht das Gras wachsen. Was erkennt der bloß, da ist nichts.« Die Worte des Arztes sind Balsam. Sofort keimt wieder Hoffnung auf. »Dann brauchen wir die Biopsie gar nicht«, fragt sie. »Nein«, meint Bader, »operieren müssen wir schon. Wir müssen dem Radiologen ja das Gegenteil beweisen. Und das geht nur mit Biopsie.«

Bader zeichnet die »suspekten Stellen« mit Nadeln in der Brust an, und Scheich operiert. Mehr als eine Woche vergeht. Da ruft Scheich an und sagt, der Pathologe habe ein vier Millimeter großes Karzinom festgestellt. Diesmal sei es kein Tumor, sondern eine sogenannte nicht infiltrierende Tumorvorstufe. Man müsse nochmals die Schnittstelle großflächig ausschälen und anschließend 30 Mal bestrahlen. Dafür, so Scheich, sei es nicht notwendig, Lymphknoten zu entfernen, weil ja nichts ausgestrahlt habe. Ein Trost ist das nicht gerade für Annegret Fuhrmann. »Das darf doch nicht wahr sein«, sagt sie zu ihrem Mann, »mitten aus dem Leben bin ich binnen sechs Monaten so nahe am Tod gelandet.«

Ihre rechte Brust ist nur noch eine große häßliche Narbe, die linke von der Biopsie auch schon schwer gezeichnet. Nach der »großflächigen Ausschälung« würde sie noch unansehnlicher sein. Und dazu noch die Bestrahlungen mit ihren schweren Nebenwirkungen. »Ich wollte dem ganzen Unglück ein für allemal entfliehen«, erinnert sich Frau Fuhrmann an ihren damaligen Gemütszustand. »Ich hätte es nicht mehr ertragen, noch eine Operation zu machen und dann nach jeder Bestrahlung wieder im ungewissen zu sein, was sie jetzt wieder finden. Ich wollte dem ganzen Schrecken ein Ende machen.« Psychisch völlig am Ende, fährt Annegret Fuhrmann mit ihrem Mann und ihrem Sohn auf Winterurlaub. Am 10. Januar 1995 kommt sie zur Operation in die Klinik. Auch ihre zweite Brust ist nun eine Narbe.

Die Krebswelle fällt auf

Aufgefallen ist es den meisten der Essener Frauenärzte schon, daß in letzter Zeit die Brustkrebsfälle so rasant angestiegen sind, sagen sie später. Auch daß diese Befunde überdurchschnittlich häufig aus dem Labor von Dr. Kemnitz kamen. In manchen Praxen lagen die Krebsfälle um mehrere hundert Prozent über den Werten früherer Jahre. Und fast immer waren es extrem seltene und auch sehr kleine Karzinome. Die Ärzte der Stadt besprechen dies auch beim Tennis, am Stammtisch. Achseln werden gezuckt und die Stirn in Falten gelegt. Aber so etwas gibt es eben, und Probleme gibt es auch sonst genug. Keiner der Gynäkologen, Radiologen, Chirurgen und Hausärzte unternimmt etwas. Es wird weiter operiert, chemotherapiert und die Brüste abgeschnitten.

An der Bahnhofstraße hat sich Dr. Allof*, ein junger Gynäkologe, angesiedelt, die Praxis ist neu eingerichtet und läuft gut an. Seine Freundlichkeit spricht sich herum. Daß er sich mehr Zeit nimmt und die Frauen aussprechen läßt. Und auch diese Praxis wird von der Krebswelle erfaßt. Zwölf Fälle innerhalb weniger Monate. Dr. Allof lassen die Befunde keine Ruhe. Immer wieder liest er sie, vergleicht sie miteinander, sucht in der einschlägigen Literatur, liest die Häufigkeiten dieser exotischen Diagnosen nach. So etwas hat man normalerweise in einer ganzen Gynäkologenkarriere nicht, was hier in einem Jahr daherkommt. Allof ruft seine Sprechstundenhilfe. »Das kann nie stimmen, was der schreibt«, sagt er zu ihr. »Ich brauche Sie als Zeugin, kommen Sie bitte mit.«

Kemnitz ist völlig überrascht, als Allof mit der jungen Frau vor seiner Tür steht und die Gewebeproben von zwölf Patientinnen fordert. Er überschlägt sich geradezu vor Freundlichkeit und Hilfsbereitschaft. Er bietet sogar Kognak an am frühen Vormittag. Aber Allof hat anderes im Sinn. Und Kemnitz windet sich. Er murmelt etwas von unzuverlässigen Mitarbeitern, und er brauche ein wenig Zeit und könne das jetzt nicht so rasch ... Doch Allof läßt nicht locker. Er sagt, er gehe nicht ohne die Gewebeproben. Kemnitz wird ärgerlich und beginnt zu schreien. Dann wieder schwitzt er plötzlich, daß sich sein Hemd verfärbt, und schließlich, nach drei Stunden voller Ausflüchte, kramt er einige Proben hervor. Erst damit gibt sich Allof vorläufig zufrieden.

Allofs nächster Weg führt ihn zu einem befreundeten Pathologen außerhalb von Essen. Der beginnt sofort mit den Untersuchungen und bestätigt wenig später. »Ja, das ist eindeutig Krebs.« Also doch die richtige Diagnose. Was hatte Allof auch erwartet? Er fühlt sich wie ein paranoider Idiot und will die Sache beenden. Alles hatte seine Richtigkeit. Da kommt sein Freund mit einem abschließenden Rat: »Damit du wieder gut schlafen kannst, solltest du noch überprüfen lassen, ob diese Gewebeproben auch tatsächlich von deinen Patientinnen stammen.« Allof stimmt zu.

Im Lauf der nächsten Tage bekommt der junge Gynäkologe nach und nach von Kemnitz die fehlenden Gewebeproben seiner zwölf Patientinnen zugeschickt. Nun lädt er alle Patientinnen ein und nimmt aktuelle Blutproben. Diese sollen nun per gerichtsmedizinischem DNA-Test mit den Gewebeproben von Dr. Kemnitz verglichen werden, um zu bestätigen, daß sie auch wirklich von den ausgewiesenen Spenderinnen stammen. Das Ergebnis wirft Allof fast um: Drei Viertel der Gewebeproben sind vertauscht. Sie stimmen genetisch nicht mit dem Blut der Frauen überein. Entweder herrscht bei Kemnitz eine unglaubliche Unordnung, oder er versucht bewußt zu betrügen.

Feurige Vertuschung

Etwa zu jener Zeit, im April 1996, bricht im Labor des Dr. Kemnitz ein Brand aus. Menschen kommen dabei nicht zu Schaden. Ob es sich um Brandstiftung gehandelt hat, kann nicht geklärt werden. Jedenfalls gehen aber viele der Gewebeproben, die laut Gesetz archiviert werden müssen, in den Flammen verloren oder werden im Zuge der Aufräumungs- und Löscharbeiten durcheinandergebracht.

Für den aufmerksamen Gynäkologen Dr. Allof ist dies ein weiteres Indiz, daß mit dem Labor des Herrn Kemnitz einiges nicht in Ordnung ist. Sollte mit der Brandstiftung das Chaos im nachhinein vertuscht werden? Was führt Kemnitz im Schilde? Allof will nicht länger zusehen und berichtet dem Standesvertreter der Pathologen von seinem schwerwiegenden Verdacht. Untersuchungen werden eingeleitet. Auch die Presse erfährt davon, und im Magazin *Stern* erscheint im Juni 1996 ein erster Bericht. Daraufhin bricht ein Sturm der Entrüstung über Essens Medizinerszene herein. Er richtet sich allerdings nicht gegen den seltsamen Pathologen, sondern gegen den Aufwiegler, den Rufschänder aus den eigenen Reihen. Es sind schlimme Monate für Dr. Allof. Er wird von den Kollegen geschnitten und ist unangenehmen Repressalien ausgesetzt. Er gilt als übler Nestbeschmutzer. »Ich möchte mit diesem Fall nie wieder etwas zu tun haben«, sagt Allof heute.

Kemnitz hingegen verteidigt sich geschickt. Alle Vorwürfe seien reine Unterstellung, er selbst das Opfer einer gemeinen Verschwörung. Scheinbar gönnten ihm einige Kollegen sein gutgehendes Labor nicht. Neid und Mißgunst wollten ihn um die Früchte seiner lebenslangen Arbeit bringen. Kritikern unterstellt er finanzielle Motive und mangelnden Sachverstand. Kemnitz kündigt saftige Klagen an. Daraufhin ist erst einmal Ruhe.

Viele der betroffenen Frauen hatten den Namen Kemnitz noch nie gehört. Wer erkundigt sich schon, wie der Pathologe heißt, wenn ein katastrophaler Biopsiebericht ein Leben zerstört. Nach den Medienberichten sahen viele betroffene Frauen zunächst einmal in ihren Unterlagen nach. »Ich habe den Boden unter den Füßen verloren, als ich diesen Namen unter meinem Biopsiebefund las«, sagt Annegret Fuhrmann. So wie auch Elvira Rabe erstattet sie Strafanzeige. Gleichzeitig schreibt sie Kemnitz an und fordert die Herausgabe ihrer Gewebeproben. Kemnitz ruft sie gleich zurück und meint, diese seien beim Brand leider vernichtet worden. Dann kommt Monate später im Mai 1997 völlig überraschend ein Brief von Kemnitz. Die Staatsanwaltschaft hätte schlecht ermittelt, die Proben seien doch noch da.

Wenig später, frühmorgens am 2. Juni 1997, fallen Anrainern dichte Rauchschwaden auf, die aus dem entlegenen Krankenhaustrakt aufsteigen. Die Feuerwehr kommt mit drei Einsatzfahrzeugen zum Labor des Dr. Kemnitz. Rasch stellt sich heraus, daß es sich um Brandstiftung handelt. In den Gängen des Labors sind 48 Liter Formalin ausgeschüttet worden. Und Dr. Kemnitz liegt mittendrin, bekleidet nur mit einem Tangaslip. Rund um ihn brennt es. Das Feuer wird gelöscht, bevor es ihn erfassen kann. Aber Kemnitz ist bereits tot. Erstickt. Um den Toten liegen so viele leere Flaschen Wein und Schnaps, daß man einen Kleinbus anfordern muß, um sie wegzuschaffen. Kemnitz hat scheinbar tagelang seinen Untergang gefeiert.

Einschlägige Vergangenheit

Nun erst beschäftigen sich Polizei und Ärztevertreter mit der Biographie des Pathologen. Dabei stellt sich heraus, daß Josef Kemnitz erst vor wenigen Jahren eine andere Stelle in Frankfurt am Main verloren hat. Auch damals war ein Übermaß an Krebsbefunden aufgefallen. Trotzdem wurde sein Vertrag »im Einvernehmen« gelöst. Und somit konnte er sein Unwesen fortsetzen.

Josef Kemnitz kam in den sechziger Jahren mit seinen Eltern aus der CSSR. Damals hieß er noch Blaschek. Dann heiratete er eine Zahnärztin aus einer angesehenen Wissenschaftlerfamilie und nahm ihren Namen an. Frau Kemnitz ließ sich vor langer Zeit scheiden und lebt mit ihrem Sohn von Josef Kemnitz getrennt. Als sie vom Tod ihres Ex-Mannes informiert wird, lehnt sie jeglichen Kontakt und jegliche möglichen Erbschaftsansprüche rundweg ab. Es wäre aber auch nichts zu erben gewesen. Bei der Sichtung der persönlichen Verhältnisse stellt sich heraus, daß Kemnitz mehrere Millionen Mark Schulden hatte. Seine Privatwohnung befand sich in einem Miethaus, das dem homosexuellen Milieu zugerechnet wird.

Insgesamt haben rund 300 Frauen eine oder beide Brüste verloren, sinnlose Chemotherapien oder Bestrahlungen durchleiden müssen. In insgesamt 62 Strafanträgen gegen Scheich, Dohme, Kurz und Co. fordern die Frauen, angeführt von Elvira Rabe und Annegret Fuhrmann, nun eine vollständige Aufklärung des Ärzteskandals. Die beiden Frauen sehen sich nicht als Racheengel. Aber sie wollen ein System demaskieren, in dem derartige Amokläufe möglich sind. »Uns geht es am wenigsten um Kemnitz«, sagt Elvira Rabe, »Kriminelle und Geistesgestörte gibt es leider überall. Was die Sache erst zu einem Skandal macht, ist diese unglaubliche Schlamperei und die Mittätermentalität der anderen Ärzte. Denn Kemnitz hat kein einziges Röntgenbild analysiert, er hat keine Biopsien entnommen und keine einzige Brust amputiert.«

Künftig soll nach dem Wunsch der Frauen in Deutschland keine Operation mehr stattfinden ohne Zweitdiagnose. Kein Röntgenbild soll alleiniger Anlaß für einen Eingriff sein. Die Biopsie soll abgesichert sein durch Radiographie und Ultraschall. Erst wenn Gynäkologe, Radiologe und Pathologe sich nach ausführlicher Besprechung im Konsens dafür entscheiden, soll eine Patientin operiert werden dürfen.

In Gang gesetzt wurde die Spirale durch die Fehlinterpretation der Röntgenärzte. Hundertprozentig sicher könne ein Mammographiebefund nie sein, sagt die Kieler Radiologin Ingrid Schreer, eine der gerichtlichen Gutachterinnen im Fall Kemnitz. »Aber das Verhältnis gefundener Tumoren zu Fehlalarm sollte doch in etwa ausgeglichen sein.« Die tatsächliche Rate sogenannter falsch-positiver Befunde liegt in Deutschland aber wesentlich höher, sagt Schreer, nämlich bei zehn zu eins. Das bedeutet, daß sich zehn von elf Frauen unnötig dem psychischen und körperlichen Streß einer Gewebeentnahme aussetzen müssen. Unter diesen beschämenden Bedingungen, meint Schreer, »sollte man die Krebsfrüherkennung besser gleich ganz bleiben lassen«.[35]

Ingrid Schreer analysierte nun die Röntgenbilder der Frauen und verglich sie mit den Diagnosen der Fachärzte. Bei Elvira Rabe wunderte sie sich, wie man sich trauen konnte, bei einer derartig schlechten Bildqualität überhaupt einen Verdacht auszusprechen. Bei Annegret Fuhrmann fand sie anhand der Röntgenbilder in der rechten Brust zwei kleine, höchstwahrscheinlich gutartige Knoten. Die linke Brust, die nach dem Befund des »besten Essener Radiologen« einer »großflächigen OP-Sanierung« bedurfte, stufte die Gutachterin als »gänzlich unauffällig« ein.

DIE FÜNFTE TODSÜNDE:
Die Verwechslung von Symptom und Ursache

Die Inflation der Risikofaktoren

Framingham, ein Städtchen an der Ostküste der USA, markierte einen Wendepunkt in der Medizin: Erstmals sollten über die jahrelange genaue Untersuchung der Bevölkerung jene Faktoren identifiziert werden, die später Herzkrankheiten auslösen. Damit war ein Paradigmenwechsel eingeleitet: Die vorbeugende Therapie Gesunder sollte zur teuren Selbstverständlichkeit werden.

Auf der Grundlage des Mammutprojekts Framingham formulierten die amerikanischen Institute einheitliche Normen, ab welchen Laborwerten im Blut gesunde Menschen zu Behandlungsfällen werden. Das Absenken eines einzigen Grenzwerts läßt ganze Märkte aufblühen und rekrutiert Millionen von Menschen als neue Kunden eines Medikaments. Denn daß der Medizinbetrieb mit Verhaltensmaßregeln den die Gesundheit belastenden Lebensstil der Menschen nachhaltig beeinflussen könnte, hatte sich sehr bald als Illusion herausgestellt. Die medikamentöse Behandlung einzelner Blutwerte macht es hingegen nicht notwendig, den Lebensstil zu ändern.

Cholesterin im Blut etwa soll nach den Richtlinien der US-Gesundheitsbehörden ab einem Wert von 200 mg/dl chemisch gesenkt werden. Der statistische Mittelwert bei Männern zwischen

40 und 59 Jahren liegt hingegen bei 240 mg/dl. Danach ist statistisch gesehen die gesamte Weltbevölkerung dieser Altersgruppe behandlungsbedürftig.[1]

Wer das Fett abbekommt

In den sechziger und siebziger Jahren wurden millionenfach Cholesterinsenker verordnet, ohne daß dies an der Herz-Kreislauf-Sterblichkeit etwas änderte. 1978 folgte die erste Ernüchterung: In einer großen Studie hatte sich gezeigt, daß der damals meistverwendete Cholesterinsenker Clofibrat zwar das Herzinfarktrisiko senkte, dafür aber wegen vermehrter Krebstodesfälle insgesamt in der behandelten Gruppe die Sterblichkeit höher war als in der unbehandelten. Doch der Rückschlag wurde mehr als wettgemacht, als die Mitarbeiter der Firma Merck 1986 der US-amerikanischen Arzneimittelzulassungsbehörde Food and Drug Administration (FDA) die Unterlagen zur Zulassung des Cholesterinsenkers Lovastatin überreichten. 250 Millionen Dollar hatte die Entwicklung gekostet, schon im Jahr 1989 erzielte es allein auf dem US-Markt einen Umsatz von 500 Millionen Dollar. Heute gibt es sechs verschiedene derartige Statine. Pfizer setzt mit dem Marktführer jährlich sechs Milliarden Dollar um. »Dagegen ist eine Goldgrube unwirtschaftlich«, meint der Bremer Sozialmediziner Dieter Borgers, »weil die Produktion der Wirksubstanz fast nichts kostet.«

Die Untermauerung der Sinnhaftigkeit der Cholesterinsenkung läßt sich die Industrie einiges kosten. 45 Millionen Dollar steckte etwa Bristol-Meyers-Squibb ab 1990 in die Glasgow-Studie. 6500 Männer zwischen 45 und 65 Jahren mit einem Wert von über 250 mg/dl wurden in zwei Gruppen eingeteilt. Nach fünf Jahren waren die Cholesterinwerte der mit Statinen behandelten Gruppe um 20 Prozent gesunken. Die Gruppe, die nur mit einem Scheinmedikament versorgt worden war, wies praktisch die gleichen Werte auf wie zu Beginn der Studie.

Doch das Herz-Kreislauf-Risiko hat sich in beiden Gruppen kaum unterschiedlich entwickelt: Wenn man 1000 Menschen fünf Jahre lang mit dem Statin behandelt, berechnet Borgers den Effekt durch den Riesenaufwand[2], lassen sich in dieser Altersgruppe damit sieben Todesfälle durch Herz-Kreislauf-Erkrankungen vermeiden. Oder andersherum: 993 von 1000 Menschen werden ohne Nutzen behandelt. Alle zusammen sind jedoch vom Risiko der Nebenwirkungen betroffen: Magenverstimmung, Verstopfung und Völlegefühl sind am Anfang der Behandlung häufig, später kann es zu Leberschäden kommen. Und sehr selten treten schwere, Rhabdomyolyse genannte Muskelschäden auf, die allerdings zum Tod führen können.

Als Bayer 1997 das sechste Statin auf den Markt brachte, mußte der Leverkusener Pharmariese die Wirksamkeit nicht mehr umfangreich belegen – zu ähnlich war der Wirkstoff von Lipobay den anderen Statinen. Erst nachdem im Zusammenhang mit der Einnahme des Cholesterinsenkers 387 Fälle von Rhabdomyolyse gemeldet worden waren, mußte Bayer seinen Goldbringer wieder vom Markt nehmen. Rhabdomyolyse ist eine seltene Krankheit, bei der Muskelgewebe zerstört wird. Die Eiweißfragmente können die Nierenkanälchen verstopfen. Bei mehr als 50 Lipobay-Patienten führte dies zum Tod. Die fünf anderen Statine blieben jedoch auf dem Markt, obwohl auch bei ihnen, wenn auch seltener, die gleichen Nebenwirkungen auftreten. Weil sie weit häufiger eingesetzt werden als der Spätling Lipobay, dürften sie nach Hochrechnungen von Pharmakologen zusammen mehr als dreimal soviele Todesfälle ausgelöst haben wie das Bayer-Produkt.

Längst werden die Cholesterinsenker, deren Wirksamkeit nur in der Altersgruppe bis 65 Jahre belegt ist, sogar mehrheitlich bei Menschen im hohen Alter eingesetzt. Und dort schaden sie offenkundig mehr, als sie nutzen: Eine aktuelle Langzeitstudie der Universität Honolulu zeigt, daß Patienten im Alter jenseits von 65, denen Statine besonders ans Herz gelegt wurden, mit sinkenden Cholesterinwerten sogar eine höhere Sterblichkeit aufwiesen.[3] Der Studienleiter Irwin Schatz gibt sich ratlos: »Wir können uns unsere Ergebnisse selbst nicht erklären. Sie zeigen jedoch, daß es für Cholesterinsenkung bei älteren Patienten keine wissenschaftliche Basis gibt.«

Ein lukrativer Jungbrunnen

Ein zweites Beispiel für vorschnellen ärztlichen Aktionismus ist die Hormonersatztherapie. Seit 1976 in Framingham die weiblichen Sexualhormone als gewichtiger Schutz vor Herzleiden bezeichnet wurden, werden Frauen ab den Wechseljahren Östrogene verordnet. Ärzte versprechen damit nicht nur Rettung vor Herzinfarkt, sondern auch vor Osteoporose und Alzheimer. Prospekte versprechen, daß Wechselbeschwerden hintan gehalten und Haut und Brüste straffer werden, das drohende Alter damit in sicherem Abstand bleibt. Eine genauere Betrachtung der Daten und längere Beobachtungsperioden zwingen jetzt dazu, die Therapierichtlinien und Empfehlungen zu revidieren. Neuere Forschungen können lediglich den Schutz vor Hitzewallungen durch die Medikamente belegen. Im Fachblatt *New England Journal of Medicine* wird resümiert, daß eine Hormonersatztherapie nach fünf Jahren (in denen sie lediglich gegen Hitzewallungen wirksam war) abgesetzt werden sollte, da nach dieser Zeit das Risiko von Brustkrebs deutlich ansteigt.[4] Die zugrundeliegenden Studien zeigten sogar einen Anstieg der Herzinfarktrate im ersten Jahr durch von Östrogen stimulierte Blutgerinnung. Ein anderes Forscherteam veröffentlichte Beweise dafür, daß die Hormonersatztherapie die Nierentätigkeit einschränkt und das Organ nachhaltig schädigen kann.[5]

Das medikamentöse Kaschieren eines potentiellen Risikofaktors für Herzleiden wird erkauft durch den breiten Anstieg anderer Krankheiten. Ingrid Mühlhauser, Professorin für Endokrinologie an der Universität Hamburg, nennt die Praxis der Hormonersatztherapie eine der größten Blamagen in der Medizin. »Peinliche Wissenslücken in der Gynäkologie schließen sich erst jetzt, die Verordnung kommt einem riesigen, unkontrollierten Experiment gleich«, so Mühlhauser. »Sie wurde auf bloßen Verdacht hin angewendet. Klinische Studien ergeben jetzt das genaue Gegenteil der ursprünglichen Absicht.«[6]

Ein Städtchen schreibt Geschichte

Framingham, Massachusetts, an einem Samstag im Sommer 1948. Evelyn Langley, Mutter dreier Kinder, ist auf dem Heimweg von einer Versammlung in der Aula der Woodrow Wilson Elementary School, wo sie als Elternvertreterin engagiert ist. Sie geht durch die schnurgeraden Straßen der Schachbrettsiedlung mit den frisch gepflanzten Alleebäumen und klingelt an jeder Tür. Ihr Anliegen ist ungewöhnlich: Sie bittet um das Einverständnis ihrer Nachbarn, von Ärzten genau untersucht und befragt zu werden – und zwar ihr Leben lang.

Die uniformen Einfamilienhäuser in der Gegend, auch das der Familie Langley, sind neu gebaut. Vor der Tür waschen die Männer, meist Arbeiter der nahen Fabriken, ihre Autos. Aus den umzäunten Vorgärten steigt Barbecueduft auf; man ist stolz darauf, täglich gebratenes Fleisch auf den Tisch bringen zu können. Amerikas Wirtschaft befindet sich im Aufschwung, und auch in Framingham spürt man den Wirtschaftsboom, der nach dem Krieg einen neuen Wohlstand ins Land bringt. Bisher hatte die Kleinstadt mit ihren 28000 Einwohnern sehr im Schatten der größeren Städte Worcester, 20 Meilen westlich, und vor allem Boston, etwa 20 Meilen östlich am Atlantik, gestanden. Jetzt aber hat General Motors eine große Montagehalle am Rand der Stadt errichtet, und es geht spürbar aufwärts. Evelyns Ehemann ist gerade erst von seinem Militärdienst aus Deutschland zurückgekehrt und hat ebenfalls bei GM, dem größten Arbeitgeber der Region, eine Anstellung gefunden. Die junge Familie braucht Geld, um Haus und Auto zu bezahlen. Darum hat Evelyn sich entschlossen, den ungewöhnlichen Nebenjob anzunehmen. Heute ist ihr erster Arbeitstag.

»Von Anfang an hatte ich das Gefühl, an etwas wirklich Großem beteiligt zu sein«, beschreibt sie ihre damaligen Empfindungen.[7] Vormittags war sie mit 15 anderen zu einer Unterweisung in der Aula der Schule zusammengekommen, Thomas Dawber, der damalige Leiter der Studie, hatte ihnen erklärt, worum es ging. Um nichts weniger, als den Kampf gegen den größten Killer Amerikas aufzunehmen, den Herztod. »Wir waren Pioniere eines neuen Verständnisses von Krankheit«, erinnert sich William Kannel, zwischen 1966 und 1979 Direktor der Studie, an den Enthusiasmus der ersten Tage. »wir beschäftigten uns als erste mit einer nichtinfektiösen Erkrankung, und wir waren auch die ersten, die einen Zusammenhang zwischen Lebensweise und Krankheit herstellen wollten.«[8]

Die Zeit drängte. Mit dem Umfang der Wirschaftswunderbäuche wuchs die Zahl der Herzinfarkttoten rasant, Herzkrankheiten rafften zu dieser Zeit bereits ein Viertel aller amerikanischen Männer hinweg. Die Krankheit schien sich wie eine Epidemie auszubreiten. Vor dem Krieg, so bestätigen die Aufzeichnungen der Mediziner, spielte der Herzinfarkt gar keine Rolle. Daß dies daran lag, daß er zu dieser Zeit nicht diagnostiziert werden konnte, fiel nicht ins Gewicht.

Der geistige Vater der Framingham Heart-Study, der Chirurg Josef Mountin, ein vehementer Verfechter epidemiologischer Herangehensweisen, wandte sich an das National Heart Institute, um gegen den »number one killer« – wie der Herzinfarkt im Hausjargon schon damals genannt wurde – vorzugehen. Der Plan war außergewöhnlich und ehrgeizig: die detaillierte medizinische Durchuntersuchung einer ganzen Stadt, das Registrieren körperlicher und sozialer Merkmale und die Begleitung der Studienteilnehmer ein ganzes Leben lang. Durch die bloße Beobachtung der Menschen – ein Eingreifen war strengstens verboten – sollten das Geheimnis der Krankheitsentstehung gelüftet und Millionen Leben gerettet werden. Der grandiose Siegeszug der Antibiotika galt als großartigste Leistung der modernen Medizin. Die Framinghamer Forscher wollten nicht mehr und nicht weniger, als diesen Triumph zu wiederholen und herauszufinden, was das Herz zerstört – und was es retten kann.

Eifrige Herzlichkeit

Kurz vor Beginn der Sommerpause 1948 gab der Kongreß 500000 Dollar für das Projekt frei. Die Politiker erwarteten sich nicht allzuviel davon, und die Summe war viel geringer, als die Studienbetreiber sich erhofft hatten. »Ein Betrag gleicher Größe wurde im selben Jahr zur Erforschung des Long-Island-Kartoffelkäfers ausgegeben«, ärgert sich Dawber noch heute.

Die Entscheidung für Framingham als Ort der Erhebungen fiel leicht. 30 Jahre zuvor, 1918, war hier eine große Tuberkulosestudie durchgeführt worden, und die Wissenschaftler hofften dadurch auf Verständnis in der Bevölkerung. Auch die Nähe zu den medizinischen Zentren der berühmten Harvard-Universität sprach für die kleine Stadt im prosperierenden Massachusetts. Trotz des geringen Budgets machte sich Josef Mountin zusammen mit der jungen Public-Health-Expertin Glicin Meadors gleich ans Werk. Die beiden Wissenschaftler bauten ein unscheinbares Backsteinhaus in der weit abseits des Zentrums gelegenen Thurber Street zum Beobachtungsposten aus. Die Framingham Heart Study, das größte epidemiologische Langzeitprojekt aller Zeiten, war geboren. Bis heute enthält die Studie Gesundheitsreports von mehr als 10000 Bewohnern der 60000-Einwohner-Stadt. Alle zwei Jahre werden sie einberufen und mit allen erdenklichen Untersuchungen und Fragebögen überprüft.

Zunächst war es nicht leicht, Menschen für das Projekt zu begeistern. Niemand verstand den Nutzen solcher Untersuchungen. »Versuchskaninchen« zu werden und intimste Daten an eine Behörde weiterzuleiten schien wenig verlockend. Noch dazu ehrenamtlich. Vorsorgeuntersuchungen gab es nicht, wer nicht krank war, war gesund. Krankheit galt als Schicksalsschlag, der eben kommt, wenn es soweit ist. Es waren die Einwohner von Framingham, die mit 1000 medizinischen Veröffentlichungen und 43 Millionen Dollar Aufwand den Begriff Präventivmedizin erst prägen sollten.

Wie Evelyn Langley ging auch Walter Sullivan von Tür zu Tür. »Ich weiß nicht, ob die Leute uns damals hereingelassen hätten, wenn sie geahnt hätten, was für ein schlechtes Gewissen wir ihnen machen würden«, scherzt der 87jährige Rechtsanwalt, der noch immer täglich in seiner Kanzlei arbeitet. Und wirklich: Vor Framingham war das Leben angenehm: Fett stand für Nahrhaftigkeit und Geschmack, Fleisch bedeutete Wohlstand und das beste Essen überhaupt. »Dreimal täglich gab es Wurst oder Fleisch«, erinnert sich Evelyn Langley, »auf dem Tisch stand eine Friteuse, in die wir wirklich alles hineinwarfen, bevor es gegessen wurde.« Rauchen diente 70 Prozent der Männer zur Entspannung und Konzentrationsförderung, Ärzte rieten sogar zur Zigarette bei Kreislaufproblemen. Hoher Blutdruck wurde als harmlose Alterserscheinung akzeptiert, und mit Cholesterin beschäftigten sich einige wenige Chemiker in ihren Labors. Dicke galten nicht als bemitleidenswert, sondern als gemütlich. Wer seinem Herzen etwas Gutes tun wollte, der schonte sich nach Kräften, Bewegung war für Herzkranke ein strenges Tabu.

Die Entdeckung der Risikofaktoren

Framingham veränderte diese Haltung. Was seit den sechziger Jahren des letzen Jahrhunderts als der richtige Lebensstil zu gelten hat, bestimmen die Krankenblätter der Framinghamer Bürger. Zuwiderhandlungen werden mit dem Tod durch Herzinfarkt bestraft.

Victor Galvani, der gerade aus der Armee ausgeschieden war, versuchte ebenfalls Freunde und Bekannte zur Teilnahme an der Studie zu überreden. »Das beste Argument war die ausführliche Untersuchung, die die Ärzte der Studie durchführten«, erklärt der Anwalt seine »Verkaufstrategie« von damals. »Diese Untersuchungen waren viel genauer als diejenigen, welche die Menschen gewohnt waren.« Erstmals wurde routinemäßig ein EKG gemessen, eine Röntgenaufnahme gemacht, Blut abgenommen und nach den verschiedensten Kriterien untersucht. »Man gab abends in der Kneipe regelrecht mit seinen guten Blutdruck- und Cholesterinwerten an und erzählte stolz, an welche Maschinen man angeschlossen wurde«, erinnert sich Galvani. Die Untersuchung gesunder Menschen, der Checkup, der Allgemeinmedizinern heute rund um den Globus die Wartezimmer füllt, war erfunden.

Es dauerte mehr als zehn Jahre, bis die Framingham Heart Study erste Ergebnisse brachte, doch die hatten es in sich: 1959 wurde veröffentlicht, daß hoher Blutdruck und hohe Cholesterinwerte bei den Herzinfarktpatienten häufiger gemessen wurden als bei den anderen Teilnehmern. Diese statistische Auffälligkeit wurde pauschal als kausaler Zusammenhang gedeutet, von nun an galten diese Laborwerte als Risikofaktoren. Die Konsequenzen waren gewaltig. Millionen gesunder Menschen mit bislang als tolerierbar angesehenen oder schlicht unbekannten Laborwerten waren unversehens zu Patienten geworden. Blutdruckmittel, damals noch die erste Generation, erlebten einen Boom, der die ganze Branche beflügeln sollte. Gutes Essen war nicht länger gesundes Essen, die Nahrungsmittelindustrie hatte entsprechend zu reagieren. Es begann die Blütezeit der Margarine und die Verteufelung des Frühstückseis.

Schon 100 Jahre zuvor hatte der Pathologe Rudolf Virchow Cholesterin in der kalkigen Plaque der Gefäßwände von Herztoten gefunden. Und nun schien klar: Je mehr Cholesterin im Körper war, desto höher war das Risiko eines Infarkts. Mit geradezu biblischem Eifer jagten Amerikaner in der Folge das Molekül, das vom Körper selbst produziert wird und für das Zellplasma lebenswichtig ist. Prinzipiell kann jede Zelle selbst Cholesterin produzieren; die größte Menge entstammt der Leber und dem Dünndarm. Normalerweise ist der Cholesterinhaushalt im Körper in Balance: es wird soviel produziert, wie benötigt wird. Kommt über die Ernährung von außen mehr Cholesterin hinzu, reguliert der Organismus die interne Cholesterinproduktion herunter, um dieses Gleichgewicht aufrechtzuerhalten. Wann und warum diese Steuerung versagt, ist nicht geklärt.

Doch mit derart komplexen Überlegungen gaben sich die US-Forscher nicht ab. Übergewichtige hatten häufiger höheres Cholesterin, Fette enthalten Cholesterin, weniger Fette müssen daher zu weniger Cholesterin im Blut führen. Darüber hinaus wurde durch die Datensammlung klar, welche Gewohnheiten das Herz belasten und Blutgefäße bis zum Infarkt verstopfen: Rauchen, Bewegungsmangel und Übergewicht. Den Bürgern von Framingham blieb das Barbecue im Halse stecken, ihre Autos, die sogar den Fußweg bis zum Supermarkt ersetzten, wurden auch abseits der Unfälle zur Gefahr für Leib und Leben. Die Zigarette stand plötzlich mehr für Krebs und den frühen Herztod als für Lebenslust.

Der Tag, an dem Dicke zu Kranken wurden, kann damit exakt bestimmt werden. Ein neuer Industriezweig schoß aus dem Boden; die Light-Produkte eroberten den Markt. Wäre es früher als Unverschämtheit empfunden worden, den guten Zucker und das schmackhafte Fett aus den Nahrungsmitteln einfach wegzulassen und statt dessen Wasser und Süßstoffe hineinzugeben, so wurde es jetzt legitim, nurmehr die Hälfte des Nährwerts für dasselbe Geld zu verkaufen. Die Ächtung der Butter, Diet Coke, fettlose Schweine – die Begleitprodukte der Light-Welle sind nicht mehr wegzudenken.

Auf die Entdeckung prädisponierender Laborwerte folgte der Versuch, diese Werte medikamentös zu senken; die Suche nach der »magic pill« für Herzkrankheiten ließ die Forscher nicht mehr los.

Die Faktorenserie

1961 bescherte Framingham der Medizin einen neuen Feind: Der Begriff Risikofaktor wurde eingeführt. »Risikofaktor« stand fortan über einer immer länger werdenden Liste von Laborwerten und Körperzuständen, welche die Gefahr einer Krankheit erhöhen – und daher bekämpft werden müssen.

1962 wurde der Glimmstengel überführt. Sämtliche daraufhin von der Tabakindustrie gestarteten Versuche, ihr Produkt von diesem Makel reinzuwaschen, schlugen fehl: Auch die von der Industrie behauptete Ungefährlichkeit der Filterzigarette konnte 1981 anhand der Herzinfarktstatistik von Framinghamer Rauchern widerlegt werden.

1967 veränderte Framingham den Lebensstil der westlichen Welt mit der Erkenntnis, daß Bewegung das Herzinfarktrisiko senkt. Rauchen und zu geringe körperliche Aktivität sind freilich bisher die einzigen Risikofaktoren, die durch eine Vielzahl weiterer Studien belegt und von wissenschaftlicher Seite bis heute unstrittig sind.

Das Jahr 1971 war ein weiterer Meilenstein in der Geschichte der Studie: Viele der ursprünglichen Teilnehmer waren bereits gestorben. Ihr gut dokumentierter Tod hatte viel zum Verständnis der Herzkrankheiten beigetragen. Sie hinterließen aber noch mehr: Eine zweite Kohorte ging an den Start, die sogenannte Offspring-Study, bestehend aus 10000 Angehörigen der ersten Teilnehmergruppe. Dies war der Beginn einer neuen Ära. Denn nun sollten durch Vergleich der beiden Kohorten auch die erblichen Aspekte von Krankheiten als weiterer Risikofaktor ausgemacht werden.

1974 kam der Blutzuckerwert hinzu: Die Zuckerkrankheit – fast zehn Prozent der Bevölkerung sind in unterschiedlichem Maße davon betroffen – fördert drastisch Gefäßleiden. Der Blutzuckerwert, für die Ärzte bisher nur in extremen Fällen von Bedeutung, wurde über Nacht zum Gegenstand intensiver Therapiebemühungen. Nicht nur schwer Zuckerkranke werden seither mit blutzuckersenkenden Mitteln behandelt und engmaschig überwacht, einen »harmlosen Alterszucker« gibt es nicht mehr.

Zwei Jahre darauf, 1976, geriet eine weitere Bevölkerungsgruppe in den Sog neuer Krankheitsdefinitionen: Frauen nach den Wechseljahren, so hieß es, seien durch ihren Östrogenmangel in großer Gefahr; auf sie lauere ebenfalls der Infarkt. Eine brisante Behauptung, gibt es für die versiegenden Östrogenquellen doch wirksamen Ersatz: in Gestalt der Hormonersatztherapie (HRT). Jede Frau über 50 war damit eine potentielle Empfängerin der Pille nach der Pille.

Die Harvard-Forscher aus Framingham drohen nicht nur mit dem Herzinfarkt, auch für andere Gefäßleiden wie z. B. Schlaganfall stellt die Studie Verhaltensregeln und Grenzwerte auf. Kurzsichtigkeit im Alter, Gedächtnisverlust durch die Alzheimer-Krankheit, Osteoporose, Verlust der Knochensubstanz und verschiedene Krebsarten sind ebenfalls Gegenstand der Untersuchung.

Schlankheitsrekorde

Am 9. Juli 2001 setzten die emsigen Framingham-Experten der Harvard Medical School in Boston ein neues Limit. Sie empfahlen den Weltbürgern, am besten gar kein Fett mehr auf den Rippen zu tragen. Ihre neuen Richtlinien bezüglich des sogenannten Body Mass Index (BMI), des Quotienten aus Gewicht und Größe, unterschritten alle bisherigen Grenzwerte und machten weitere geschätzte 30 Millionen Menschen allein in den USA zu krankhaft Übergewichtigen. Dadurch war über Nacht eine Fettepidemie »entdeckt« worden, die ihresgleichen sucht.

Schon jetzt werden bei dem aktuellen BMI von 25 als Grenze zum Übergewicht etwa die Hälfte der Menschen in Europa und den USA als übergewichtig eingestuft. Setzt sich die neue Grenze von 22, wie von den Harvard-Forschern empfohlen, durch, wird es fast niemanden mehr geben, der sich vor dem Risikofaktor Übergewicht sicher fühlen könnte – und daher entsprechende Medikamente benötigt.

Durch die rigorosen Vorgaben fällt es Ärzten immer leichter, die Abspeckpillen Xenical, Reduktil & Co. zu verschreiben. Wie beim Handel mit Ablaßbriefen versuchen Arzt und Patient durch Verschreibung und Einnahme der Pillen der Strafe zu entgehen. Denn obwohl die Light-Produkt-Welle längst den Markt dominiert, werden die Menschen immer dicker. Weder Arzt noch Patienten bekommen die sündigen Kilos in den Griff: Seit das Übergewicht durch die Framingham-Studie als herzgefährlich erkannt wurde, stieg der durchschnittliche BMI in den Industrieländern um mehr als zehn Prozent an.

Auch der Frontalangriff auf die Ernährungsgewohnheiten der Bürger ist ein zweischneidiges Schwert. Großangelegte Kampagnen von Light-Industrie und den Produzenten pflanzlicher Lebensmittel haben die Einstellung gesundheitsbewußter Menschen der westlichen Welt geprägt. Tierische Fette werden vor allem mit Übergewicht und damit dem Herzinfarkt assoziiert, erst in zweiter Linie mit gutem Geschmack. Ganz abwegig scheint inzwischen der Gedanke, daß es sich sogar um lebenswichtige Grundbausteine unseres Körpers handeln könnte. Dies ist aber der Fall. Der vollständige Verzicht auf Fett hätte katastrophale Folgen für den Organismus. Und die vielfältigen Aufgaben beginnen schon vor der eigentlichen Aufnahme in den Körper – im Darm. Nur in Verbindung mit Fett werden die lipophilen Vitamine A, D, E und K über die Darmwand in die Blutbahn transportiert. Gäbe es kein Nahrungsfett, würden sie einfach wieder ausgeschieden. Somit haben die Fette als Energiespeicher, Transportmolekül und Isoliermaterial eine existentiell wichtige Aufgabe.

Ist Fett Gift?

»Ich habe meinen Mann mit gutem Essen unter die Erde gebracht«, sagt auch Evelyn Langley in Erinnerung an ihre fritierten Leckerbissen, die sie jahrzehntelang kredenzte. Ob sie aber wirklich ein schlechtes Gewissen haben muß, ist – wie die meisten Schlüsse aus den Daten von Framingham – höchst unklar. Denn der Ratschlag an Gesunde, fettarm zu essen, hat keinerlei solide wissenschaftliche Grundlage. Die rigorosen Vorgaben der Ernährungskommissionen sind ebenso brisant wie die Empfehlungen zur Medikation. Genau wie Medikamente Nebenwirkungen haben, kann auch eine einseitige Diät Stoffwechselvorgänge verändern und ist daher mit Vorsicht zu genießen. Ob die derzeit gängigen und auf den Framinghamer Ergebnissen aufbauenden Dogmen in Zukunft Bestand haben werden, ist durchaus zweifelhaft.

Das Wissenschaftsmagazin *Science* enthüllte erst im Jahr 2001, wie es um die Beweislage selbst grundlegender Ernährungsempfehlungen bestellt ist. Es scheint, als seien die Vorurteile einiger Politiker, Forscher und Beamten in Schlüsselpositionen in den siebziger Jahren eher für die heute vorherrschende Meinung bezüglich der Nahrungsfette verantwortlich als gesichertes Wissen. Bisher wurde von der Deutschen Gesellschaft für Ernährung (DGE) die Obergrenze für folgenlosen Fettverzehr mit 30 Prozent Anteil an der Gesamtkalorienmenge angegeben, ein Wert, der aus den USA übernommen wurde. Doch nicht einmal dieser simple Rat hält der Überprüfung stand. Bis 1977 galt diese Formel lediglich als Empfehlung für schwer herzkranke Menschen, dann tauchte sie plötzlich in einem Bericht einer US-Senatskommission als Empfehlung für die gesamte Bevölkerung vom Kleinkind bis zum Greis auf. Die Auswirkungen aber, die eine fettfreie oder auch nur fettreduzierte Ernährung auf gesunde Menschen hat, sind bisher nicht in einer einzigen Studie konsequent überprüft worden. Und daß dies in Zukunft geschehen wird, ist eher unwahrscheinlich. Eine solche Untersuchung würde Kosten in Höhe von knapp einer Milliarde Euro verursachen, wäre aber keiner Lobby von Nutzen. Wieder müßten Zehntausende Freiwilliger über Jahrzehnte beobachtet werden – ein Projekt von der Dimension der Framingham-Studie, das sich nur mit der Ernährung befassen müßte.

Bisher liegen lediglich einige Kurzzeitstudien mit geringer Teilnehmerzahl vor, deren Aussagekraft zu gering ist, um gültige Antworten zu geben. Diese wenigen Studien jedoch weisen in eine unvorhergesehene Richtung: Keine von ihnen konnte die Gefährlichkeit von Fett für das Herz beweisen. Die Lebenserwartung bleibt in der Gesamtschau vom Fettkonsum unberührt, nur bei einem Teil der Studienteilnehmer – denjenigen, die länger als zwei Jahre beobachtet worden waren – zeigte sich ein geringer Rückgang des Herztodes. Eine Studie zeigte allerdings einen Anstieg der Schlaganfälle in der Diätgruppe.

Daß in nächster Zukunft gültige Aussagen gemacht werden können, ist nicht zu erwarten. Ein Vorstoß des amerikanischen Gesundheitsministers im Jahr 1988, vorhandenes Wissen über Nahrungsfette systematisch zusammenzufassen, ist elf Jahre später ergebnislos abgeblasen worden. »Zu kompliziert« seien die Zusammenhänge, schreiben die Wissenschaftler in *Science*. Daraufhin reagierte die American Heart Association (AHA) und nahm ihre Fettempfehlungen nach mehr als 40 Jahren zurück. Nicht zuletzt auch aufgrund folgender Beobachtung: Der durchschnittliche Fettkonsum der Amerikaner war tatsächlich von 40 Prozent Nahrungsanteil auf 33 Prozent gesunken, Herzinfarkte aber blieben gleich häufig, und Übergewicht nahm sogar weiter zu. Das alte Fettdogma war nicht mehr länger zu halten. Heute empfiehlt das Gremium allgemein, nur soviel zu essen, daß man nicht dick wird, dazu frisches Obst und Gemüse, Bewegung und Nikotinverzicht. Der kalte Krieg gegen das Fett scheint vorüber. Diesseits des Atlantik zögert man jedoch noch, mit dem alten Feind Frieden zu schließen: Die Deutsche Gesellschaft für Ernährung (DGE) hält an der 30-Prozent-Grenze fest, erlaubt dagegen Kalorien »ad libitum« (nach Belieben).

Auf der Startrampe

In Framingham und mit mehreren anderen Langzeitstudien geht die Suche inzwischen weiter, und eine ganze Reihe von Laborparametern mausert sich zu weiteren Risikofaktoren. Mehrere Blutgerinnungsfaktoren könnten in Zukunft Karriere als »schwerwiegender« Risikofaktor machen: Plättchenüberreaktion, hohe Konzentrationen hämostatischer Eiweiße (Fibrinogen, Faktor IV), defekte Fibrinolyse, erhöhte Blutviskosität und Plasmafibrinogen.

Mit jedem neuen Wert, der Aufnahme in die Richtlinien findet, entstehen Märkte – nicht nur für Medikamente, auch für Laborgerät und Ärzteschaft, die die neu proklamierten Gefahren verwaltet. Der Hauptgrund, warum diese Laborwerte noch nicht routinemäßig getestet werden und Bestandteil jedes Check-up sind, liegt darin, daß die vorhandenen Tests noch nicht ausgereift oder wegen der Notwendigkeit großer Spezialmaschinen noch zu teuer sind. An der Entwicklung von Schnelltests und Methoden zur Massenuntersuchung wird aber fieberhaft gearbeitet. Schon bald könnte die Herztodgleichung der Framinghamer um einige Faktoren erweitert werden. »Ich sehe die Risikofaktoren der Zukunft bei den Ergebnissen der genetischen Forschungen, die wir betreiben«, sagt Daniel Levy, der derzeitige Direktor der Framingham-Studie.

Walter Sullivan, Evelyn Langley und Victor Galvani, die letzten Überlebenden des Organisationskomitees der Framingham Heart Study, nehmen jedenfalls keine Medikamente ein, um ihre Risikofaktoren zu manipulieren. »Ich lebe ein aktives Leben«, erklärt sich Victor Galvani seine hervorragende Gesundheit. »von Medikamenten habe ich nie viel gehalten.«[9] Auch Walter Sullivan ist sich sicher, daß ganz allgemeine Empfehlungen die praktisch wertvollen Forschungsergebnisse der Studie sind. »Vermeide Streß, ernähre dich ausgeglichen, bewege dich und laß das Rauchen«, faßt er zusammen, was ihn die Studie, die ihn sein ganzes Leben begleitete und deren Teil er selbst ist, gelehrt hat. Ziele, so gibt er zu, die nicht für jeden einfach zu realisieren sind: »Eine Pille zu nehmen ist leichter.« Evelyn Langley ist besorgt: »Ich befürchte, daß man die Ergebnisse unserer Studie sehr stark benutzt, um Dinge zu verkaufen.«

Geöffnete Herzen

Trotz aller medizinischen und pharmazeutischen Fortschritte sterben in Westeuropa heute mehr als doppelt so viele Menschen an Gefäßverschlüssen im Herzen als vor 40 Jahren. Die Sterblichkeit an Herz-Kreislauf-Erkrankungen hat heute in Deutschland und Österreich ein Ausmaß erreicht, das ungefähr jenem der berüchtigten Tuberkulose Anfang des vergangenen Jahrhunderts entspricht.

Damals waren diese Zahlen Anlaß für massive gesellschaftliche Anstrengungen, die trotz Nachkriegsproblemen zu kostspieligen und letztlich erfolgreichen Maßnahmen geführt haben. Eine vergleichbare Strategie gegen den Herztod steht dagegen nicht einmal zur Diskussion. Während Milliardengelder in die Reparaturmedizin flossen, begnügten sich die Experten auf dem Gebiet der Vorbeugung mit der an Irrtümern reichen Suche nach Risikofaktoren, mit Werbeeinschaltungen, Fitneßtips, Ernährungsvorschlägen und Warnungen vor Nikotin und Alkohol. Bislang besteht nicht einmal Einigkeit darüber, welche Risikofaktoren das Herz bedrohen. Diabetes, einen erhöhten Blutdruck, Cholesterin- oder Harnsäurespiegel definieren die einen bereits als Ursachen, während die anderen diese allenfalls für Alarmsignale halten.

Statt mit direkter Prävention vorzugehen, bietet der medizinisch-industrielle Komplex ein ganzes Arsenal an Produkten, mit denen sich der inzwischen ob seiner »Laster« ein wenig von dunkler Vorahnung geplagte Wohlstandsbürger jederzeit einen Ablaß erkaufen kann. Der enorme Absatz von herzstärkenden und blutdruck- oder blutfettsenkenden Medikamenten beschert der Pharmaindustrie einen nicht enden wollenden Geldregen, die Lebensmittelindustrie profitiert kräftig von der Cholesterinhysterie und dem Trend zu zucker- und fettfreien Light-Waren, die Freizeitindustrie vom Fitneßboom. Dabei ist erwiesen, daß zum Beispiel cholesterinsenkende Medikamente vor allem bei älteren Menschen, deren Gefäße bereits verkalkt sind, keine Auswirkungen auf die Infarkthäufigkeit haben. Auch blutdrucksenkende Mittel wirken sich nicht nachweisbar auf die Häufigkeit von Herzinfarkten aus, ebensowenig können sie die Sterblichkeit senken.

Zwar ist der plötzliche Tod nach dem Infarkt, bei dem wegen der Arterienverstopfung ein Teil des Herzgewebes vernarbt, dank der Fortschritte der Medizintechnik inzwischen viel seltener geworden. Doch Bypassoperationen, mit denen das Blut um die blokkierte Stelle herumgeleitet wird, erweisen sich oft als Sisyphusarbeit. Es ist nur eine Frage der Zeit, bis wieder ein Gefäß verstopft ist: Durchschnittlich nach fünf bis sieben Jahren, so zeigten Langzeitstudien, verschließen sich die neuen Bypässe wieder. Ein weiterer Eingriff ist dann meist weit weniger erfolgreich. Und die Ballon-Angioplastie, auf die die Medizinerwelt seit den achtziger Jahren setzt, hat zwar den entscheidenden Vorteil, unblutiger und weniger riskant zu sein. Bei 40 Prozent der Patienten, deren Arterien durch einen eingeführten Ballon wieder durchgängig gemacht wurden, ist jedoch schon nach sechs Monaten der alte Zustand wiederhergestellt.

Auch massive Kampagnen für Fett- und Nikotinverzicht konnten nichts daran ändern, daß Herz- und Kreislauferkrankungen mit Abstand der Killer Nummer eins blieben. Mehr als die Hälfte der Menschen in den westlichen Industriestaaten stirbt nach wie vor den Herztod, nur etwas später als früher. Manche Mediziner wie etwa der US-Amerikaner Dean Ornish haben aus dem Dilemma ihre eigenen Schlußfolgerungen gezogen. Und sind damit erfolgreich.

Es war ein langer Weg, bis sich Dwayne Butler, 53, zum mittleren Manager einer Containerfirma in San Francisco hochgearbeitet hatte: »Ich mußte mich richtig durchkämpfen.«[10] Wer kein »ordentlicher Kerl« war, den hielt Butler »für einen Waschlappen«. Er wollte kein solcher sein: »Immer, wenn ich eine Entscheidung über das Leben meiner Familie traf, machte ich das im Alleingang.« Der Ex-Sportler war dicklich, schließlich dick geworden. Dann kamen die Herzprobleme. »Ich widerte mich selbst an und sagte mir: Ich bin nicht wirklich herzkrank, ich kann das überwinden, wenn ich stur bleibe und hart arbeite.« Mit 50 begann dann der große Katzenjammer: Als er mit quälenden Brustschmerzen zum Arzt ging, diagnostizierte dieser eine koronare Herzkrankheit im fortgeschrittenen Stadium; zahlreiche Gefäße waren bereits weitgehend verstopft.

Der Schwerkranke war einer von 48 Patienten, die an zwei Herzkliniken durch Zufall ausgewählt und zu einer Unterredung ins Preventive Medical Research Institute gebeten wurden. Als sich die Herzkranken im Sommer 1988 im kalifornischen Sausalito zur ersten Besprechung trafen, glaubten wohl nur die Projektleiter an den Erfolg. Und im stillen fühlten sich die 20 unter ihnen auf der glücklicheren Seite, die das Los in die »Kontrollgruppe« gebracht hatte. Sie sollten mit allem behandelt werden, was die moderne Medizin zu bieten hat. Ihr Hochdruck und ihr Cholesterinspiegel sollten chemisch gesenkt, die schwere Angina pectoris mit Medikamenten eingedämmt, die verengten Gefäße aufgedehnt oder durch aus den Beinvenen gewonnenen Ersatzadern umgangen werden. Obendrein sollten sie die mittlerweile üblichen Anweisungen erhalten, sich ausgewogen, fett- und cholesterinarm zu ernähren und für ausreichende Bewegung zu sorgen.

Der »Versuchsgruppe« dagegen wurden die Segnungen der Pharmazie teilweise vorenthalten: Kreislaufmedikamente wurden zwar ebenfalls eingesetzt, aber auf die chemische Beeinflussung des Cholesterinspiegels wollten die Mediziner verzichten. Der Schwerpunkt der Behandlung lag woanders. Sie sollten dazu gebracht werden, ihr Leben von Grund auf zu überdenken, alle schädlichen Verhaltensmuster und Einstellungen zu ändern und dadurch gesünder zu werden. Ein Vorhaben, das die Mediziner bislang für schlicht undurchführbar hielten.

»Obwohl mir der Arzt das Programm beschrieb, begriff ich nicht wirklich, worum es ging«, berichtet Dwayne Butler. »Wenn ich verstanden hätte, daß ich an einer Gruppe teilnehmen und über meinen Lebensstil sprechen sollte, hätte ich abgelehnt. Ich hätte es für ein Zeichen von Schwäche gehalten, über persönliche Dinge zu reden«, sagt er, »ich glaubte nicht, daß ich im Leben Probleme hatte, ich war nur herzkrank.«

Im Fitneßhotel

Der Anfang war ja noch recht angenehm: Gemeinsam mit ihren (Ehe-)Partnern wurden die Herzkranken zu einem einwöchigen Aufenthalt in das Claremont-Hotel in Oakland, einem netten Hotel im Grünen, gebeten. Doch schon am ersten Tag machte ihnen Larry Scherwitz klar, daß es sich bestenfalls um einen Arbeitsurlaub handelte. Ein dichtes Vortragsprogramm über Ernährungsphysiologie, Psychologie und Sportmedizin, erklärte ihnen der Psychologe, werde sie mit den Hintergründen ihres Programms vertraut machen, und parallel dazu würden Kardiologen und Psychologen das Arbeitsprogramm entwickeln.

Dann ging es zuerst einmal auf das Laufband – ein Sportgerät, das die meisten der 45- bis 65jährigen Patienten nur aus TV und Zeitungen kannten. Daß bei 21 von ihnen vor kurzem vollständige Arterienverschlüsse diagnostiziert worden waren, sie also an schwerer koronarer Herzkrankheit litten, und auch bei den anderen sieben etliche der wichtigen Gefäße im und ums Herz schon zu mehr als 50 Prozent verengt waren, war für die Mediziner kein Hindernis, ihre Leistungsfähigkeit auszutesten. »Ich dachte, mit meinen Herzproblemen müsse ich leisetreten«, gibt Butler die gängige Meinung über Herzkranke und Sport wieder, »ich japste ja schon nach einem Stockwerk im Treppenhaus nach Luft.«

Schon nach einigen Stunden fiel es keinem der Neusportler mehr schwer, durch körperliche Aktivität 70 Prozent der maximalen Pulsfrequenz zu erreichen und zu halten, die eigene Belastung zu erkennen und den Körper so einzusetzen, daß er nur mäßig beansprucht und keinesfalls überlastet wird. Die meisten entschieden sich wie Butler für »walking«, also zügiges Gehen, einige schwammen auch oder fuhren mit dem Fahrrad.

Von nun an sollten die Schwerkranken die nächsten vier Jahre lang 30 Minuten täglich, mindestens jedoch drei Stunden in der Woche, auf diese Art ihren Kreislauf trainieren, wobei regelmäßig mit den Laufbandtests das Trainingsprogramm der sich verändernden Ausdauer angepaßt werden sollte. Die meisten waren überrascht, daß sie schon am Ende der ersten Woche bemerkten, wie sie schneller gehen konnten, ohne außer Atem zu geraten, daß sie sich wohler fühlten und auch deutlich weniger unter den quälenden Angina-pectoris-Anfällen litten.

Schmerzhafte Gefühle

Auch der zweite Seminarblock am ersten Tag im netten Hotel ließ keinen Zweifel daran aufkommen, daß im Leben der Patienten wenig so bleiben würde wie zuvor. Sie waren als Vertreter, Handelsangestellte, Autoverkäufer und Programmierer zwar gewohnt, ihre beruflichen Anliegen zu artikulieren und sich in einer Gruppe nicht schüchtern im Hintergrund zu halten, doch nun mit den Ehefrauen gemeinsam in einer Gruppe zu sitzen und über Eindrücke und Gefühle zu sprechen war völlig neu. »Es war anfangs einfach schmerzhaft, Gefühle zuzulassen. Es tat so weh, daß es einfacher war, die Gefühle ganz und gar abzublokken«, beschreibt Butler seinen Zustand. Aber er war mit seinen Problemen nicht allein. Genauso schwer fiel es der Gruppe, das oft minutenlange Schweigen auszuhalten oder den anderen aufmerksam zuzuhören. Daß es den Teilnehmern anfangs fast unmöglich war, eigene Gefühle auszudrücken, überraschte Larry Scherwitz nicht. »Gerade Herzpatienten neigen häufig zur Verschlossenheit«, weiß der erfahrene Psychologe. Große epidemiologische Untersuchungen haben gezeigt, daß psychische Faktoren wie Übellaunigkeit und Depressivität ebenso das Risiko deutlich erhöhen, an Herz-Kreislauf-Erkrankungen zu leiden, wie mangelnder Rückhalt in sozialen Beziehungen oder beruflicher Streß und vor allem das Gefühl, keinen Einfluß auf die Entscheidungen nehmen zu können.[11]

Techniken der Streßbewältigung standen deshalb schon am ersten Tag auf dem Programm. Zuerst wurden die Kursteilnehmer gebeten, sich behutsam und allmählich zu strecken und auf Atmung, Bewegung und die dabei auftretenden Empfindungen zu achten. Nach dieser Stretching-Phase legten sich die Teilnehmer auf die Matratzen und lernten, sich zu entspannen. Mit ruhiger Stimme forderte der Therapeut sie dann auf, zuerst bestimmte Muskeln an den Füßen anzuspannen und zu entspannen, dann die Waden und den ganzen Körper hinauf. Schließlich erlebten sie das angenehme Gefühl, wenn es gelingt, nur mit der Kraft des eigenen Willens eine bestimmte Körperregion zu entspannen. Atemübungen und meditative Übungen komplettierten das Programm. Solche Übungen sollten sie fortan auch zu Hause jeden Tag zumindest eine Stunde lang durchführen.

Die neue Eßkultur

Als nächstes machten die Betreuer nun klar, daß die Ernährung komplett umgestellt werden müsse. »Weder meine Frau noch ich konnten uns vorstellen, nur noch vegetarisch zu kochen und zu essen«, erinnert sich der Herzpatient. Doch statt Regeln und

Verboten erhielten die Patienten und ihre Partnerinnen einen kleinen Kochkurs – als Entdeckungsreise, wie mit Obst, Gemüse, Getreide und maximal einem Ei pro Tag Wohlschmeckendes zuzubereiten ist. Jeder, so das Credo, solle davon essen, soviel er wolle, und dazu Magermilch trinken.

Essen wurde von nun an zum sozialen Event für die Gruppe der 28 Schwerkranken und ihre Familien. Zweimal pro Woche traf man sich in Gruppen von vier bis sieben Paaren, jeweils eines sorgte für das leibliche Wohl und damit für einen sympathischen Wettbewerb der vegetarisch-kulinarischen Kreativität. Nach dem Essen gab es dann wieder eine Gruppensitzung. »Manchmal, wenn ich auf dem Weg nach Hause bin, kann ich kaum glauben, was ich in der Gruppe alles gesagt habe«, beschreibt Dwayne Butler seine Wandlung, »aber ich fühle mich soviel besser, richtiggehend befreit.«

Die Öffnung hat auch seine Beziehung zu seiner Frau erneuert. »Unser Liebesleben war völlig am Boden – wenn wir uns körperlich liebten, machte ich nurmehr mechanisch die Bewegungen.« Das habe sich recht bald geändert. »Nun lieben wir uns wieder richtig.« Auf den langen Spaziergängen – »wir gehen täglich mehr als eine Stunde« – bleibt auch Zeit zum Besprechen offener Fragen: »Ich nahm die Beziehung zu Kathy als etwas Selbstverständliches.« Allmählich lösten sich alle Blockaden gegen das Therapieprogramm, »obwohl ich damals dachte, daß so gut wie alles, was wir taten, etwas für Waschlappen war – vegetarisch essen, meditieren, über seine Gefühle sprechen«.

Nach exakt einem Jahr wurde die erste Zwischenbilanz gezogen. Erstaunt stellte Butler fest, daß er rundum akzeptiert wurde, wenn er über sein verborgenes Ich sprach. Obendrein war er wieder schlank geworden. »Ich habe davor die unterschiedlichsten Diäten probiert«, beschreibt er die bis dahin vergeblichen Versuche zur Gewichtsreduktion, »die meiste Zeit lief ich hungrig herum. Jetzt kann ich essen, wann ich will.«

Die ersten Ergebnisse

Butlers Cholesterinwert war von 310 auf kerngesunde 149 gesunken. Der hohe Blutdruck, gegen den er zuvor vergeblich Betablocker genommen hatte, verschwand ebenso wie die quälenden Brustschmerzen, die von der Angina pectoris stammten. Ähnlich waren die Ergebnisse in der ganzen Gruppe: Alle zusammen hatten gründlich die Meinung widerlegt, daß sich die Lebensweise von Menschen in der zweiten Lebenshälfte kaum noch ändern ließe. Die Analysen des Preventive Medical Research Institute demonstrierten das eindrucksvoll: Der Fettanteil in der Ernährung war von 30 auf sieben Prozent gesunken, Sport betrieben die Teilnehmer regelmäßig 40 Minuten am Tag, das tägliche Anti-Streßprogramm war ihnen im Schnitt gar 77 Minuten wert. Die Vergleichsgruppe dagegen zeigte, daß mit allgemeinen Regeln und Geboten nichts zu holen ist: Ihr Essen bestand unverändert zu 30 Prozent aus Fett, sie brachten es – immerhin – auf 20 Minuten Bewegung pro Tag, bei den Entspannungsübungen kamen sie dagegen nur auf durchschnittlich vier Minuten.

Der Patient Butler lag mit neun Kilo Gewichtsreduktion genau im Mittelfeld der Versuchsgruppe, und wie bei ihm sank in der Gruppe die Häufigkeit der Angina-pectoris-Anfälle von sechs auf 0,5 pro Woche. Die Patienten der Kontrollgruppe dagegen – mit allem behandelt, was die Chemie zur Senkung des Blutfetts und Blutdrucks zu bieten hat und mit den üblichen medizinischen Ratschlägen, weniger Fett zu sich zu nehmen, versehen – zeigten nach einem Jahr ein trauriges Ergebnis: Sie waren durchschnittlich um 1,5 Kilo schwerer, und die Zahl der Angina-pectoris-Anfälle war von 1,5 auf mehr als vier Attacken pro Woche gestiegen.

Auch die psychische Situation hatte sich in der Versuchsgruppe nachhaltig verändert. »Die Gruppe zeigte einen deutlichen Rückgang des erkennbaren Ärgers«, berichtet der Projektbegleiter Larry Scherwitz. »Endlich kann ich Auto fahren, ohne Leute anzubrüllen«, freut sich Dwayne Butler. »Ich sehe die

Menschen mit anderen Augen. Ich betrachte mich selbst im Spiegel, und allmählich gefällt mir das, was ich sehe.«

Dean Ornishs Lernprozeß

Der Erfinder dieses Lebensstilprogramms heißt Dean Ornish, ist Internist in San Francisco und inzwischen populärer Buchautor. Ornish ist kein Gegner der Schulmedizin. Wenn es die Situation erfordert, greift auch er zu allem, was die Intensivmedizin und Pharmakologie an Sinnvollem zu bieten haben. »Wenn ein Patient mit heftigen Brustschmerzen zu mir in die Notaufnahme kommt und sagt, ›Bitte Doc, nehmen Sie diesen Elefanten von meiner Brust‹, dann füttere ich ihn nicht mit Brokkoli.«[12]

Seine leidenschaftliche Kritik gilt vielmehr dem verkürzten und verengten Denken seiner Zunft. »Es kam mir vor, als wolle man nur den Fußboden aufwischen, wenn das Waschbecken überläuft, ohne den Wasserhahn zuzudrehen«, beschreibt er seine langjährigen Erfahrungen mit der konventionellen Kardiologie. »Die Schulmedizin schwankt von einem Extrem ins andere«, weist Ornish auf Defizite in der Ursachenanalyse hin. Cholesterin etwa sei nur ein Risikofaktor unter vielen. Ebenso verhalte es sich mit hohem Blutdruck, Bewegungsmangel und Rauchen. Diese Faktoren, meint der US-Mediziner, »erklären nur etwa die Hälfte der Herzerkrankungen.« Die zweite Hälfte ortet Ornish in den Lebensbedingungen: Emotionaler Streß, Isolationsgefühle, Mangel an sozialen Bindungen, unterdrückte Aggression und ein schwaches Selbstwertgefühl seien zumindest genauso an der Verstopfung der Arterien beteiligt.

Längst gibt es für diese Ansichten auch empirische Beweise. Wer sich isoliert fühlt und in Angst lebt, seinen sozialen Status wegen mangelnder Leistung zu verlieren, hat ein fünffach erhöhtes Risiko, an einem Infarkt zu sterben, ergab etwa eine Studie in England. Dementsprechend sind Arbeiter weit mehr vom Herztod bedroht als Manager. Je niedriger der Sozialstatus, desto eher fühlen sich Menschen gestreßt. Gefährdete Menschen haben eine Reihe markanter Ähnlichkeiten, bemerkte Ornish: Sie kämpfen um Anerkennung am Arbeitsplatz, haben wenig enge Freundschaften, dafür Beziehungsprobleme, haben Probleme mit ihrem Selbstbewußtsein, rauchen unverändert stark und verbringen die freie Zeit passiv, aber nicht entspannt.

Daß das umfassende Lebensstilprogramm des kalifornischen Ganzheitsmediziners so erfolgreich umgesetzt werden kann, hat wohl – neben der Tatsache, daß in Versuchsgruppen die verstärkte Aufmerksamkeit aller Beteiligten sicher besonders motivierend wirkt – auch den Grund, daß zum einen jeder der Beteiligten sofort positive Änderungen spürt und zum anderen nicht nur Ziele vorgegeben, sondern auch Wege aufgezeigt werden, gemeinsam die Ziele zu erreichen. Hinzu kommt noch, daß der Faktor Psyche angemessen und alltagstauglich berücksichtigt wird.

Welcher der Grundpfeiler der Therapie – Ernährung, Bewegung, Entspannungsübungen oder Gruppentherapie – wichtiger für den Erfolg ist, können Ornish und Kollegen nicht beantworten. Doch das Ergebnis der Vergleichsstudie nach fünf Jahren zeigt, daß diese vier Faktoren gemeinsam deutliche Auswirkungen haben. 21 der 28 Patienten hatten sich nach dem ersten Jahr zur Fortsetzung des Programms entschieden. Auch 60 Monate nach dem ersten Seminar aßen sie nur acht Prozent Fett, in der Vergleichsgruppe waren es unverändert 30 Prozent. Die sportliche Aktivität war in beiden Gruppen etwa gleich stark wie vier Jahre zuvor, lediglich den Entspannungsübungen widmeten die Versuchsteilnehmer »nur« noch 44 Minuten täglich.

»Ich liebe die Meditation und die Streßmanagement-Übungen«, ist Butler von seinem neuen Leben überzeugt. »Wenn ich von der Arbeit nach Hause komme, esse ich eine Kleinigkeit.« Dann kommt der ausgedehnte Spaziergang mit Kathy, danach die Übungen. »Früher konnte mich meine Frau nicht dazu bewegen, das Haus zu verlassen. Ich stöhnte, ächzte und klagte.«

Die herzhafte Fünfjahresbilanz

Die medizinische Bilanz nach fünf Jahren in der Versuchsgruppe wurde 1998 in *JAMA*, der Zeitschrift der amerikanischen Ärztevereinigung, publiziert: Durchschnittlich waren die Gefäßverengungen von 40 auf 36 Prozent des Durchmessers zurückgegangen, der Cholesterinspiegel war ohne Medikamente um 20 Prozent geringer, zwei Herzinfarkte waren zu verzeichnen. Die medizinische Bilanz der Vergleichsgruppe nach fünf Jahren: Durchschnittlich war die Gefäßverengung von 43 auf 54 Prozent des Durchmessers angewachsen, der Cholesterinspiegel war zwar durch die Medikamente auch um 20 Prozent geringer, es mußten aber dennoch doppelt so viele kardiologische Eingriffe (Ballonaufdehnungen etc.) gemacht werden wie in der Versuchsgruppe. Und doppelt so viele – vier der 20 Menschen – erlitten einen Herzinfarkt.[13]

Da die Hälfte der Patienten, die zur Teilnahme am Versuch eingeladen waren, abgesagt hatte, ist das Ergebnis vielleicht nicht völlig repräsentativ. Doch es zeigt klar, daß mit einer motivierenden Beratung Lebensgewohnheiten verändert und damit auch schon weit fortgeschrittene Krankheitsprozesse gestoppt oder sogar leicht zurückgedrängt werden können. »Ich habe jetzt viel mehr Energie«, zieht Butler Bilanz. Fast alles an seinem neuen Leben macht ihm Spaß, er empfindet nichts mehr als lästige Verpflichtung. »Ich sage Ihnen, wenn ich es schaffe, schafft es jeder.«

Die Erfindung der Risikogeburt

> Die ersten waren die Stabsärzte und Feldchirurgen, die – zurück aus dem Krieg – systematisch das Kommando am Gebärbett übernahmen. Ihre militärische Geduld war rasch überfordert, wenn die Geburt zu lange Zeit in Anspruch nahm, und so kam männlicher Innovationsgeist auf die Idee, die Angelegenheit zu beschleunigen.

Bereits im 18. Jahrhundert wurde die Geburtszange zum Statussymbol des arrivierten Gynäkologen. Hebammen hatten zu diesem Instrument meist keinen Zugang. Es blieb den Chirurgen vorbehalten, mit der Zange nach dem Kopf des Ungeborenen zu fassen und es – ohne Narkose oder Infektionsschutz! – aus dem Mutterleib zu ziehen. Fortschrittliche Mediziner wie Ignaz Philipp Semmelweis wetterten heftig gegen das skrupellose und vielfach tödliche Handwerk ihrer Widersacher. Semmelweis war dabei nicht zimperlich. Seinem Prager Kollegen und heftigen Verfechter der Zangengeburt, Friedrich Wilhelm Scanzoni, schrieb er: »... so erkläre ich Sie vor Gott und der Welt für einen Mörder, und die Geschichte des Kindbettfiebers würde gegen Sie nicht ungerecht sein, wenn selbe Sie als medicinischen Nero verewigen würde«[14].

Der Kaiserschnitt war noch bis weit ins 20. Jahrhundert ein derart gefährlicher Eingriff, daß er selbst von skrupellosen Vertretern der Chirurgie nur sehr zögernd angewandt wurde. Die großen Gefahren der Geburt, Infektion und ausufernde Blutung, waren beim Kaiserschnitt noch viel stärker gegeben als bei der normalen Entbindung. Mit den Fortschritten der Chirurgie und der Einführung des Infektionsschutzes kam er aber immerhin langsam in den Ruf eines Noteingriffs zur Rettung des Babys. Dies hat sich mittlerweile deutlich verändert. Während wissenschaftliche Studien eine medizinisch gerechtfertigte Kaiserschnittrate von rund sieben Prozent angeben, bringt heute in den Industrieländern etwa jede fünfte Frau ihr Kind per Kaiserschnitt zur Welt. Die Tendenz zeigt steil nach oben. Der Leiter der Wiener Universitäts-Frauenklinik, Peter Husslein, sagte kürzlich vor Hebammen: »Meine Damen, ob es Ihnen gefällt oder nicht, in den nächsten zehn Jahren werden Sie mit einer Sectiorate von 50 Prozent rechnen müssen, die restlichen 50 Prozent verbleiben Ihnen in der Geburtshilfe.«[15]

»So skrupellos, wie man früher das Kind an den Füßen oder mit der Zange von unten herausgezogen hat, tut man es jetzt von oben her«, schimpft Alfred Rockenschaub, der pensionierte Leiter der Wiener Semmelweis-Frauenklinik.[16] Er hatte bis Mitte der achtziger Jahre in einer der größten Geburtskliniken Wiens eine Kaiserschnittfrequenz von 1,03 Prozent bei einer gleichzeitig geringeren Mütter- und Kindersterblichkeit. Schon damals waren die Kaiserschnittraten in den anderen Kliniken zehnmal höher als in der Semmelweis-Klinik.

Von den Frauen selbst gehen derartige Trends nicht aus. Werdende Mütter geben nur selten an, daß sie von vornherein eine Kaiserschnittentbindung wünschen. Immer häufiger sind sie jedoch in Entbindungshäusern und Geburtskliniken weltweit mit Werbung für diese Sonderform der »sanften Geburt« konfrontiert. In den USA läuft seit einiger Zeit beispielsweise eine Kampagne mit dem Slogan »Preserve your love channel – take a ceserian!« (Schütze deinen Liebeskanal – mach einen Kaiserschnitt!«). Frauen, wird hier suggeriert, könnten durch die Vermeidung der natürlichen Geburt ihre sexuellen Empfindungen bewahren und ein attraktiverer, »jungfräulicher« Sexualpartner bleiben. In der Mittel- und Oberschicht Südamerikas fiel diese durch keine wissenschaftliche Studie gestützte These auf besonders fruchtbaren Boden. Fast jede Frau, die es sich leisten kann, wählt hier den geplanten Kaiserschnitt. Privatkliniken melden Frequenzen von über 80 Prozent.

Ebenso unbewiesen sind Meldungen, wonach die vaginale Geburt das Inkontinenzrisiko im späteren Lebensalter erhöht. Die Gesellschaft der US-Gynäkologen distanzierte sich von einer diesbezüglichen Briefaktion, die breite Aufmerksamkeit fand. Es habe sich hierbei um die Privatmeinung einer kleinen Gruppe von Medizinern gehandelt, die durch keine relevanten Daten belegt sei. Dieses substanzlose Vorurteil erinnert an eine andere Praxis, die über viele Jahre zum üblichen Procedere bei vaginalen Geburten gehörte: Routinemäßig wurde ein Dammschnitt gesetzt, um damit die Geburt zu erleichtern. Auch hier argumentierte man mit dem geringeren Inkontinenzrisiko. Tatsächlich hat sich dann das genaue Gegenteil herausgestellt: Der Dammschnitt schwächt den Beckenboden und begünstigt damit Inkontinenz.[17] Als effektive Vorsorgemaßnahme erwies sich hingegen das Erlernen einfacher Übungen zur Stärkung und Straffung des Beckenbodens.

Alles in allem scheint in der Geburtshilfe weniger mehr zu sein. Es gibt keine Beweise dafür, daß Krankenhäuser ein sichererer Platz für Geburten sind als weniger hochgerüstete Geburtshäuser oder gar die eigene Wohnung. Geplante Hausgeburten haben im Gegenteil sogar ein eher geringeres Komplikations- und Sterberisiko als Klinikgeburten.[18,19,20] Bei Steißlagen des Ungeborenen oder anderen riskanten Ausgangssituationen hat sich hingegen die Geburt im Schutz der High-Tech-Umgebung eines Kreißsaals bewährt.

In den Niederlanden, wo ein dichtes Hebammennetzwerk etabliert ist und der EU-weit höchste Anteil der Geburten außerhalb der Kliniken stattfindet, ist auch die Mütter- und Kindersterblichkeit eine der geringsten Europas. Die Kaiserschnittrate liegt hier unter zehn Prozent. Anstatt die sozialen und ökonomischen Vorteile des niederländischen Modells zu studieren und von seinen dezentralen, frauenfreundlichen Strukturen zu lernen, fördern die meisten anderen Gesundheitssysteme nach wie vor die scheinbar sichere Variante einer männlich dominierten High-Tech-Apparategeburt. Mit dem Ergebnis, daß eines der natürlichsten und beglückendsten Erlebnisse des Lebens zu einer angstbehafteten Aktion wird, die gesunde Schwangere zu Hochrisikopatienten macht.

Schuß ins Knie

Aber auch für die Gynäkologen selbst ist das Berufsleben durch die extreme Forcierung der Apparatemedizin nicht einfacher geworden. Mit einem Bein stehen sie nämlich heute bei jeder Geburt im Gefängnis.

Am Beginn stand hier der Gedanke, daß eine möglichst genaue Überwachung des Fötus während der Geburt die drohende Sauerstoffunterversorgung als Risikofaktor ausschließen könnte. Damit sollten Totgeburten und Spätschäden bei gehirngeschädigten Kindern ein für alle Mal der Vergangenheit angehören. Die geeigneten technischen Geräte waren rasch erfunden und mit Millionenaufwand in den Kliniken angeschafft. Während der siebziger Jahre wurde die perfekt überwachte Geburt zum Standard. Für die Mütter bedeutete dieses Zugeständnis an Sicherheit jedoch einen extremen Verlust an Bewegungsfreiheit. Denn um ein ordnungsgemäßes Funktionieren der diversen Herzton-, Blutdruck- und Sauerstoffmeßgeräte zu gewährleisten, mußte die Gebärende auf dem Rücken liegend in einem Kabelsalat ausharren, sogar am Kopf des Ungeborenen war eine Meßsonde angebracht. Bald regte sich heftiger Widerstand gegen diese Strapazen.

Hinzu kam noch, daß das extreme Monitoring scheinbar völlig unnütz war. Eingehende Studien zeigten, daß fast alle von den Geräten angezeigten Mangelsituationen in Wahrheit Fehlalarm waren, während 84 Prozent aller tatsächlichen Sauerstoffunterversorgungen nicht erkannt wurden.[21] Auch das Messen der kindlichen Herztöne zeigte nur eine äußerst dürftige Übereinstimmung mit tatsächlichen Gefahrensituationen.[22] Und schließlich gelang es – trotz des ganzen Brimboriums – auch nicht, die Zahl der durch Sauerstoffmangel geschädigten Babys zu verringern. Heute gehen die Forscher davon aus, daß bei zumindest 90 Prozent dieser Ernstfälle die Art und Weise der Geburt keine Rolle spielt, sondern andere Ursachen vorliegen. Das ganze High-Tech-Monitoring, schrieb ein gynäkologisches Fachjournal, sei »ein katastrophales Mißverständnis« gewesen, aufgebaut auf »falschen Analogien und Rückschlüssen«.[23]

Die wenigen, die von der peniblen Geburtsüberwachung in jedem Fall profitieren, sind Rechtsanwälte, die – wenn einmal etwas schiefgeht und ein Fall vor Gericht landet – die gemessenen Werte in jeder beliebigen Richtung gegen die Gynäkologen verwenden können. Der Wunsch nach perfekter technischer Überwachung hat sich somit als Schuß ins eigene Knie entpuppt.

Guter Hoffnung

Das Ergebnis des Schwangerschaftstests hätte eindeutiger nicht sein können. Immer wieder verglich Martha die Abbildung auf der Packungsbeilage mit dem, was sie hier direkt vor Augen hatte: Es war das exakte Abbild für JA. Ja, sie war schwanger. Mindestens ein Dutzend Mal hatte sie zuvor gehofft, daß sich der regelmäßige Kreis in der kleinen Schale bilden würde. Und immer waren irgendwelche unregelmäßigen Figuren herausgekommen – und jetzt dieses klare, schöne Symbol. Nie wieder den ironisch-mitfühlenden Blick der Apothekerin ertragen müssen. Nie wieder den Gedanken hegen, Max sei vielleicht nicht zeugungsfähig oder bei ihr selbst sei etwas nicht in Ordnung – ungeachtet der Beteuerungen ihres Gynäkologen, sie sei so normal und fruchtbar, wie eine junge Frau von 28 Jahren nur sein könne. Und sie solle sich keine Sorgen machen, eine Wartezeit von einem Jahr sei durchaus normal.

In anderen Umständen! Martha ließ sich auf das Sofa fallen, schenkte sich eine Tasse Tee ein und lehnte sich aufgeregt und euphorisch zurück. Jetzt beginnt ein neues Leben. Und das will organisiert sein. Soll sie Max gleich jetzt anrufen, oder ist das Abendessen für so eine Nachricht besser geeignet? Und ein Arzttermin muß organisiert werden. Und Schwarztee – ist das überhaupt gesund für Schwangere? Bloß gut, daß sie bereits im vergangenen Jahr den Abschied von den Glimmstengeln geschafft hatte. Jetzt geht es Max an den Kragen: Der muß jetzt endlich auch Schluß machen.

Das erste Bild

Beim Frauenarzt war dann alles klar. Er untersuchte sie, nahm eine Blutprobe, maß den Blutdruck. »Der ist etwas niedrig. Wird Ihnen manchmal schwarz vor Augen?« »Ja, manchmal«, sagte Martha, »wenn ich rasch aufstehe. Aber das war schon immer so.« Der Gynäkologe fragte, ob sie das Baby sehen möchte, und sie bejahte. Er führte eine Ultraschallsonde in ihre Vagina ein, und auf dem Bildschirm zeigte sich ein abstraktes Flimmern. Schließlich drückte er die Stoptaste und zeigte auf ein helles Gebilde. Dies hier sollte zu Marthas Kind heranwachsen. Sie spürte noch nichts davon, war schlank wie immer. Abgesehen von einem enormen Schlafbedürfnis hatte sie noch nichts von dem entwickelt, was ihre Freundinnen erzählten: Übelkeitsanfälle oder unbändige Lust auf Sauerkraut. Hier aber war der Beweis.

»Wollen Sie das Bild mitnehmen?« fragte der Arzt. Martha nahm es an sich.

Es blieb nicht das letzte Bild. Langsam wölbte sich Marthas Bauch, die Ultraschallsonde konnte nun von außen angelegt werden, und Max war bei einem dieser Termine dabei. Schon früh, im sechsten Monat, teilte ihr der Arzt mit, daß sie wahrscheinlich einen Sohn bekommen würden. »Hier, diese kleinen Bällchen«, sagte er, »das könnten die Hoden sein.« Das Wachstum des Embryos verlief normal, auch Martha hatte keinerlei Probleme. Nur ihren kastrierten Kater Jeff – der die Angewohnheit hatte, im Hinterhof nach Mäusen und Ratten zu jagen und sich mit anderen Katzen zu raufen – brachte sie aus Hygienegründen zu den werdenden Großeltern aufs Land.

Horrorstorys beim Bauchtanz

In drei Monaten sollte bereits die Geburt stattfinden. Martha bereitete sich intensiv darauf vor, trainierte Atemtechniken, machte Gymnastik, ließ sich von Max den Bauch mit duftenden Ölen massieren und las eine Unmenge Bücher. Einmal pro Woche ging sie in die Bauchtanzgruppe für Schwangere. Und danach meist noch mit Beatrice und Klara ins Café. Beide hatten ähnliche Geburtstermine wie sie: etwa Mitte des Sommers. Und beide hatten bereits einmal geboren.

Martha saugte die Erzählungen auf und wollte immer mehr wissen. Die Erlebnisse der beiden waren nicht wirklich ermutigend. Beatrice hatte sogar beschlossen, nie wieder ein Kind zu bekommen. »Ich bin dafür nicht gebaut«, sagte sie, »ich war fast ohnmächtig vor Angst.« Beatrice hatte einen Kaiserschnitt in Vollnarkose bekommen. Die Geburt war immer mehr aus dem Ruder gelaufen und wurde unerträglich. Schließlich hatte sie regelrecht um ein Ende gebettelt. Sie hatte nicht mal mehr mitgekriegt, daß sie in den Kreißsaal gebracht wurde. Als sie erwachte, war ihr unglaublich übel, sie hatte große Schmerzen und ein Baby im Arm, das nicht trinken konnte. Aber nun steht doch das zweite Mal an. Diesmal würde sie eine schmerzlose Geburt machen. Sie hatte mit ihrem Arzt schon alles arrangiert, einen Platz in der Privatklinik und den Gynäkologen ihrer Wahl. Zunächst würde sie eine sanfte Lokalanästhesie bekommen und dann einen Kaiserschnitt machen lassen. Beatrice würde diesmal auf Nummer sicher gehen.

Klara plante das genaue Gegenteil. Sie würde ihr zweites Kind zu Hause bekommen. »Das, was ich in der Klinik erlebt habe, kann ich allein besser.« Mit allein meinte Klara, wie sie betonte: ohne Ärzte. »Die haben nur Streß gemacht.« Diesmal sollte es ohne Streß abgehen mit einer Hebamme, die sie sich ausgesucht hatte und mit der sie sich sehr gut verstand.

Bei Klara hatte die Geburt beinahe 20 Stunden gedauert. So lange Wehen, hatte die Hebamme erklärt, hätte sie noch selten erlebt. Aber die Preßwehen kamen nicht, obwohl der Muttermund bereits weit offen war. Und ständig sei sie gedrängt worden, endlich ein Wehenmittel zu nehmen. Und dann – als es Morgen wurde – hatte auch noch der Dienst gewechselt. Eine schlechtgelaunte resolute Frau stellte sich als die neue Hebamme vor und wünschte ihr mürrisch, daß es nun ja wohl bald klappen möge. Und alles, was sie in der Nacht abgelehnt hatte, wurde ihr nun nochmals vorgeschlagen. Keine Epidurialanästhesie, keine Wehentropfen. Gerade als der junge Gynäkologe skeptisch die Werte des Herztonschreibers studierte und »zur weiteren Abklärung« seinen Chefarzt holen wollte, begannen überfallartig die Preßwehen. Klara lehnte gebeugt an einer Sprossenwand und brüllte. Ihr Mann, den sie schon seit Stunden kaum noch richtig wahrnehmen konnte, stand mit grünlicher Gesichtsfarbe abwechselnd der Hebamme und dem Arzt im Weg. »Und dann fiel«, sagte Klara, »das Baby aus mir raus und auf den Boden.« Zum Glück nicht tief, und zum Glück auf eine dicke Matte. »Aber so etwas«, betonte sie, »brauche ich nie mehr.«

Martha hörte den Erzählungen ihrer Freundinnen mit wachsendem Entsetzen zu. Hatte sie hier zwei extreme Ausnahmefälle gehört? Anscheinend. Andere Frauen – vor allem ihre Mutter – versuchten sie zu beruhigen. Ja, es tut weh, und es kann auch zeitweise unangenehm sein. Aber in Wahrheit ist es halb so schlimm, das stehst du durch, so wie alle Mütter. Und du hast es sofort vergessen, wenn du dein Kind im Arm hast, und dann bist du im siebten Himmel und mehr als entschädigt.

Zu Ihrer Sicherheit

Martha wünschte sich eine Geburt, die so sanft und natürlich wie möglich verlaufen sollte. Sie besuchte gemeinsam mit Max zwei Geburtshäuser, entschied sich dann aber doch für eine Universitätsklinik. Auch hier war die Einrichtung angenehm beruhigend, die Schwestern und Hebammen freundlich. Selbstverständlich bliebe das Baby bei ihr, sie könne, wenn sie wolle, hier lange und ausgiebig baden und wahlweise im Gebärstuhl oder im Bett ihr Kind zur Welt bringen. Und für den Fall der Fälle würde sie in den wenige Meter entfernten Kreißsaal geführt, wo die modernsten Geräte zu ihrer Sicherheit bereitstanden.

Schließlich waren alle drei Frauen hochschwanger und standen kurz vor ihrem Termin. Ihre letzte Bauchtanzstunde war soeben vorbei. Sie würden sich erst in zwei Monaten wiedersehen. Zu sechst! Beatrice wußte schon, wann der Geburtstag ihres Kindes sein sollte. Sie würde das Zimmer schon am Vortag beziehen, so wie ein Urlaubshotel, bei dem alles gebucht war. Am Vormittag sollte es sein, wenn alle wach und ausgeruht waren. Ihre Ängstlichkeit war wie fortgeblasen. Es würde alles modern und schmerzlos ablaufen. Auch Klara war die Zuversicht in Person. Ihre Hebamme sei eine richtige Freundin geworden, erzählte sie. Immer für sie da, wenn sie Anfälle von Mutlosigkeit hatte und Zuspruch benötigte.

Martha sah die beiden Freundinnen zweifelnd an. Bei ihr war leider nicht alles so eitel Wonne. Sie beneidete beide um ihre Zuversicht und wünschte sich, sie hätte ebenfalls die Kraft gehabt, einen der beiden – wie sie sagte – Radikalwege zu gehen. Auf der anderen Seite aber hatte sie vor einem Kaiserschnitt, wie Beatrice ihn plante, fast mehr Angst als vor den Geburtsschmerzen. Und Klaras Weg empfand sie als Seiltanz ohne Sicherheitsnetz.

»Ach was«, meinte Klara. »Bei mir hat es das letzte Mal zwanzig Stunden gedauert. Wenn sich wirklich etwas in eine gefährliche Richtung entwickelt, habe ich Zeit genug, um zehnmal in die Klinik zu fahren.«

Warten auf die Wehen

Zwar gab es auch bei Martha keinerlei Anzeichen für Probleme, das Baby hatte sich rechtzeitig gedreht und lag nun bereits mit dem Kopf nach unten, auch wuchs es gut und sollte wohl ein ziemliches Bröckchen werden. Aber die Besuche bei ihrem Arzt waren doch zahlreicher geworden. Das Gehen fiel ihr schwer, der niedrige Blutdruck machte ihr zu schaffen, und der Arzt gab ihr dieses und jenes Mittel zur Abwehr von Schwindel, Thrombosen und Eisenmangel.

Und dann ließen die Wehen auf sich warten. Martha war bereits zehn Tage über dem Termin. Das Baby in ihrem Bauch bewegte sich nun viel seltener. Es hatte wohl keinen Platz mehr. Aber dennoch wollte es nicht raus, keine Spur von Wehen. Max hatte sich inzwischen Urlaub genommen, um seiner Frau beizustehen. Buben brauchen immer länger, tröstete er. Zweimal fuhren sie in die Klinik zur Untersuchung. Und jedes Mal wieder heim. Wir könnten die Geburt einleiten, hatte der Arzt vorgeschlagen. Aber Martha lehnte beinahe entrüstet ab. Sie wollte eine Geburt, die so natürlich wie möglich ablaufen sollte. Ein Erlebnis, das schön sein sollte. Der feierliche Beginn eines neuen, glücklichen Lebens.

Schließlich ging dann alles überfallartig. Es war ein ungemein heißer Augusttag. Martha und Max spazierten in der Fußgängerzone im Schatten der Häuserschluchten. Beide schleckten Eis. Martha zeigte auf ein Schaufenster mit extravaganter Kindermode. Und dann platzte die Fruchtblase. Martha ließ ihre Eistüte fallen und hätte am liebsten laut aufgeschrien. Max sah entgeistert auf sein Handy und versuchte die Notrufnummer zu erraten.

Die Klinik wirkte an diesem Nachmittag wie ausgestorben. Eine Schwester erschien am Empfang, lächelte routiniert, fragte, ob Martha schon Wehen habe, und bat, als diese verneinte, um ein wenig Geduld. »Sie können einstweilen ruhig heimfahren und die Sachen Ihrer Frau holen«, sagte sie zu Max. »Wir wollen aber zu einer Hebamme.« – »Ja, sofort«, meinte die Schwester im Weggehen, »die hat aber gerade noch etwas zu tun.«

Schließlich erschien eine unbekannte Hebamme, stellte sich als Margarete vor und führte die beiden in ein Zimmer. Es war nicht jener schöne Raum, den sie bei ihrem ersten Besuch präsentiert bekommen hatten, sondern ein Nebenzimmer. Ein Bett, eine Dusche, ein Tisch. »Sie können Ihre nassen Sachen schon mal ausziehen«, sagte Margarete. Dann untersuchte sie Martha, fragte noch einmal nach den Wehen. »Sie haben noch eine Menge Zeit«, meinte sie. Margarete wollte erst mal die andere Geburt zu Ende bringen. »Die Dame ist heute nacht gekommen, sie liegt nebenan. Das dauert nicht mehr allzu lange. Aber wenn Sie etwas brauchen, so klopfen Sie nur.« Margarete trat durch die Verbindungstür in das bekannte Zimmer mit der großen Badewanne. Eine Frauenstimme keuchte und wimmerte leise. Dann ging die Tür wieder zu. »Max«, sagte Martha, »jetzt geht's bei mir los.« Und Max klopfte.

Der längste Tag

Draußen wurde es langsam dunkel. Martha lag mit offenem Klinikhemd auf dem Bett. Um den Bauch hatte sie einen elastischen Gürtel, der den Schallkopf zur Kardiotokographie festhielt. Nebenan auf einem Tischchen lief die Nadel über einen Streifen Papier und zeichnete die kindlichen Herztöne auf. Eine halbe Stunde, hatte der Arzt gesagt, solle sie möglichst ruhig so liegenbleiben, damit der Schallkopf nicht verrutsche. Die Wehen kamen aber bereits alle zwanzig Minuten. Und nebenan hatte sich das Keuchen und Wimmern in ein schrilles, unregelmäßiges Geschrei gesteigert. »Was ist mit dieser Frau«, fragte Martha die Hebamme, »sollte das nicht bald vorüber sein?« Ja, meinte Margarete, eigentlich schon.

Als die nächsten Wehen kamen, bäumte Martha sich auf und

drückte fest die Hand ihres Mannes. »Achtung, der Schallkopf«, sagte Margarete. »Ich möchte«, stöhnte Martha, »nachher gern ein Bad nehmen.« – »Tut mir echt leid«, sagte Margarete, »aber hier gibt's leider nur die Dusche.« Während es im Nachbarzimmer einem Höhepunkt entgegenging, saßen Max und Martha meist allein im Zimmer. Martha stand auf, lief auf den Gang, zählte die Minuten bis zur nächsten Wehe und legte sich dann wieder auf das Bett.

Ab und zu kam der Arzt vorbei und fragte, wie es laufe. »Nicht so gut«, sagte Martha. Weder ihn noch die Hebamme hatte sie bei ihren früheren Besuchen angetroffen. Der Arzt studierte den Ausdruck des CTG. »Das sollten wir noch einmal machen«, sagte er, »am besten alle zwei Stunden.« Dann hörte er mit seinem Stethoskop Marthas Bauch ab, fragte nach der Wehenfrequenz und legte den Blutdruckmesser an. »Wir haben heute leider Hochbetrieb hier«, sagte er. »Der Kreißsaal ist auch belegt.« Da wurde Martha von der nächsten Wehe erfaßt. Sie war schlimmer als alle zuvor. Martha schrie erstmals. Sie versuchte regelmäßig zu atmen. So regelmäßig es ging. »Es tut so weh«, stöhnte sie, »helfen Sie mir.«

»Jetzt wäre es noch möglich, Ihnen einen Kreuzstich zu setzen«, sagte der Arzt. »Eine Epidurialanästhesie. Sie bekommen alles mit, haben aber keine Schmerzen mehr. Dann haben Sie in zwei Stunden alles hinter sich.« Die Hebamme kam wieder ins Zimmer und begann Marthas Schultern zu massieren. »Wenn die Wehen noch stärker werden«, sagte der Arzt, »ist es dafür zu spät. Wir müssen für die Injektion eine Pause nützen.«

Martha sah ihren Mann verzweifelt an. »Was meinst du?« fragte sie ihn. Max zuckte ratlos mit den Schultern. Abermals kam eine Wehe. »Nur ruhig«, sagte die Hebamme. »Noch nicht pressen, gleich ist es vorüber.« Anschließend untersuchte die Hebamme wieder den Muttermund. »Man sieht den Kopf des Babys schon.« Martha reagierte auf diese Nachricht kaum. Sie lag schweißgebadet und erschöpft auf dem Rücken. »Der Muttermund muß allerdings noch viel weiter aufgehen. Das kann noch eine ganze Weile dauern.« – »Wie lange?« fragte Martha.

»Na, wenn wir Pech haben, bis es hell wird.« Es war gerade eben Mitternacht. »Wollen Sie den Kreuzstich?« fragte der Arzt nochmals und lächelte Martha freundlich an. »Ja«, sagte sie und schloß die Augen.

Schmerzlose Geburt

Im Nebenzimmer war es längst ruhig geworden. Margarete hatte nun kaum noch andere Pflichten und saß bei Martha und Max. Nun allerdings konnte Martha nicht mehr aufstehen. Eine Infusion floß langsam in eine Kanüle an ihrer Armbeuge. Sie hatte nach der Epidurialanästhesie nun zwar keinerlei Gefühl mehr im Becken, allerdings waren ihre Blutdruckwerte alarmierend gesunken. Die Infusion sollte den Kreislauf stabilisieren.

Jetzt leitete die Hebamme den Verlauf der Geburt. In regelmäßigen Abständen befahl sie Martha zu pressen. Martha hätte nun auch Zeitung lesen können, sie spürte keine Wehen mehr, nur ein leichtes Drücken des Babys. »Stärker pressen«, forderte Margarete. Aber Martha preßte schon, so stark sie konnte. Der Arzt kam wieder ins Zimmer, sah sich den Ausdruck des CTG an und besprach sich mit Margarete. »Die Preßwehen wollen nicht kommen«, war das einzige, was Martha von dieser Unterhaltung verstand. »Dann geben Sie Oxitocin«, sagte der Arzt und ging wieder.

»Was war das?« fragte Max, der müde und schicksalsergeben neben Martha saß und langsam an eine Zigarette dachte. »Wir müssen ein Wehenmittel geben«, sagte Margarete, »sonst geht hier nichts weiter.« Sie spritzte das Mittel gleich in die Infusion. Das CTG war nun nahezu ununterbrochen angeschlossen. Langsam schien das Wehenmittel zu wirken, denn Margarete wirkte zufriedener. Allerdings kam bald das nächste Problem. Margarete klingelte nach dem Arzt. Die Herztöne des Babys schienen der Hebamme Sorgen zu machen. Draußen dämmerte es bereits. »Wenn das Kind in einer halben Stunde nicht da ist«, meinte der Arzt, »müssen wir es holen.« Auch er blieb nun da. Wanderte im Zimmer auf und ab. »Wir können es mit der Saugglocke holen«, sagte er zu Martha. »Einfacher und sauberer ist allerdings ein

Schnitt.« – »Bitte«, bettelte Martha, »warten wir noch ab.« Und dann kam das Kind.

Die Nabelschnur wurde durchtrennt, die Hebamme wusch das Kind. Ein prächtiger Bub mit mehr als vier Kilogramm. »Warum schreit er nicht?« fragte Max. »Ich dachte, alle Babys schreien bei der Geburt.« »Nein«, lächelte Margarete, »das ist eben ein Stiller.« Überglücklich nahm Martha ihr Kind in die Arme, während irgendwie die Nachgeburt kam.

Das Treffen der jungen Mütter

Beatrice, Klara und Martha begegneten sich im Turnsaal der Bauchtanzgruppe. Stolz präsentierten sie den kugelrunden Tänzerinnen ihre Babys, eines hübscher als das andere. Dann setzten sich die Freundinnen zusammen in den nahen Park. Am wenigsten hatte Beatrice zu erzählen. Alles war so verlaufen wie geplant. Mittags war das Baby bereits da. Die Narkose hatte nachgelassen und ihre Wunde geschmerzt. Insgesamt war sie mit zehn Tagen doch länger als geplant in der Klinik geblieben. Das Baby hatte weniger als 3000 Gramm gewogen und wurde sicherheitshalber noch etwas dabehalten, während sich Beatrice langsam von dem Eingriff erholte. Ihr Mädchen erhielt eine spezielle Ernährung und blieb auch gleich ein Flaschenkind. »Mit dem Stillen hat es bei mir leider schon beim ersten Kind nicht geklappt«, meinte Beatrice fast entschuldigend. Noch immer war sie ein wenig schwach und durfte nichts Schweres tragen.

Klara war glänzend gelaunt. Auch bei ihr war alles nach Wunsch gegangen. Wenn man ihr glauben konnte, so war die Geburt eher wie eine Geburtstagsparty verlaufen. »Die Hebamme«, erzählte Klara lachend, »ist fast den ganzen Tag im Garten gelegen und hat sich gesonnt.« Dann hätten sie gemeinsam zu Abend gegessen. »Ich hatte keinen Hunger und bin im Zimmer herumgetanzt, als die ersten leichten Wehen kamen.« Später, als es ernst wurde, habe sie in einem bequemen Ohrensessel auf dem Schoß ihres Mannes gesessen. »Ich war so entspannt, daß ich zwischen den Wehen immer leicht weggedöst bin.« Und dann sei das Baby gekommen. Bereits nach der zweiten Preßwehe. »Diesmal hat es meine Hebamme aber sicher aufgefangen.«

»Hast du nie ein CTG machen müssen?« fragte Martha ungläubig. »Nein«, sagte Klara. »Meine Hebamme hatte so ein Hörrohr mit. Und nach jeder Wehe hat sie damit meinen Bauch abgehört und gesagt: Paßt – alles okay. Und als wir fertig waren, habe ich einen derartigen Heißhunger bekommen, daß wir einen Pizzaservice angerufen haben. Dann lagen wir alle gemeinsam im großen Bett, Junior mittendrin, und haben Pizza gegessen.«

»Bei mir«, erzählt schließlich Martha, »ging es leider nicht so lustig zu. Plötzlich waren die Herztöne des Babys nicht mehr zu hören. Es wäre fast zu einem Kaiserschnitt gekommen. Zuerst«, fährt sie fort, »ist mir die Hebamme ja nicht so sympathisch gewesen. Aber sie versteht ihren Job wirklich. Irgendwie hat sie das Kind dann rausgebracht. Bloß ein Glück, daß ich in einer Klinik entbunden habe, sonst hätte weiß Gott was passieren können.«

DIE SECHSTE TODSÜNDE:
Die Geringschätzung des Immunsystems

Der Wunsch nach einer Welt ohne Krankheit begleitet die Menschheit seit Anbeginn. Und so ist es auch nicht schwer zu verstehen, daß Mediziner, die Lösungen in diese Richtung versprechen, massive Unterstützung erhalten. Daß bei dem Feldzug gegen die Krankheit ausgerechnet die wesentlichen Umstände ausgeblendet wurden, die darüber entscheiden, ob ein Mensch krank wird oder krank bleibt, ist einer der bittersten Irrwege der modernen Medizin.

Das menschliche Immunsystem ist in der Lage, mit den meisten Bedrohungen unter den allermeisten Umständen fertigzuwerden. Freilich: Die Lebensumstände entscheiden darüber, wie weit das Immunsystem diese in Millionen von evolutionären Schritten entwickelten Fähigkeiten entfalten kann. Und zu diesen Umständen zählen seit eineinhalb Jahrhunderten auch die Eingriffe der modernen Medizin. Daß diese schon die gesunde Ausbildung der körpereigenen Abwehr beim Baby durch allzufrühe Eingriffe bremst, wird von den gläubigen Vertretern der Impfmedizin empört zurückgewiesen. Es seien gerade die Impfungen gewesen, die den Kindern ein weitgehend gesundes Leben ermöglicht haben, lautet ihr Gegenargument. Dabei sind praktisch alle klassischen Impfungen erst zu einem Zeitpunkt eingeführt worden, als die Infektionserkrankungen selbst bereits ihren Schrecken verloren hatten. Auch die Kinderlähmung ging seit Beginn des 20. Jahrhunderts in Europa beständig zurück. Die breite Einführung der Schluckimpfung hat den Trend nicht entscheidend beeinflußt. Die Erkrankungszahlen fielen kontinuierlich wie zuvor, nicht langsamer, aber auch nicht schneller. Und das, obwohl die Impfung zweifellos wirksam ist.

So verschwand auch die Pest, als sich die Lebensbedingungen der Menschen besserten und sie den Flöhen der Ratten nicht mehr ausgesetzt waren. Und es verschwand die Cholera, seit die meisten Haushalte mit sauberem Wasser versorgt wurden. Da gegen die Pest nie eine Impfung existiert hat und die Choleraimpfung erst entwickelt wurde, als die Krankheit schon lange aus unseren Breiten verschwunden war, ist hier nie ernsthaft für eine Beteiligung der Medizin plädiert worden. Das Selbstbewußtsein der Medizin ist aber auch ohne diese »verpaßten Triumphe« hinlänglich groß, und der Reihe nach werden nun Krankheiten auf ihr Ausrottungspotential hin ausgelotet.

Als Signal gab die Weltgesundheitsorganisation 1978 bei ihrer Konferenz in Alma Ata den Slogan aus: »Health for all by the year 2000«. Bei der Umsetzung dieses Ziels trat eine verhängnisvolle Sinnverschiebung auf. »Health« wurde zunehmend als »Recht auf Gesundheit« verstanden, die Abwesenheit von Krankheit sozusagen zum staatlich garantierten Gut. Und zwangsläufig leitete sich daraus das Postulat nach Ausrottung der Krankheiten ab.

Die modernen Impfungen gegen virale Erkrankungen wie Masern, Mumps und Röteln sind zweifellos hochwirksam, und es ist den Ärzten gelungen, den bisherigen »natürlichen« Ablauf der Krankheiten im frühen Kindesalter stark zu verändern. Daß sie dabei – wie etwa bei den Masern – dafür gesorgt haben, daß die Erkrankungen, die dennoch später im Erwachsenenalter auftreten, schwerwiegender sind als zuvor, schafft wiederum den Druck, endgültig alle Menschen durchimpfen zu müssen. Das aber scheitert mit Sicherheit an der Tatsache, daß keine Impfung einen 100prozentigen Schutz liefern kann – schon gar nicht jene gegen Masern, von der man einst dachte, sie wirke ein Leben lang. Mittlerweile weiß man, daß hier bald Auffrischungsimpfungen für Erwachsene eingeführt werden müssen, weil sonst eine folgenschwere Epidemie mit unzähligen Todesopfern droht. Die immanente Impflogik mag plausibel erscheinen – eine zentrale Frage wird durch sie allerdings ausgeblendet: Viele Mediziner nehmen an, daß Kinderkrankheiten durchaus auch sinnvolle Aufgaben haben: Sie trainieren das Immunsystem der neuen Menschenkinder. Erst nach diesem »Trainingscamp« ist es voll ausgebildet und gut vorbereitet auf die Bedrohungen des späteren Lebens. Impfungen »ersparen« dem Immunsystem diese Ausbildung – mit weitgehend unbekannten Folgen.

Ältere Menschen erinnern sich noch, daß sie zu Masernkindern auf Besuch geschickt wurden um sich anzustecken, vor allem wenn die Krankheit zu einem günstigen Zeitpunkt, also beispielsweise in den Schulferien, auftrat. Bei gesunden, guternährten Kindern verlaufen Masern meist problemlos, Komplikationen oder Zwischenfälle wie Durchfall, Mittelohr- oder Lungenentzündung sind selten. Wenn die Masern im üblichen Alter auftreten, ist auch das Risiko der gefürchtetsten Komplikation, einer Gehirnentzündung, relativ gering.

Eine genauere Analyse der aktuellen Daten zeigt, daß die Masern heute eine völlig andere Krankheit geworden sind und mit den Angaben aus den alten Lehrbüchern kaum noch etwas zu tun haben. Das höchste Erkrankungsrisiko haben nun Babys im Alter zwischen sechs und 14 Monaten. Sie stellen ein rundes Drittel der Masernopfer und sind aufgrund ihrer noch nicht vollständig entwickelten Abwehrkräfte besonders anfällig für Komplikationen. In dieser Altersgruppe waren die Masern in der Zeit vor den Massenimpfungen so gut wie nie vorgekommen, weil die Babys noch durch die von der Mutter weitergegebenen Antikörper geschützt waren. Nun, da aber die meisten Mütter die Masern nicht mehr selbst bekommen haben, sondern schon geimpft worden sind, geht dieser Schutz anscheinend verloren. Geimpfte Mütter haben denn auch dreimal so häufig kranke Babys. Aktuelle Untersuchungen zeigen, daß im Alter von acht Monaten kaum noch jedes sechste Baby geimpfter Mütter natürliche Abwehrkräfte besitzt, in der Maserngruppe immerhin noch jedes zweite.[1, 2] Die Anmaßung der Medizin, mit ihren einfachen Rezepturen effektiver sein zu wollen als das Abwehrsystem des menschlichen Körpers, hat mit hoher Wahrscheinlichkeit zu dramatischen Entwicklungen wie dem sprunghaften Anstieg von Allergien und Autoimmunerkrankungen beigetragen.

Die zweite Anmaßung der Medizin, evidente Zusammenhänge zwischen Psyche und Immunsystem über Jahrzehnte zu negieren, nur weil ihr das Instrumentarium fehlte, diese Zusammenhänge untersuchen zu können, hat auf der anderen Seite dazu beigetragen, daß viele effektive Behandlungschancen bei schweren Krankheiten nicht genützt wurden. Statt dessen hat das Medizinkartell sein Kriegskonzept gegen Krankheitserreger und kranke Zellen durchgesetzt, ohne diesen Krieg jemals gewinnen zu können.

Die neue Forschungsrichtung der Psychoneuroimmunologie hat eindeutig belegt, daß sämtliche seelischen Prozesse sich unmittelbar oder mittelbar auf das Immunsystem auswirken. Und damit zumindest darüber mitentscheiden, wann Krankheiten auftreten und wie groß die Heilungschancen sind. Daß dieser nun auch naturwissenschaftlich belegte Umstand in äußerst geringem Umfang in der medizinischen Denk- und Arbeitswelt berücksichtigt wird, ist die sechste moderne Todsünde des Medizinkartells.

Coleys Gift

Jeder Mensch hat Krebs. Denn vielfältige Umwelteinflüsse wie Strahlung, Stoffwechsel oder schlicht Kopierfehler führen ständig zur Schädigung der DNA in einzelnen Zellen, mit der Folge, daß sämtliche Kontrollmechanismen ausfallen und die Zellen sich unkontrolliert zu vermehren beginnen. Doch das menschliche Immunsystem hat über Jahrmillionen gelernt, in extrem komplexen Abläufen auf solche Gefahren aus dem Körperinneren zu reagieren. Die »unsterblichen« Wucherzellen werden identifiziert und unschädlich gemacht.

Einzelne solcher Vorgänge konnten die Mediziner beobachten. Experten der Universität von San Diego in Kalifornien ist es sogar gelungen, eine Killerzelle des Immunsystems beim Einsatz gegen eine Krebszelle zu filmen: Beide Zellen sind etwa gleich groß. Sie nähern sich im Blutstrom. Die Abwehrzelle dockt an die verdächtige Zelle an und hält sie einige Minuten lang ganz ruhig fest. In dieser Zeit dürfte es der Krebszelle offenbar nicht gelungen sein, sich ausreichend zu identifizieren. Denn nun verformt sich die Killerzelle und durchstößt an einer Stelle die Zellwand der Krebszelle. Sie ergießt einen Teil ihrer Membranflüssigkeit in jene der Krebszelle. Die Wissenschaftler identifizierten diese Flüssigkeit später als hochgradiges Zellgift. Der Krebszelle jedenfalls bekommt die Injektion gar nicht. Sie löst sich binnen weniger Minuten in viele Einzelteile auf, die später von den Recyclingspezialisten des Zellhaushalts auf ihre Verwertbarkeit zum Aufbau neuer Zelltypen geprüft werden.

Doch jede Einzelbeobachtung führte im vergangenen Jahrhundert des medizinischen Feldzugs gegen den Krebs fast automatisch dazu, daß das einzelne Phänomen als Erklärungsmuster verallgemeinert wurde – im eben beschriebenen Fall das Gift, mit dem die Killerzelle die Krebszelle tötete. Die Umstände, warum der Organismus die Fähigkeit zur Abwehr der Krebszellen, die ihn Jahrzehnte gesund erhält, verliert, sind bislang nicht eindeutig geklärt. Daß die Kraft des Immunsystems dabei eine zentrale Rolle spielt, ist ebenso evident wie unbeachtet geblieben. Statt dessen setzte sich ein militärisches Verständnis der Krebsbekämpfung durch. Wegschneiden, mit Strahlen beschießen, mit Chemie zerstören hatte viele Vorteile: Es war scheinbar klar, meßbar, industriell herstellbar und nach gleichen Standards millionenfach anwendbar.

So handelte der US-Präsident Richard Nixon 1971 nur folgerichtig, als er dem Krebs offiziell den Krieg erklärte. Milliarden Dollar wurden bereitgestellt, um die Armeen zu rüsten. Sydney Farber, Vize-Chairman des Nationalen Krebsinstituts, erklärte, warum es nicht um Ursachenforschung geht: »Die 325000 Krebspatienten, die dieses Jahr sterben werden, können nicht warten, es ist nicht notwendig, die Mechanismen zu verstehen, um große Fortschritte zu machen.«

Zunächst setzten die Generäle und Offiziere des »war on cancer« auf chemische Waffen, dann glaubten sie, in den Viren den wahren Feind gefunden zu haben: Sie sollten schuld am Entgleisen des Zellwachstums sein, ihre Vernichtung würde deshalb zum Sieg über den Krebs führen. Als ein Jahrzehnt später die Virenthese sich als weitgehend falsch erwies, war längst eine neue »magic bullet«, eine magische Kugel, gefunden: Einzelne Substanzen des Immunsystems, Interleukin und Interferon, sollten – massiv produziert und dem Körper zugesetzt – das Krebswachstum unterdrücken. Ein Jahrzehnt später ist auch diese Euphorie verflogen, nun setzen die Feldherren auf die Gentherapie, bei der alle bislang publizierten Jubelmeldungen sich ebenso als Fehlmeldung herausgestellt haben.

Die Erfahrung zeigt, daß einige der mehr als 100 bekannten Krebsarten, wie etwa Lungenkrebs, überhaupt nicht auf das Bombardement durch die Zellgifte ansprechen. Andere wiederum, wie etwa Hodenkrebs, lassen sich erstaunlich gut mit Chirurgie und Zytostatika in den Griff bekommen. Weshalb, ist den Experten bis heute ein Rätsel. So konnte der US-Radrennfahrer Lance Armstrong, bei dem Hodenkrebs mit Metastasen im Gehirn und der Lunge diagnostiziert worden war, erfolgreich therapiert werden. Er gewann anschließend sogar zweimal die Tour de France.

Abgesehen von derartigen Ausnahmefällen sind die Aussichten für Patienten mit fortgeschrittenen Krebserkrankungen heute aber kaum besser als vor 30 Jahren. Deshalb herrscht Kriegsmüdigkeit in den Stabsstellen der Generalität. Der Leiter des Nationalen Krebsinstituts der USA, Richard Klausner, meinte im Frühjahr 2001: »Der beste Weg, einen Fortschritt zu erzielen, ist, den Krieg für beendet zu erklären und Krebs als komplexes Puzzle verstehen zu lernen.« Die Suche nach »magic bullets« sei grundlegend falsch: »Die einzigen Leute, die sagen, wir wissen jetzt genug, sind jene, die zu wenig wissen.«

Es gab in der Medizin stets auch Ansätze, die der Komplexität des menschlichen Organismus Rechnung tragen wollten. Natürliche Reaktionen des Immunsystems wie etwa Fieber könnten auch erfolgreich den Krebs besiegen. Doch derlei Ansätze wurden stets zurückgedrängt. Eines dieser Denkmodelle entstand gegen Ende des 19. Jahrhunderts in New York. Im Cancer Research Institute in

Manhattan residiert eine bald 100 Jahre alte Dame, die mehr darüber weiß als jeder andere. Helen Coley Nauts kann kaum noch sprechen. Sie flüstert ihrer Assistentin ins Ohr, und die wiederholt dann die Worte laut. Aber ihre Geschichte ist spannend wie ein Krimi.[3]

Rockefellers Freundin

Am Beginn der Immuntherapie gegen Krebs stand eine Begegnung von drei jungen Leuten im New York des ausgehenden 19. Jahrhunderts. Der eine war ein 28jähriger Chirurg, gerade erst fertig mit seiner Fachausbildung, ernst und überaus ambitioniert am Beginn seiner Karriere. Der zweite ein schüchterner, nicht sonderlich attraktiver Absolvent einer elitären Privatschule und einziger Sohn des legendären Gründers von Standard Oil. Das Mädchen war 18 Jahre alt, bildhübsch, abenteuerlustig und eine Schulfreundin des Milliardärssohns. Wenige Monate später war die junge Frau tot und das Leben der zwei Männer für immer verändert.

Das Mädchen, Bessie Dashiell, hatte im Herbst 1890 einen richtigen Abenteuerurlaub hinter sich. Den ganzen Sommer über war sie mit der Eisenbahn kreuz und quer durch das Land gefahren. Als krönenden Abschluß unternahm sie gemeinsam mit ihren Brüdern und ein paar Freunden noch eine Expedition durch Alaska mit Wildwasserfahrten, Bergtouren und Jagd. An einem dieser Tage quetschte sie sich beim Aussteigen aus dem Auto die Hand unter dem Sitz ein. Eine kleine Unachtsamkeit, keine besondere Verletzung, die Schmerzen ließen rasch nach, und die Reise ging weiter. Zu Hause allerdings kamen die Schmerzen heftiger denn je zurück. Und bald zeigte sich auf dem Handrücken eine kleine, bewegliche Beule.

John D. Rockefeller, ihr Schulkollege, Brieffreund und schüchterner Verehrer, blieb den ganzen Sommer über mit Bessie in Kontakt, erhielt Briefe über den halben Kontinent hinweg und konnte nun ihre Rückkehr kaum erwarten. Besorgt kümmerte er sich um sie. Empfahl ihr Ärzte, als die Hand trotz aller Eisumschläge und Kräutertinkturen nicht besser wurde. Und bekam als Referenz den Namen William Bradley Coley, Absolvent und »rising star« des New York Hospitals, dazu stolzer Inhaber einer neueröffneten chirurgischen Privatpraxis.

Ein böser Verdacht

Coley betäubte die schmerzende Stelle mit Kokain, dem damals üblichen Betäubungsmittel, und öffnete die Wunde mit dem Skalpell. Nichts deutete auf eine Infektion hin, das Gewebe schien nur abnormal hart. Er desinfizierte die Wunde und nähte sie. Doch nichts wurde besser. Die Hand schwoll an, einmal konnte Bessie ihre Finger nicht mehr fühlen, dann wieder glühten sie vor Schmerzen. Coley kam ein böser Verdacht. Er entschied sich für einen weiteren Eingriff, entnahm Gewebe von der Oberfläche des Knochens und gab es einem Pathologen zur mikroskopischen Analyse. Der Verdacht bestätigte sich: Die Zellen des Knochenbindegewebes waren durchsetzt mit bösartig wuchernden Krebszellen. Bessie litt an einem Rundzellensarkom.

Innerhalb weniger Wochen traten an beiden Brüsten Metastasen auf, wuchsen sich rasch zur Größe von Gänseeiern aus, ihre Lymphknoten schwollen an, überall am Körper brachen erbsengroße Geschwüre auf. Nur noch zeitweilig bei Bewußtsein und getröstet von Opiaten, starb sie binnen drei Monaten. Coley war in den letzten Stunden bei ihr, unterschrieb schließlich den Totenschein. Noch nach fast fünfzig Jahren, in seiner letzten wissenschaftlichen Arbeit, nahm er auf Bessie Dashiell Bezug, deren Schicksal ihn tief berührt hatte.

John D. Rockefeller wurde nach den vielen Begegnungen am Kranken- und Sterbebett seiner Verehrten ein lebenslanger Freund des Chirurgen. Mit einem Multimillionen-Dollar-Geschenk ermöglichte Rockefeller den Bau des Memorial Hospitals, heute als Memorial Sloan Kettering Cancer Center ein Begriff als eines der weltweit führenden Zentren der Krebsforschung.

Auf die Frage, woher sein Interesse an Krebsforschung rühre, antwortete er viele Jahre später: »Das hängt mit Bessie Dashiell zusammen, ihr Tod war für mich ein riesiger Schock.«[4]

Ein Patient namens Stein

Für William Coley bedeutete der Schock die Abwendung von der traditionellen Chirurgie. Wann immer Zeit blieb, saß er in Archiven auf der Suche nach ähnlichen Fällen. Schließlich entdeckte er ein Sarkom, das wenige Jahre zuvor von seinem Chef in der Klinik behandelt worden war. Die Patientenakte eines mittellosen deutschen Einwanderers namens Fred Stein ließ ihn nicht mehr los. »Wochenlang lief Coley von Tür zu Tür«, erinnert sich seine Tochter Helen. »Und überall im deutschen Einwandererviertel fragte er nach Fred Stein.« Er durchstöberte Kneipen und elende Kellerwohnungen. Der Mann mußte eine große runde Narbe hinter dem linken Ohr haben.

An dieser Stelle hatte Stein laut den medizinischen Aufzeichnungen in der Krankenakte einen roten Fleck entdeckt, der sich rasch zu einer großen Beule auswuchs. Nachdem die Chirurgen die Wucherung weggeschnitten hatten, lautete die Diagnose wie bei Bessie Rundzellensarkom. Stein wurde viermal operiert, viermal kam der Krebs zurück. Schließlich hatten die Tumoren lebenswichtige Blutgefäße erfaßt. Weitere Eingriffe waren unmöglich, Coleys Ex-Chef beschrieb Steins Gesundheitszustand in der Akte als »absolut hoffnungslos«.

Schließlich bekam der Patient auch noch eine Infektion, die gefürchtete Wundrose, ausgelöst durch Streptokokken. Stein wurde auf die Isolationsabteilung verlegt und machte dort – weil Menschen mit allen nur denkbaren Infektionskrankheiten gemeinsam weggesperrt waren – in rascher Abfolge eine Infektion nach der anderen durch. Mit jeder neuen Attacke wich jedoch, völlig überraschend für die behandelnden Ärzte, der Krebs ein Stück zurück. Als die Infektionen abgeheilt waren, verließ Stein als offensichtlich gesunder Mann das Krankenhaus. Und ebenso gesund fand Coley endlich, nach einem Monat Detektivarbeit, den Deutschen vor. Er bat Fred Stein, noch einmal mit ihm ins Krankenhaus zu kommen, untersuchte ihn und ergänzte alle notwendigen Details der Krankengeschichte. Damit war über Coleys weitere Forschungsrichtung entschieden. Er wollte herausfinden, ob man die Bakterien gezielt zur Therapie einsetzen könnte, indem man Krebspatienten mit ihnen infiziert.

Coley versenkte sich tief in die Literatur und prüfte, ob sich jemand schon mit dem Thema befaßt hatte. Und wie in fast jedem Fach zu jener Zeit wurde er bei seinem Studium in Deutschland fündig. Hier war der Nabel der Medizin. Friedrich Fehleisen von der Universität Würzburg hatte ebenfalls begonnen, mit Bakterien zu arbeiten, und schon erste Versuche mit Hunden und einigen Patienten hinter sich. Coley verschlang diese Berichte regelrecht. Dann machte er sich selbst an die Arbeit und züchtete *Streptokokkus pyogenes,* den Auslöser der Wundrose, auf einer Nährlösung, die er Beef-Tea nannte, eine extrem konzentrierte Rinderbouillon.

Er mußte auch nicht lange auf seinen ersten Patienten warten. Es war ein Italiener, von dem nur der Nachname Zola überliefert ist. Zola war bereits drogensüchtig, als er ins Krankenhaus kam, abhängig geworden von den Opiaten, die er gegen seine unerträglichen Schmerzen gespritzt bekam. Zola hatte mehrere Geschwüre am Hals und einen taubeneigroßen Tumor auf der rechten Mandel, der ihn bald ersticken würde. Am Nacken hatte er noch eine offene Wunde von einer vorausgegangenen Operation. Die Lunge war von Metastasen erfaßt. Er konnte nicht mehr reden, nichts essen, und was er zu schlucken versuchte, kam zur Nase wieder heraus. Die Ärzte im New York Hospital gaben Zola noch wenige Wochen – und erinnerten sich, daß Kollege William Coley auf der Suche nach einem derart hoffnungslosen Fall war.

Der Versuch

Coley ließ Zola fotografieren, nahm die genauen Daten auf und begann mit der Behandlung. Allerdings nicht in der Klinik, da hatte die Krankenhausleitung ihr striktes Veto eingelegt. Es sei schon schlimm genug, hieß es, wenn die Wundrose eingeschleppt werde, da müsse man die Infektion nicht auch noch selbst züchten. Also nahm Coley seine Präparate am 3. Mai 1891 mit ins Italienerviertel an der Lower East Side von Manhattan. Hier ritzte er kleine Schnitte in Zolas Haut und rieb diese mit der Bakterienkultur ein. Der Patient reagierte auf die ersten Behandlungen kaum, hatte nur leichtes Fieber von 38 Grad. Coley hatte gerade eine frische Bakterienkultur geerntet, als er sich zum fünften Besuch bei Zola aufmachte. Diesmal, so entschied er, werde er die Bakterien injizieren. Und zwar direkt in die offene Wunde am Nacken.

Der Patient reagierte mit extremem Schüttelforst und starken Kopfschmerzen. Aber nun begannen die Tumoren ein wenig zu schrumpfen. Zola konnte wieder schlucken und behielt die Nahrung bei sich. Ganz verschwanden die Tumoren jedoch nicht. Nach insgesamt 16 Behandlungsdurchgängen brach Coley die Therapie enttäuscht ab. Denn so sehr er Zola auch mit Bakterien traktierte, die von Coley erhoffte Wundroseninfektion trat nicht auf. Deprimiert darüber, daß es ihm nicht gelang, diese »primitive Infektion« selbständig zu erzeugen, bat er einen Freund, der gerade nach Deutschland reiste, den berühmten Robert Koch zu besuchen. Im Oktober schließlich hatte er die professionell hergestellte Bakterienkultur des Deutschen zur Verfügung.

Zola war mittlerweile wieder in einem recht schlechten Zustand. Seine Tumoren waren wieder zu alter Größe nachgewachsen. Da injizierte Coley seine importierten Wundrosebakterien – und brachte sowohl Zola als auch dessen Nichte, die ihn pflegte, fast um. Die Infektion schlug sofort an. Zola reagierte mit einem vierzig Minuten langen Schüttelfrostanfall. Er hatte extreme Schmerzen, das Fieber stieg über 40 Grad. Doch bereits am zweiten Tag begann der große Tumor am Nacken rapide zu schrumpfen. Binnen zwei Wochen war er vollständig verschwunden.

Der Patient Zola, noch im Mai dieses Jahres am Rande des Grabes, stand vom Totenbett auf und begann wieder zuzunehmen. Seine Wunde am Nacken verheilte endlich. Nur der Tumor auf der Mandel verschwand nie. Er wuchs aber auch nicht mehr weiter. Coley behielt Kontakt mit Zola, der ihm fünf Jahre später, in bestem Gesundheitszustand, mitteilte, daß er wieder in sein Heimatland zurückkehren werde. In Italien starb Zola schließlich einige Jahre später. Möglicherweise war der Krebs zurückgekehrt. Die Todesursache konnte jedoch nicht eindeutig geklärt werden.

Coley intensivierte seine Experimente und behandelte immer mehr Patienten. Seine Freundschaft zu John Rockefeller machte sich nun bezahlt, denn er erhielt kräftige finanzielle Unterstützung, konnte seine gefährlichen Injektionen nun sogar in einem eigenen, hermetisch abgeriegelten Pavillon auf dem Klinikgelände durchführen. Er hatte bei seiner Bakterienkur mit zwei großen Problemen zu kämpfen: Zum einen konnte die Infektion mit Wundrose selbst tödlich enden. Zwei der zwölf Patienten, die Coley in seiner Anfangsphase behandelt hatte, starben nicht an Krebs, sondern an Wundrose. Schließlich erwies sich auch die Lernfähigkeit der Immunabwehr als Problem. Schon nach wenigen Injektionen ließ die Wirkung der Bakterien deutlich nach. In Zusammenarbeit mit mehreren Kollegen entwickelte Coley schließlich seine berühmten Toxine. Nunmehr verabreichte er seinen Patienten nicht mehr die lebenden Bakterien, sondern ihre konzentrierten Gifte. Sie waren nicht so gefährlich, und die Immunabwehr hatte keine Möglichkeit mehr, sich auf sie einzustellen.

John Ficken, der erste Patient, der die Injektionen mit den Toxinen erhielt, war ein junger Mann mit einem bösartigen Sarkom. Coley intensivierte die Dosis, Ficken sprach immer besser auf die Behandlung an, der Tumor schrumpfte auf 20 Prozent seiner ursprünglichen Größe. John Ficken erholte sich, wurde Barkeeper und lebte noch 26 Jahre, bis er im Alter von 47 Jahren in der U-Bahn einem Herzanfall erlag. Unterdessen intensivierte Coley seine Therapie. Auch einige andere Krebskliniken setzten seine Toxine ein. Hunderte Patienten mit inoperablen Tumoren hatten nun eine reelle Chance auf Lebensverlängerung, Linderung der Symptome und sogar auf Heilung.

Eine Idee verschwindet

Rund 100 Jahre später, im Jahr 1992, machte sich Charlie Starnes, ein Molekularbiologe der Stanford University, daran, Coleys Daten über 154 Sarkompatienten, die ausschließlich mit der Toxinmethode behandelt worden waren, nach modernen Kriterien auszuwerten. Er errechnete eine Fünf-Jahres-Überlebensrate von 47 Prozent[5], ein Ergebnis, das den heute veröffentlichten Werten mit einer Überlebensrate zwischen 10 und 50 Prozent bei fortgeschrittenen Stadien des Sarkoms mehr als ebenbürtig ist.

Von solchen Einzelaktionen abgesehen ist Coleys Ansatz heute aber weitgehend vergessen. Schon zu Lebzeiten geriet er unter heftige Kritik seiner Kollegen. Besonders für die nach der Entdeckung der Röntgenstrahlen im Jahre 1895 intensiv wachsende Zunft der Radiologen war er ein Feindbild ersten Ranges. Sie kritisierten seine Methode als gefährlich und unwissenschaftlich und bezweifelten sogar, daß die geheilten Personen jemals wirklich an Krebs gelitten hätten.

Tatsächlich war vieles an Coleys Methoden angreifbar. Mehr Arzt als Wissenschaftler, ging er nicht standardisiert vor, sondern nach der Methode »Versuch und Irrtum«. Er begann mit niedrigen Dosen, steigerte sie über eine gewisse Zeit, reduzierte sie wieder, wenn der Patient zu extrem unter der Reaktion seines Immunsystems litt. Eine nachprüfbare, wiederholbare Standardisierung war auf diese Weise nicht möglich. Auch die Patienten waren völlig heterogen. Was Coley als inoperabel betrachtete, ließ keine Aussagen über das tatsächliche Stadium der Erkrankung zu. Ein Tumor konnte inoperabel sein, weil er ein lebenswichtiges Organ befallen hatte. Er konnte aber genauso als inoperabel qualifiziert werden, weil der Gesundheitszustand des Patienten schon zu schlecht war, um ihn überhaupt noch zu operieren. Metastasen in Leber oder Lunge konnten damals noch nicht eindeutig diagnostiziert werden, die Lymphknotenbiopsie war noch nicht weit genug entwickelt, um daraus das Fortschreiten der Erkrankung ermessen zu können.

Und die Radiologie war jung, technisch, populär. Sie entsprach dem Zeitgeist und wurde rasch auch von Coleys ursprünglichen Förderern aus dem Haus Rockefeller auf der Prioritätenliste ganz oben eingereiht. Das ist heute noch recht ähnlich. Stephen Hall, Autor eines sehr fundierten Buchs über die Rolle Coleys als Begründer der Immuntherapie, fragte einen Immunologen, warum Coleys Ansatz derart aus der Mode geraten konnte. »Der Grund dafür ist recht einfach«, antwortete der prominente Forscher mit der vorsorglichen Bitte, seinen Namen besser nicht zu erwähnen, »in einem Zeitalter, wo alles von sexy Gentherapie und rekombinanter DNA schwärmt, wäre es nie möglich, Geld für ein derartiges Projekt zu bekommen. Und die Behörden würden nicht wissen, wie sie die Ergebnisse einordnen sollen. Dort läuft doch alles nach dem Prinzip: Weise mir nach, daß Schritt A genau Schritt B ergibt. Aber das ist alles höchst praxisfern, und deshalb läuft das alles in die falsche Richtung.«[6]

Mittlerweile ist auch in den medizinischen Fachjournalen nur noch sehr selten die Rede vom Begründer der Immuntherapie. Coley-Toxine – und sei es nur in bescheidenstem Rahmen – werden seit mindestens einem Jahrzehnt nicht mehr hergestellt. Einer, der bis zuletzt damit gearbeitet hat, ist Klaus Kölmel, Chef der Universitäts-Hautklinik in Göttingen. Sein besonderes Interesse gilt der Therapie von metastasierten Melanomen. Kölmel ist ein zurückhaltender, ernster Mann, 60 Jahre alt und kurz vor der Pensionierung. Seine Beschäftigung mit Coley entstand eher aus der Verzweiflung im Umgang mit der herkömmlichen Therapie. »Wenn Sie ständig mit Melanompatienten zu tun haben, dann sucht man immer Hilfe«, sagt Kölmel »dann sucht man auch außerhalb des Normalen, weil die normale Therapie wenig wirkt.«

Auch andere Wissenschaftler suchen außerhalb der Norm. Mit Gentherapie, Tumorgensuppression oder Interferon liegen sie jedoch wesentlich mehr im Trend der Zeit. Millionen an Forschungsgeldern flossen etwa in die sogenannte Impfung gegen Hautkrebs. Sie sollte die Krebszellen mit gentherapeutischen Tricks als Angriffsziel kennzeichnen und damit die Immunabwehr gezielt auf Tumor und Metastasen einschwören. Die bisherigen Ergebnisse der High-Tech-Ansätze klingen alles andere als ermutigend. Sogar die wegen ihrer Nebenwirkungen gefürchtete Interferontherapie schneidet bislang noch besser ab.

Kölmel dagegen konnte mit Mühe und Not die notwendigen Gelder für ein Miniprojekt zusammenkratzen. Er behandelte fünfzehn Patienten im fortgeschrittenen Metastasenstadium mit Coley-Toxinen. Die Studienteilnehmer betrachteten das Experiment als eine Art letzte Chance. Nicht alle sprachen auf die toxinhaltige Bakterienkultur an. Die besten Ergebnisse beobachtete Kölmel bei jenen Patienten, die auf die Bakterienkuren mit hohem Fieber reagierten. Manche entwickelten trotz vieler Injektionen keinerlei Fieberreaktion, andere sprachen teilweise auf die Behandlung an, erlitten später aber wieder Rückfälle. Immerhin drei Personen erlebten aber eine vollständige Heilung ihres Krebsleidens, um ein Vielfaches mehr, als statistisch zu erwarten gewesen wäre.[7] »Zwar kommen Spontanremissionen beim malignen Melanom gelegentlich vor«, kommentiert Ulrich Abel, Medizinmathematiker am Heidelberger Krebsforschungszentrum, diese Ergebnisse, »doch handelt es sich zumindest im metastasierten Stadium um ein zu seltenes Ereignis, als daß hierdurch der Befund der Studie plausibel erklärt werden könnte.«[8]

Kölmel sammelte weiter unermüdlich Beweise und Belege für den Zusammenhang zwischen Fieber und Krebs. Er befragte zusammen mit seinem Forscherteam insgesamt 239 Melanompatienten und 271 Kontrollpersonen nach den Infektionskrankheiten, die sie in den letzten Jahren und in ihrer Kindheit durchgemacht hatten. Krebspatienten berichteten wesentlich seltener über Infekte. Erwachsene, die in einem Zeitraum von fünf Jahren mehr als zwei fieberhafte Infekte durchgemacht hatten, hatten im Vergleich mit Patienten ohne fieberhafte Infekte ein um das Neunfache verringertes Krebsrisiko.[9]

Erst 1999 wurde die Göttinger Studie auf europäischer Ebene in größerem Maßstab noch einmal wiederholt. Abermals zeigten die Daten einen Zusammenhang zwischen der Abnahme des Krebsrisikos und der Häufigkeit der Infekte.[10] Kölmel forschte auch über Spontanremissionen, unerklärliche Heilungsverläufe bei Krebs, die für Ärzte und Angehörige völlig überraschend kommen. Bei einem Drittel der Fälle fand er eine fieberhafte Infektion als Auslöser zum Beginn der plötzlichen Genesung. Nun hat ein befreundeter Mikrobiologe Kölmel sogar das Angebot gemacht, die Coley-Toxine noch einmal extra für ihn herzustellen. »Ich würde gern diese eine große Forschungsarbeit hinterlassen, bevor ich in Rente gehe«, sagt Kölmel, »ich möchte mehr bieten können als den banalen Rat: Gehen Sie nicht in die Sonne.«

Immer wieder hat Kölmel Vorstöße unternommen, aber die Chancen auf eine Umsetzung seiner »Lebensarbeit« stehen schlecht. Denn von den zuständigen Stellen, allen voran der Onkologischen Gesellschaft, die Forschungsanträge unterstützen muß, kam kaum eine Reaktion. Und damit stehen die Chancen auf eine Förderung nahezu bei null.

Als Medizinmathematiker bringt Ulrich Abel für diese ignorante Haltung wenig Verständnis auf. »Es ist wissenschaftshistorisch recht bemerkenswert, daß diese Krebstherapie trotz der unbestreitbaren Erfolge derzeit äußerst geringe Beachtung findet.« Erklärungen dafür sind schwer zu finden. »Ich würde es noch verstehen, wenn derzeit eine Menge toller Heilverfahren in Erprobung stünden, die einen optimistisch stimmen – aber die Hoffnungen in moderne Therapien sind bisher weitgehend enttäuscht worden.«[11] Als Kenner des Medizinbetriebs hat der Heidelberger Professor hingegen schon Erklärungen für das Phänomen. Die Unkenntnis über die genaue Wirkungsweise der Bakterientherapie hat bei den Klinikern zu einer gemeinhin skeptischen Haltung beigetragen. Die vielen unterschiedlichen Präparate und die damit zusammenhängenden unterschiedlichen Therapieerfolge haben es nicht gerade leichter gemacht, das Konzept klinisch zu erproben. Mit dem Aufkommen der Strahlen- und später der Chemotherapie schließlich wurden die früheren, vermeintlich primitiveren und nicht so leicht standardisiert anwendbaren Behandlungsansätze vernachlässigt, die Industrie setzte sich mit ihren Apparaten und Chemikalien im »Krieg« gegen den Krebs durch.[12]

Klaus Kölmel ist langsam müde geworden. »Ich leite hier eine Klinik. Ich habe nicht die Kraft, das neben meiner Alltagsarbeit allein durchzuziehen«, klagt er und setzt leise hinzu: »Dieses Desinteresse, offensichtliche Chancen zu ergreifen, und dieses starre Festhalten an den konventionellen Konzepten – ich werde das nie verstehen.«[13]

Impfungen in Afrika

Erst in den letzten Jahren ist es gelungen, die komplexe Funktionsweise des Immunsystems halbwegs zu verstehen. Die meisten Erreger dringen über die Schleimhäute in Mund, Rachen und Verdauungstrakt in den Organismus ein. Darauf kommt ein Alarmplan zur Ausführung, wie er ausgeklügelter von keiner Antiterror-Einsatztruppe praktiziert werden könnte. Als erste sind bei Viren- oder Bakterieninvasionen meist Makrophagen, relativ grob geschnitzte Freßzellen, zur Stelle, die an der Körperoberfläche »patrouillieren«. Sie zerstören einen Teil der Eindringlinge und schlagen in den Lymphknoten bei den T-Helferzellen Alarm. Diese spezialisieren sich über viele Mutationen auf alle Eigenheiten des Feindes und lernen ihn sozusagen auswendig. Ein Teil von ihnen, die TH-1-Zellen, schwärmt nun in großer Zahl zum Einsatz aus und säubert in einer Art Großaktion das von den Erregern befallene Gebiet. Ein funktionierendes TH-1-Abwehrsystem bildet die Voraussetzung zur Schaffung einer dauerhaften Immunität.

Ein anderer Teil der T-Lymphozyten, die sogenannten TH-2-Zellen, macht zwar auch die Spezialisierung mit, gibt nun seine Informationen über Botenstoffe aber an eine weitere Gruppe weißer Blutkörperchen, die B-Zellen, weiter. Diese Kollegen beginnen im Thymus, einer Drüse hinter dem Brustbein, daraufhin mit der massenhaften Produktion von Antikörpern. Wenn der gleiche Angreifer schon einmal am Werk war, im Archiv also bereits eine Akte über den Übeltäter vorliegt, läuft dieser Prozeß um ein Vielfaches schneller ab. Diese zweite Verteidigungslinie gilt als TH-2-Arm der Immunabwehr.

»Sollen also unsere Lymphozyten in der Thymusschule lernen, zwischen fremd und selbst zuverlässig zu unterscheiden, so braucht es Lehrer in dieser Schule, die von ihren Schülern etwas fordern«, meint der Schweizer Arzt Hans Ulrich Albonico, »so daß sie an dieser Herausforderung wachsen und reifen können.«[14]

Daß Kinder nicht schon mit einem fertig ausgebildeten Immunsystem zur Welt kommen, hat einige stichhaltige Gründe. Zum einen wird damit vermieden, daß der Organismus des heranwachsenden Kindes mit den »fremden Zellen« der Mutter in Konflikt gerät. Zum anderen ist ein unreifes System perfekt formbar und kann sich besser auf die jeweiligen Lebensumstände einstellen als ein starres, vorgefertigtes. Es macht schließlich für die Ansprüche an die Abwehrkräfte einen Unterschied, ob ein Kind in einer deutschen Großstadt geboren wird oder auf einem indischen Bauernhof.

Bei der Geburt ist der Verdauungstrakt des Neugeborenen steril, die Darmwand wird von der ersten Minute an mit Keimen besiedelt. Ein bestimmtes Milieu stellt sich ein, Myriaden nützlicher und weniger nützlicher Organismen formen im Wettstreit langsam einen Zustand des Gleichgewichts. Damit es in den ersten Lebensmonaten nicht völlig schutzlos gegen Krankheiten ist, gibt die Mutter ihrem Baby einen Vorrat eigener Antikörper, den sogenannten Nestschutz, mit. Diese Antikörper werden aber im Lauf der Monate abgebaut und nicht mehr erneuert.

Eigene Erfahrungen mit Infektionen und Krankheitsprozessen aller Art sammelt der Organismus über die TH-1-Immunantwort. Dazu entsteht ein hochspezifisches Netzwerk an Interaktionen der verschiedenen Zelltypen, dessen Leistungsfähigkeit im Ernstfall über Leben und Tod entscheidet. Aus der Logik dieses Lernprozesses ergibt sich eine ganz andere Bewertung von Krankheiten. Jeder kindliche Infekt hat neben seinen unangenehmen Auswirkungen auch eine positive Komponente. Jedes Fieber zeigt an, daß nun Hochbetrieb herrscht in der Schule des Immunsystems. Eine Katastrophenübung ist im Gange. Und während die weißen Blutkörperchen ihre Schlachten gegen harmlose Schnupfenviren oder Windpocken schlagen, besteht das System seine ersten Bewährungsproben.

Impfungen sind ein massiver Eingriff in diese Schule. Sie sind der Versuch der Übertölpelung des Immunsystems. Mit den abgeschwächten Impfkeimen soll Schutz vor einer Krankheit »erlernt« werden, ohne diese Krankheit tatsächlich durchzumachen. Deshalb sind die Impfungen von Babies und Kleinkindern auch unter Medizinern zunehmend umstritten. »Seit einem halben Jahrhundert impfen wir fast allen Säuglingen dieser Welt systematisch komplexe Substanzgemische ein«, sagte der Berner Facharzt für Allgemeinmedizin, Peter Klein, auf dem Schweizer Impfkongreß des Jahres 2000 in Fribourg. »Es kann niemand behaupten, er hätte einen gründlichen Überblick über die Gesamtheit der Auswirkungen dieses weltweiten Eingriffs in die menschliche Integrität.«[15] Klein sprach auf diesem Kongreß als Vertreter einer Arbeitsgruppe von rund 400 impfkritischen Schweizer Ärzten. In seinem Referat plädierte er für ein Abgehen von der einseitigen Impfdoktrin, »die nur Informationen an die Öffentlichkeit läßt, die dem Ziel der 99 prozentigen Durchimpfung dienen«.

Wenn sich das, was ein Medizinerteam in Zentralafrika herausfand, bewahrheitet, so verblassen daneben jedoch alle bisher geführten Impfdebatten. Es geht um die Frage, ob einige der von der WHO seit Jahrzehnten weltweit durchgeführten Impfungen möglicherweise weit mehr Kinder umgebracht als gerettet haben.

Der Bericht des US-Geheimdienstes CIA über das westafrikanische Land Guinea-Bissau klingt nicht gerade einladend: Die 1,3 Millionen Einwohner leben auf einer Fläche, die etwa der Hälfte von Bayern entspricht. Die Bevölkerung besitzt 49000 Radios, nur 13000 Haushalte haben einen Telefonanschluß. Gerade zehn Prozent der Straßen – insgesamt 453 Kilometer – sind asphaltiert, eine Eisenbahn gibt es nicht. 70 Prozent der Exporterlöse stammen aus dem Verkauf von Cashew-Nüssen. Die Abhängigkeit von importiertem Erdöl beträgt 100 Prozent, jeder zweite Bewohner lebt unter der Armutsgrenze, die Einwanderungsrate liegt bei null.

In der Dürrezeit ist es extrem heiß, die Sicht wird durch Staub und Sandstürme beeinträchtigt. In der Regenzeit zwischen Juni und Dezember versinkt das Land dann im Morast. Malaria, Hepatitis A und Typhus grassieren. Eine Frau bekommt im Schnitt 5,3 Kinder. Die Kindersterblichkeit ist die sechsthöchste weltweit. Die durchschnittliche Lebenserwartung liegt bei 49 Jahren. 1998 brach zu allem Unglück auch noch ein blutiger Bürgerkrieg gegen die bislang erste demokratisch gewählte Regierung los. Gleich danach verließ die diplomatische Vertretung der USA fluchtartig das Land – und kehrte seither nicht zurück.

Peter Aaby und seine Leute jedoch blieben. 1978 gründete der damals 33jährige Anthropologe das Bandim Health Projekt. In einem kleinen Gebäude etwas außerhalb der Hauptstadt Bissau wohnen etwa 15 Wissenschaftler aller Fachrichtungen und Nationalitäten, vor allem sind es Doktoranden. Mit den einheimischen Mitarbeitern kommt Aaby auf einen Mitarbeiterstab von rund 150 Menschen. Der gebürtige Schwede taucht in der medizinischen Literaturübersicht *medline* im Internet mit 155 Publikationen auf. Er untersuchte HIV-Raten, Schutzfaktoren gegen Cholera, allergische Reaktionen und – während der jüngsten kriegerischen Auseinandersetzungen – Ernährungslage und Sterblichkeit der Bewohner von Flüchtlingscamps. Aber noch keine Arbeit hat derartige Aufregung verursacht wie jene, die im Dezember 2000 im renommierten *British Medical Journal* erschienen ist. Aaby untersuchte darin, wie sich Impfungen auf die Kindersterblichkeit auswirken.[16]

Eine Themenstellung, die zunächst einmal nicht besonders originell klingt. Was sonst sollte eine Impfung tun, als Kinderleben zu retten? Tatsächlich finden sich in der Medizinliteratur aber kaum Untersuchungen zu dieser konkreten Frage. Ob eine Impfung etwas taugt, wurde bislang stets darüber definiert, ob sie gegen eine bestimmte Krankheit schützt. Geimpfte sollten einen bestimmten Antikörperspiegel im Blut erreichen und weniger stark an der betreffenden Krankheit erkranken als

Ungeimpfte. Ob geimpfte Kinder hingegen einen allgemeinen Überlebensvorteil gegenüber Ungeimpften haben – völlig unabhängig von den Todesursachen –, diese Frage war am Beginn von Aabys Untersuchung absolutes Neuland.

Aaby, der Epidemiologe Henrik Jensen und die Ärztin Ines Kristensen nahmen zwischen 1990 und 1996 mehr als 15 000 Frauen und ihre neugeborenen Kinder in ihre Studie auf. Es sollte untersucht werden, wogegen die Kinder geimpft wurden und wie sich die Kindersterblichkeit innerhalb der ersten 20 Lebensmonate entwickelt. Nach den offiziellen Empfehlungen sollen Kinder in Guinea gleich bei der Geburt gegen Tuberkulose (BCG), im Alter von sechs, zehn und 14 Wochen gegen Diphtherie, Tetanus, Keuchhusten und Polio sowie ab dem neunten Lebensmonat gegen Masern geimpft werden.

Die Studienteilnehmer lebten über das ganze Land verteilt. Aabys Mitarbeiter besuchten ein Dorf etwa alle sechs Monate. Da es in Guinea schwer möglich ist, die Teilnehmer über die Visiten zu informieren, waren manche Mütter mit ihren Kindern nicht anwesend. Meist jedoch gab es keine Probleme. Die Frauen tragen den Impfpaß normalerweise mit ihren Habseligkeiten bei sich. War die Mutter abwesend oder konnte die Karte nicht gefunden werden, so schieden die Betreffenden aus der Studie aus. Waren Kinder seit dem letzten Besuch verstorben, so wurden die Mütter zwar über die Todesursachen befragt, wissenschaftlich verwertbar waren die Aussagen jedoch nicht. »Meist bekamen wir nur zur Antwort, das Kind hatte Fieber«, erzählt Aaby, »oder es wurde von bösen Geistern geholt.« Am höchsten war die Sterberate in der Regenzeit. Als häufigste Todesursachen gelten Malaria, Durchfall, Entzündungen, Unterernährung und Atemwegsinfekte.

Schließlich ging es an die Auswertung des Impfstatus aller toten und der überlebenden Kinder. Dabei zeigten sich zwei extrem widersprüchliche Trends: Während Tuberkulose- und Masernimpfung die Sterblichkeit nahezu halbierten, zeigte sich beim Versuch der Immunisierung gegen Diphtherie, Tetanus, Keuchhusten und Polio der genau gegenläufige Trend. Kinder, die dieses klassische Impfquartett erhalten hatten, waren beim nächsten Kontrollbesuch mit nahezu doppelt so hoher Wahrscheinlichkeit tot. Wurde in der statistischen Auswertung auch noch berücksichtigt, daß die Impflinge im Schnitt aus einer höheren gesellschaftlichen Schicht stammten und wesentlich besser ernährt waren als die Nichtgeimpften, so stieg dieses Risiko sogar auf das Zweieinhalbfache.

Noch kurz vor Weihnachten 2000 wurde Peter Aaby mit seinem Ko-Autor Henrik Jensen zum Rapport ins WHO-Headquarter in Genf zitiert. Peter Folb, Chef der für internationale Impffragen zuständigen WHO-Abteilung, hatte zuvor die Arbeit noch in einer harschen Reaktion öffentlich verdammt: Sie sei schwach, gespickt mit zahlreichen Fehlern und werde keinesfalls zu einer Änderung der bestehenden WHO-Impfpolitik beitragen. Was hatte Folb so erzürnt?

Aufregung bei der WHO

Die Stimmung in Genf war ernst, das Konferenzzimmer im weitläufigen Gebäude der WHO dicht gefüllt. Peter Aaby erklärte zunächst noch einmal das genaue Design der Studie und ging auf die Nachfragen ein. Von methodischen Fehlern war nun keine Rede mehr. Zwei Stunden dauerte die Debatte. Schließlich wurde eine gemeinsame Konsequenz gezogen: WHO-Direktor Peter Folb rief eine Task-Force ins Leben, die nun weltweit Literatur und Forschungsergebnisse sammeln soll. Alle führenden Impfexperten sind eingeladen, Ideen beizutragen, wie die Resultate der Dänen auf ihre Gültigkeit auch in anderen Ländern überprüft werden könnten und welche sinnvollen Konsequenzen zu ziehen wären.

Die Überraschung, daß es zu einem derartigen Ergebnis kommen konnte, saß den Beteiligten gehörig in den Knochen. »Impfungen sind die letzten 50 Jahre von der Wissenschaft recht einseitig untersucht worden«, meint etwa John Clements vom Globalen Beratungskomitee für Impfsicherheit. Der Hersteller habe vor der Zulassung eines neuen Präparats vor allem nachweisen müssen, daß es seinen Zweck erfüllt: Daß also die Tollwutimpfung gegen Tollwut schützt und daß ein Kind nach der Masernimpfung nicht mehr an Masern erkrankt. »Der Einfluß des Impfens auf das Langzeitüberleben ist bislang aber kaum berücksichtigt worden«, sagt Clements. »Deshalb nehmen wir Aabys Arbeit sehr ernst.«[17]

Aluminium unter Verdacht

Wie der Blitz aus heiterem Himmel kamen die Ergebnisse jedoch nicht. Schon einige Male hatten kleinere Studien Zweifel an Tetanus & Co. geschürt. Besonders verdächtig ist ihre Wirkung auf das Immunsystem: Um überhaupt eine Immunreaktion auszulösen, ist den Impfstoffen nämlich als Hilfsstoff (Adjuvans) Aluminiumhydroxid beigesetzt. Es fördert die sogenannte TH-2-Antwort des Immunsystems und schwächt damit möglicherweise die zur Infektionsabwehr nötige TH-1-Antwort. »Für diese These sprechen auch die Todesarten der Kinder«, sagt Peter Aaby. Mit dieser Ansicht steht er nicht allein. »Gerade bei geschwächten Kindern könnte es schon sein, daß hier Aluminiumhydroxid eine entscheidende Immundrift in die falsche Richtung gibt«, glaubt auch der Würzburger Infektiologe Klaus Erb.[18]

In den Industrieländern wird die nervenschädigende Metallverbindung schon seit längerer Zeit mit der Entstehung von Allergien in Zusammenhang gebracht. »Ohne TH-2-Antwort keine Allergie«, sagt Erb. »Es könnte schon sein, daß im Aluminium das Problem liegt.«

Auf der anderen Seite können die positiven Auswirkungen der Tuberkulose-(BCG-)Impfung nicht mit der Vermeidung von Tuberkulose erklärt werden. Sie spielt nämlich bei der Kindersterblichkeit in Guinea kaum eine Rolle. Obendrein hat die Impfung – wenn überhaupt – eine berüchtigt niedrige Wirkrate. Daß sich dies erst in einer großen indischen Studie herausgestellt hat, nachdem über Jahrzehnte Milliarden Menschen geimpft worden waren, ist eines der Fanale der modernen Medizin. »Mit BCG können Sie möglicherweise vor Lepra schützen«, formuliert es der Wiener Infektionsexperte Wolfgang Graninger, »aber sicher nicht vor Tuberkulose.«[19] Im Gegensatz zu Tetanus und Co. wirkt BCG aber als Turbo für die TH-1-Antwort, stärkt also die Infektionsabwehr.

Die Masern sind in Guinea sehr wohl eine gefährliche Krankheit für kleine Kinder, besonders wenn sie unter schlechten Verhältnissen auf engstem Raum leben. »Durchschnittlich leben in einer Hütte in Guinea 17 Menschen«, erzählt Peter Aaby. »Dazu kommen noch die Tiere. So etwas wie Hygiene gibt es nicht.«

Erster Killer bleibt aber, wie überall in Zentralafrika, die Malaria. Die meisten Todesfälle ereignen sich in der Regenzeit. »Die Straßen versinken im Schlamm«, beschreibt Henrik Jensen die Situation, »die Fahrzeuge kommen nicht mehr durch. Wer es überhaupt versucht, mit seinem Kind zu einem Hospital zu fahren, erreicht es meist erst nach Tagen.« Und viele der Kinder überleben die Reise nicht.

Ein Fanal der Impflobby

Weit abseits dieser tristen Zustände, im Diskussionsteil des *British Medical Journal,* bekriegt sich mittlerweile die Fachwelt. Impfkritische Mediziner verglichen die Ergebnisse mit der Contergan-Katastrophe und forderten einen sofortigen Stopp der Impfkampagnen, weil »möglicherweise mehr Kinder durch die Impfungen getötet als gerettet werden«[20]. Die ständige Zunahme von Autoimmunerkrankungen und Allergien wurde ebenso debattiert wie die Wiedereinführung der BCG-Impfung, die in den meisten Industrieländern schon seit mehr als einem Jahrzehnt nicht mehr verabreicht wird.

Eine peinliche Blamage setzte es dabei für den WHO-Direktor Peter Folb, der in seinem Eingangskommentar die Veröffentlichung der dänischen Studie wegen schwerer methodischer Mängel insgesamt in Frage gestellt hatte. Es meldeten sich nämlich zwei Experten zu Wort, die Folb scheinbar vergessen hatte. Der Australier Kim Mulholland und der Brasilianer Mauricio L. Barreto wunderten sich öffentlich über Folbs Anwürfe. Schließlich seien sie selbst von der WHO als Experten nach Guinea-Bissau entsandt worden, um etwaige Ungereimtheiten vor Ort zu prüfen. Die Expertise der beiden Professoren: »Wir haben sowohl die Ermittlung der Daten als auch die gesamte Methodik der Studie geprüft und dabei keinerlei Schwächen gefunden, die die Studie hätten entwerten können.«[21]

Peter Aaby ist sich nicht ganz sicher, welche Taktik die WHO verfolgt. Denn einfach zu sagen, es tut uns leid, wir hören mit dem Impfen auf, da es leider Kinder gefährdet – wäre hochriskant. Abgesehen vom Imageschaden könnten damit Klagen und Schadenersatzforderungen auf die Weltbehörde zukommen. »Man hört, daß einige Teams ausgeschickt wurden, um unsere Ergebnisse zu überprüfen«, sagt Aaby »Es würde mich nicht wundern, wenn bald ein paar präparierte Studien erscheinen, in denen gesunde geimpfte Kinder mit Ungeimpften aus schlechten Verhältnissen verglichen werden, die eine wesentlich schlechtere Überlebensrate haben.«[22]

Peter Aaby ist mittlerweile längst wieder in Guinea. Er betreut auf seiner »Doktoratsfarm« derartig viele Arbeiten, daß er gar keine speziell herausheben will. Sobald ihm ein wenig Zeit bleibt, sitzt er jedoch über den »unspezifischen Effekten«: Was richtet eine Impfung im Immunsystem an, warum wirkt sich BCG so positiv aus, obwohl die Tuberkulose in der Kindersterblichkeit praktisch keine Rolle spielt? Und wie ist die fatale Wirkung der Impfung gegen Diphtherie, Tetanus und Keuchhusten zu erklären?

Peter Aaby weiß dazu weit mehr, als er im Moment sagen kann. Er hat zu diesem Thema zwölf weitere Arbeiten bei den großen Wissenschaftsjournalen eingereicht. Und nach einem ehernen Gesetz der Wissenschaftszunft darf vor der Veröffentlichung kein Sterbenswörtchen publik werden. Nur soviel verrät er: »Der Trend unserer letzten Studie stimmt und hat sich weiter bestätigt.«[23] Allerdings verschleppen die Journale und ihre Expertengremien die Veröffentlichung der neuen Arbeiten von Monat zu Monat. Sie reagieren ebenso widerstrebend auf die Ergebnisse der Dänen wie die WHO-Granden. Den Vorwurf, seine

Daten seien unsicher, weil sie unter teils abenteuerlichen Bedingungen im afrikanischen Busch gesammelt wurden, läßt Aaby jedenfalls nicht gelten. »Wir leben hier im afrikanischen Busch – wo sonst sollten wir unsere Daten sammeln? Das wirkliche Problem sind auch nicht die angeblich unsicheren Daten, sondern daß wir nicht wissen, was wir eigentlich tun, wenn wir die Kinder impfen. Wir glauben, nur weil das Ganze in Europa funktioniert hat, kann man es ohne weiteres auf Entwicklungsländer übertragen.«

Es wird noch einige Jahre dauern, meint Aaby, bis hier die Wahrheit ans Licht kommt. »Ich habe ja auch keine definitive Erklärung für unsere Beobachtungen – aber ich bin mir mittlerweile sicher, daß die unspezifischen Effekte der Impfungen bei weitem wichtiger sind als ihre normalen Wirkungen, deretwegen wir sie den Kindern geben.«

Aaby ist mittlerweile 56 Jahre alt. Bis er endgültig nach Europa zurückkehrt, möchte er zwei große Ziele erreicht haben: Als erstes wünscht er sich, daß er bis dahin genügend einheimische Wissenschaftler ausgebildet hat, so daß die Station auch ohne Hilfe von außen weiterarbeiten kann. Und das zweite Ziel – natürlich genauso wichtig – ist die Lösung des Impfrätsels. »Ich möchte zeigen, daß es gute Impfungen gibt, die man gezielt zur Stimulierung des Immunsystems einsetzen kann, und andere, die man besser sofort einstellen sollte.«

Sein Kollege Henrik Jensen ist mittlerweile für längere Zeit nach Kopenhagen zurückgekehrt. Seine Freundin hat ein Kind bekommen, unter diesen Umständen war Guinea nicht mehr zumutbar. Nun wird Henrik sich in Europa an die Auswertung der Daten machen, die Peter Aaby per E-Mail schickt. »Beim Impfen«, meint der Medizinmathematiker, »sind immer noch eine Menge Glauben und Hoffnung involviert. Es ist höchste Zeit, daß wir endlich zu gesichertem Wissen kommen.«[24]

Die Durchfallimpfung

Kaum ein medizinischer Eingriff hat einen so guten Ruf wie das Impfen. Und ein guter Ruf hat einen hohen Marktwert, denn er erspart ungeheuer teure Imagekampagnen für neue Produkte. Um beispielsweise ihren Cox-2-Hemmer Vioxx, ein neuartiges Schmerzmittel, bekanntzumachen, übertraf die Herstellerfirma Merck mit einem Jahres-Werbebudget von 160 Millionen US-Dollar sogar Pepsi Cola.[25] Wer hingegen einen neuen Impfstoff auf den Markt bringt und es schafft, daß dieser von den zuständigen Behörden für die allgemeine Anwendung bei Säuglingen empfohlen wird, der braucht in der Folge kaum mehr einen Euro für Werbung auszugeben. Da dieser gute Ruf in weiten Teilen der Öffentlichkeit nach wie vor besteht, ist es nicht weiter verwunderlich, daß bei diesem milliardenschweren Geschäft zur künstlichen Munitionierung des Immunsystems ständig weitere Ideen zu vielfältigen neuen Kinder- und Erwachsenenimpfungen gewälzt werden.

Eine überraschende Einladung

Barbara Loe Fisher war einigermaßen überrascht, als ihr der Brief der US-Arzneimittelbehörde FDA ins Haus flatterte. Die 54jährige Journalistin aus Vienna, Virginia, ist schon seit vielen Jahren als kämpferische Impfkritikerin bekannt. Gemeinsam mit dem Biochemiker Harris Coulter hatte sie 1984 das Buch *Ein Schuß ins Dunkle*[26] veröffentlicht und darin die möglichen Gefahren der klassischen Dreifachimpfung gegen Diphtherie, Tetanus und Keuchhusten am Beispiel einer Reihe impfgeschädigter Kinder drastisch dargestellt. Daß sie nun von den Behörden das Angebot bekam, als Vertreterin des Konsumentenschutzes als ordentliches Mitglied in den staatlichen Impfausschuß einzutreten, war das letzte, was sie erwartet hätte.

Als Barbara Fisher am 14. September 1999 zu ihrer ersten Sitzung das Holiday Inn in Bethesda, etwa dreißig Kilometer außerhalb Washingtons, betritt, wird sie überaus freundlich begrüßt. Die Mitglieder des Impfausschusses sind aus ganz Amerika angereist und stammen großenteils von Universitäten, Kliniken und den staatlichen Gesundheitsbehörden. Auch Publikum ist zugelassen und der Konferenzsaal »Versailles« des Hotels demgemäß dicht gefüllt. »Gekannt habe ich niemanden, aber es war unschwer zu erkennen, daß irgend etwas schwer auf die Stimmung der ganzen Gruppe drückte«, beschreibt Fisher ihre ersten Eindrücke.[27]

Konkret sind es gleich zwei Probleme, die der Versammlung Sorgen machen. Vor acht Wochen ist ein hoffnungsvoller neuer Impfstoff überfallartig vom Markt genommen worden, weil Babys daran gestorben waren und viele Dutzend operiert werden mußten. Fast gleichzeitig preschte die einflußreiche Vereinigung der US-Kinderärzte mit der Forderung vor, endlich die Quecksilberzusätze aus den Impfstoffen zu entfernen. Bei der stets wachsenden Zahl von Impfungen im Babyalter würde schon jetzt die Toleranzschwelle für die Aufnahme des hochgiftigen Schwermetalls häufig übertroffen.

Begonnen wird die Veranstaltung allerdings mit einer recht eigenartigen Prozedur. In einer langwierigen Aufzählung verliest die Protokollführerin, welches Mitglied bei welchem Tagesordnungspunkt mitdiskutieren, abstimmen oder sogar den Saal verlassen muß. Der Grund dafür ist das neue Gesetz über Interessengegensätze. Jedes Mitglied muß offenlegen, zu welcher Pharmafirma finanzielle Verbindungen bestehen. Speziell dem Hersteller des Impfstoffs sind einige Mitglieder des Komitees verpflichtet. Sogar der Leiter der Veranstaltung, Harry B. Greenberg von der Stanford University, erklärt sich für befangen und wird deshalb von der Diskussion ausgeschlossen. »Vielleicht ist das der Grund, daß sie mich aufgenommen haben«, denkt sich Barbara Fisher, »sie wollen mich vielleicht als eine Art Feigenblatt. Damit auch ein paar Leute in ihrem Gremium vertreten sind, die ganz sicher nichts mit der Pharmaindustrie am Hut haben.«

Bill Egan von der staatlichen Arzneimittelbehörde FDA beginnt die Sitzung schließlich mit einem Referat über die unterschiedlichen Quecksilbergrenzwerte der verschiedenen Behörden. Durch die extreme Zunahme an Impfungen ist auch die Schwermetallbelastung rasant gestiegen. In den USA und Europa werden die Kinder bis zum 18. Lebensmonat gegen ein rundes Dutzend Krankheiten in der Regel in mehreren Auffrischungsdurchgängen geimpft. Bill Egan legt ein letztes Dia ein und erklärt der Runde zum Abschluß seines Vortrags: »Wie Sie sehen können, übersteigt die Quecksilberaufnahme für alle Geburtsjahrgänge und Gewichtsgruppen die Grenzwerte der Organisationen EPA und WHO.«[28]

Tasächlich ist die Anhäufung beträchtlich. Das Limit für ein durchschnittlich fünf Kilogramm schweres Baby beträgt nach den strengen Richtlinien der EPA (Environmental Protection Agency) 34 Mikrogramm, nach jenen der weniger strengen WHO 159 Mikrogramm Quecksilber. Ein Säugling, der die ganz normalen empfohlenen Impfungen absolviert, sammelt binnen 14 Wochen aber ganze 187,5 Mikrogramm Quecksilber in seinem Organismus an.[29] Von Quecksilber ist bekannt, daß es zu schweren Schäden an Nervenzellen und zur Vergiftung der Nieren führen kann.

Hier meldet sich Barbara Fisher erstmals zu Wort: »Erst in diesem Monat wurde eine Studie veröffentlicht, die zeigt, daß Quecksilber sogar die Blut-Hirn-Schranke überwindet«, erklärt sie. »Das ist eine Schranke, welche die üblichen Gifte zurückhalten kann. Ich denke, es wäre vernünftig, wenn die Eltern ihre Ärzte nach thimerosalfreien Impfstoffen fragen würden.« Dixie Snider, Direktor an der staatlichen Gesundheitsbehörde CDC, stimmt ihr zu. Darauf entspannt sich eine lebhafte Diskussion über die Bereitschaft der verschiedenen Konzerne, so rasch wie möglich Alternativen auf den Markt zu bringen.

Thimerosal, das bereits seit den dreißiger Jahren verwendet wird, dient in erster Linie zur Konservierung von größeren Impfstoffmengen. Ohne das Mittel müßte auf Einzeldosen umgestellt werden. Daß dadurch die neuen Impfstoffe teurer würden, darin sind sich alle Teilnehmer einig, steht außer Frage. Insgesamt, so das Resümee der Sitzung, wolle man den möglichst baldigen Umstieg auf thimerosalfreie Produkte empfehlen, allerdings ohne zeitliche Limits oder Zwangsmaßnahmen.

Ein alltägliches Virus

Als nächstes steht der unglückliche neue Impfstoff auf der Tagesordnung. Damit sollen Babys per Schluckimpfung gegen eine Form des Durchfalls immunisiert werden. Und zwar nicht gegen die verbreiteten Bakteriendurchfälle, verursacht etwa durch die berüchtigten Salmonellen, wo jede dritte Infektion ins Krankenhaus führt, sondern gegen eher harmlose Erreger des Durchfalls, sogenannte Rotaviren. Sie zeichnen gerade einmal für vier Prozent aller kindlichen Durchfälle verantwortlich.[30]

Eine typische von Rotaviren verursachte Magen-Darm-Entzündung beginnt mit Fieber, Magenschmerzen, Brechreiz und darauffolgendem Durchfall. Sie trifft vor allem kleine Kinder zwischen drei Monaten und drei Jahren. Die Symptome halten etwa eine Woche an.[31] Bis zum Alter von fünf Jahren sind dann praktisch alle Kinder mit Rotaviren in Kontakt gekommen und weitgehend immun fürs weitere Leben. Ernsthafte Gesundheitsschäden können auftreten, wenn der starke Flüssigkeitsverlust der Kinder nicht ersetzt wird, wenn sie also nichts oder zu wenig zu trinken bekommen. Die Kinder können dann im Extremfall an Austrocknung sterben.

Die Rotavirus-Expertin Kathryn Carbone von der staatlichen FDA rechnet vor, daß die Viren in den USA für jährlich eine halbe Million Arztbesuche verantwortlich sind, daß 50000 Kinder zur Behandlung im Krankenhaus bleiben müssen und etwa 20 bis 40 Kinder an dieser Infektion sterben.[32] Deshalb sei die Entscheidung, gegen Rotavirus zu impfen, nach wie vor gerechtfertigt.

Barbara Fisher kann diesen Schluß nicht so recht nachvollziehen. »Wäre es nicht vielleicht sinnvoller«, argumentiert sie, »wenn wir nachschauen, warum diese Babys sterben? Vielleicht werden sie nicht ordentlich mit Flüssigkeit versorgt. Möglicherweise haben die Ärzte falsch behandelt. Oder die Kinder lebten in einem verwahrlosten Milieu, und niemand hat bemerkt, wie sehr sie austrocknen. Nun aber zu sagen: ›40 Kinder sind gestorben, deshalb impfe ich alle Babys in den USA‹, das kommt mir schon recht seltsam vor.«[33]

Dr. Carbone fährt fort, die anfängliche Erfolgsgeschichte der Impfung aufzuzählen. Wie in 23jähriger Arbeit am Nationalen Gesundheitsinstitut mühsam verschiedene Impfviren aus Affen isoliert, im Labor gezüchtet und für den Impfstoff schließlich vermehrungsunfähig gemacht worden sind. Sie schildert die überwiegend positiven Resultate der Zulassungsstudien in Süd- und Nordamerika sowie in Finnland. Ab 1995 waren die Resultate in den großen medizinischen Journalen erschienen. Aus dem Rahmen fielen nur die Studien in Peru[34] und Brasilien[35]. Hier fiel die Wirksamkeit des Impfstoffs mit weniger als 50 Prozent gegenüber Spitzenwerten in den westlichen Ländern von rund 70 Prozent stark ab. Auch im Vergleich mit der dritten südamerikanischen, in Venezuela durchgeführten Studie[36] wirkte das Serum in Peru und Brasilien auffallend schlecht. Wahrscheinlich, so hatten damals die Experten vermutet[37], seien dafür die unterschiedlichen Studienpopulationen verantwortlich. Während die venezolanischen Kinder unter guten sanitären und ernährungsmäßigen Bedingungen lebten, stammten sie in Brasilien und Peru aus einem wesentlich ärmeren Umfeld. Anscheinend wirkte der Impfstoff also um so schlechter, je feindlicher die Lebensumstände waren.

Dabei traten die von den Amerikanern geschätzten 600000 weltweiten Rotavirus-Todesfälle aber gerade unter solchen Slum-Bedingungen auf. »Es hieß immer«, erklärt Fisher, »daß wir den Rotavirus-Impfstoff eigentlich für die armen Kinder in der Dritten Welt entwickelt haben. Und weil sich diese Länder keine eigene sündteure Impfstoffentwicklung leisten können, so muß eben auch die Erste Welt mitgeimpft werden, damit es für die Produktionsfirma nicht zum totalen Verlust wird.«

Als 1997 die beschämenden Resultate der Impfstudien aus Peru und Brasilien erschienen waren, hatten die Experten aber recht schnell umgeschwenkt. Sie verwiesen nun als gangbare Alternative zur Impfung auf die herkömmliche Behandlungsweise bei Rotavirus-Infektionen: »Es ist seit 20 Jahren bekannt, daß sorgfältig vorbereitete und ausgeführte orale Flüssigkeitszufuhr eine billige und effektive Behandlungsmethode bei gefährlich entwässernden Rotavirus-Durchfällen ist.«[38]

An den beiden amerikanischen und der finnischen Studie nahmen inklusive Placebogruppe insgesamt weniger als 20000 Kinder teil. Als häufige Nebenwirkung wurde mittleres bis starkes Fieber beobachtet, seltener traten Durchfälle, Meningitis, Hepatitisanfälle und Wachstumsstörungen auf. Diese Nebenwirkungen kamen aber genauso in der Placebogruppe vor. Etwas auffälliger war dagegen, daß unter den 10054 Geimpften bei den US-Zulassungsstudien fünf Fälle von Invaginationen beobachtet wurden. Bei dieser Krankheit stülpt sich der Dünndarm aus unbekannten Gründen teleskopartig in den Dickdarm und kann, wenn die Komplikation nicht binnen weniger Stunden behandelt wird, zum Absterben von Teilen des Darms und im Extremfall zum Tod des Säuglings führen. Fünf Fälle sind enorm viel im Verhältnis zum allgemeinen Vorkommen. Da unter den 4633 Kindern der Placebogruppe aber auch ein Fall auftrat, wurde der Unterschied als bloßer statistischer Zufall abgetan.

Gut investiert

Die FDA-Spezialistin Kathryn Carbone gibt die Wirksamkeit des Impfstoffs gegen Rotavirus-verursachte Durchfälle mit »ungefähr 50 bis 70 Prozent« an. Ernsthafte Fälle von Diarrhöe würden zu 70 bis 90 Prozent verhindert, Arztbesuche zu 50 bis 100 Prozent vermieden. Der finanzielle Aufwand wurde mit jährlich 250 Millionen Dollar als vertretbar eingestuft. Verglichen mit dem Ausfall an Arbeitsleistung durch die Betreuung der kranken Kinder und die anfallenden Behandlungskosten erscheinen diese Kosten den Experten als »gut investiert«.

Der von dem Pharmakonzern Wyeth-Lederle im Zusammenhang mit dem Konzern American Home Products hergestellte Impfstoff wurde unter dem Handelsnamen RotaShield am

31. August 1998 von der Arzneimittelbehörde FDA zugelassen und zur allgemeinen Immunisierung der Säuglinge im Alter zwischen sechs Wochen und einem Jahr vorgeschlagen. Die Lebendviren-Schluckimpfung soll in drei Dosen am besten im Alter von zwei, vier und sechs Monaten eingenommen werden.

Zwischen September 1998 und Juli 1999 wurden rund 1,8 Millionen Impfdosen ausgeliefert und 1,5 Millionen davon auch verimpft.[39] Bereits im Oktober 1998 wurden die ersten Fälle von dramatisch verlaufenden Darmeinstülpungen an die staatliche Nebenwirkungsmeldestelle gemeldet. Im Lauf des Winters stieg die Zahl auf 15 Fälle. Die Behörden reagierten höchst beunruhigt auf die Meldungen. Denn erfahrungsgemäß wird die freiwillige Meldung von Impfreaktionen von den Ärzten überaus lasch gehandhabt. Die Zahl der Darmeinstülpungen mußte in Wirklichkeit also viel höher liegen.

Während die Massenimpfungen weiterliefen, ordneten die Gesundheitsbehörden parallel dazu genauere Untersuchungen an. Dabei zeigte sich schnell, daß die böse Vorahnung stimmte. Ein Ärzteteam reiste zur nordkalifornischen Klinik »Kaiser Permanente«, ein weiteres Team untersuchte alle Kinder, die in einem staatlichen Gesundheitszentrum in Minnesota geimpft worden waren. In dem kleinen kalifornischen Krankenhaus hatten sich drei Fälle ereignet, in Minnesota kamen fünf weitere Fälle hinzu. Die Alarmglocken schrillten. Betroffen war im Schnitt einer von 5000 Impflingen.[40]

Die erkrankten Säuglinge bekamen meist zwischen dem dritten und siebten Tag nach der Impfung starke Bauchkrämpfe. Wegen der damit verbundenen kolikartigen Bauchschmerzen schreien die Kinder oft stundenlang bis zur völligen Erschöpfung. Der Zustand der Säuglinge verschlechtert sich in rasender Geschwindigkeit. Schließlich wird das Baby blaß und teilnahmslos. In der Windel findet sich blutiger Schleim. Wenn die Krankheit vom Arzt fehlgedeutet und nicht als Invagination erkannt und behandelt wird, schreitet sie innerhalb weniger Stunden zum völligen Darmverschluß fort. Schließlich kommt es zum Durchbruch der Darmwand.

Je rascher die Behandlung einsetzt, desto besser sind die Chancen auf eine nichtoperative Behebung der Einstülpung. Dazu muß der Arzt einen Kontrastmitteleinlauf vornehmen oder durch Einpumpen von Luft in den Dickdarm die Einstülpung zurückschieben. Dies ist eine Tätigkeit, die vom Arzt einige Erfahrung erfordert. Hat der Einlauf keinen Erfolg, muß unverzüglich mit der Operation begonnen und der Bauchraum geöffnet werden, um die Einstülpung zu beheben. Die betroffenen Darmabschnitte sind dann meist schon so geschädigt, daß sie entfernt werden müssen. Bei jedem zehnten Baby kommt es innerhalb weniger Tage zu einem Rückfall.[41] Bei den impfgeschädigten Kindern wurden fast nur schwere Fälle beobachtet. Bei vier der fünf betroffenen Säuglinge in Minnesota mußten Teile des Darms entfernt werden.[42]

Nachdem die alarmierenden Resultate der beiden Notfallstudien auf dem Tisch lagen, hatte die zweite große US-Gesundheitsbehörde CDC am 15. Juli 1999 per Rundschreiben an alle Impfstellen die sofortige Aussetzung der Rotavirus-Schluckimpfung verfügt. Tatsächlich kam es nach dem Impfstopp zu einem regelrechten Meldeboom.[43]

Kathryn Carbone schien langsam zum Ende ihres Vortrags zu kommen. Barbara Fisher meldet sich zu Wort. »Soweit ich gehört habe, sollen bislang 100 schwere Fälle und zwei Todesfälle aufgetreten sein. Ist dies korrekt?« Die FDA-Bedienstete nickt kurz. »Bis zum 9. September 1999 sind 99 Fälle von geimpften Kindern mit Invagination registriert worden, und zwei weitere Kinder sind verstorben. Diese Fälle untersuchen wir derzeit.« – »Wie lange hat man denn die geimpften Kinder in den Zulassungsstudien eigentlich nachbeobachtet?« stößt Fisher nach. Kathryn Carbone kommt kurz ins Stocken: »Das ist wirklich eine gute Frage«, meint sie, »die Studien waren umfangreich, und überall galt etwas anderes. Aber ich denke, daß zumindest über 42 Tage nachgesehen wurde, wie es den Kindern nach der Impfung ging.«

Als nächster meldet sich Robert Daum von der Universität Chicago: »Wie schätzen Sie denn die Chancen ein, daß diese

Nebenwirkungen bei einem künftigen Impfstoff vermieden werden können?« Damit hat er anscheinend einen wunden Punkt getroffen. »Das ist ein schrecklich verzwicktes, böses Problem«, antwortet Carbone. »Eigentlich ist es eine Millionen-Dollar-Frage. Unser größtes Problem ist, daß wir überhaupt nicht wissen, wie diese Darmeinstülpungen funktionieren, wodurch sie ausgelöst werden und wie hier der Zusammenhang zur Impfung generell ist.«

Von den zwölf regulären Mitgliedern des staatlichen Impfausschusses dürfen schließlich nur vier an der Abstimmung teilnehmen. Sie alle, darunter auch Barbara Fisher, bestätigen die Rücknahme der offiziellen Rotavirus-Impfempfehlung. Fishers Schluß ist ernüchternd: »Es scheint, daß mit der Zulassung dieser Impfung einfach den Impfstoffherstellern ein finanzieller Gefallen getan wurde, damit ihr enormer Entwicklungsaufwand nicht umsonst war. Mehr als 100 Babys haben dafür mit ihrer Gesundheit bezahlt.«

Die Rotavirus-Schluckimpfung war in Deutschland, Österreich, der Schweiz und nahezu allen weiteren Ländern Europas bereits fest eingeplant. Gleich nach der Zulassung sollte sie in die Impfpläne aufgenommen werden. Tatsächlich erfolgte die anstandslose Zulassung des Impfstoffs durch die EU-Behörden im Mai 1999. Zu einem Zeitpunkt also, da sich die Nebenwirkungsmeldungen in den USA schon gehäuft hatten. Erst nach der Notbremsung durch die CDC verlangte auch in Europa niemand mehr die planmäßige Durchführung der Impfung. Der »umfassende Feldversuch USA« hat also vielen Kindern gewaltiges Leid erspart.

Die Empfehlung zur Rotavirus-Impfung ist nach erneuter Prüfung durch die CDC endgültig zurückgezogen worden. Der Hersteller des einzigen lizensierten Impfstoffs, American Home Products, hat ihn mittlerweile vom Markt genommen. Damit ist der Versuch, Rotavirus-Durchfall mit einer Impfung vorzubeugen, aber nicht beendet. Acht neue Impfstoffe befinden sich derzeit in diversen Teststadien. Dr. John Livengood, offizieller Sprecher des CDC-Impfprogramms, schätzt, daß der Impfskandal aber eine Verzögerung von vier bis fünf Jahren auslösen wird, bevor ein neuer Impfstoff auf den Markt kommen kann. Als stärkste Begründung für die Notwendigkeit der Durchfallimpfung wird nun wieder die hohe Sterblichkeit in den Entwicklungsländern genannt.[44]

Allergien – wenn die Umwelt zum Feind wird

Neu ist das Phänomen »einer veränderten Reaktionsfähigkeit«, für das der Wiener Kinderarzt Clemens von Pirquet im Jahr 1906 den Begriff »Allergie« – von griechisch *allos* (andere) und *ergon* (Wirkung) – prägte, nicht: Schon Seine Majestät Richard III. von England, so berichten die Hofschranzen in den Chroniken, habe nach lukullischem Erdbeergenuß mit dem gesunden Teint auch die Contenance verloren. Die noble Blässe soll feurigem Erdbeerrot gewichen sein. Was aber jahrhundertelang eher als isoliertes Einzelschicksal galt, wurde inzwischen zum Massenproblem: Eine große Untersuchung von Kindern in Deutschland, Österreich und der Schweiz ergab eine Asthmarate von 11 Prozent und eine Heuschnupfenrate von 13 Prozent. Jedes dritte Kind zeigte eine erhöhte allergische Sensibilisierung.[45] Dabei sind allergische Reaktionen auf Arznei- und Lebensmittel, Insektengift sowie diverse Chemikalien noch gar nicht mitgerechnet. Die Tendenz ist sprunghaft steigend. Jeder fünfte Deutsche leidet bereits unter einer Allergie, doppelt so viele wie noch zu Beginn der achtziger Jahre. Nahezu 20000 Stoffe sind mittlerweile als allergieauslösend identifiziert.

Warum Allergien in allen Industrienationen derart stark zunehmen, versuchen Forscher nun schon seit einigen Jahrzehnten herauszufinden. Daß genetische Disposition und die Psyche eine gewisse Rolle spielen, ist allgemein anerkannt. Doch der Anstieg kann damit allein nicht begründet werden. Warum ein Immunsystem plötzlich durchdreht und aggressiv gegen den eigenen Körper vorgeht, ist bislang nicht geklärt.

Einige Wissenschaftler spekulieren darüber, daß die Birkenpollen möglicherweise immer aggressiver werden oder die Milbenbelastung den Körper in die Verwirrung treibt. Als Gegenmaßnahme empfehlen sie staubfreie Bettbezüge, Zimmerarrest, wenn die Pollen fliegen, und frühzeitige medikamentöse Therapie, um das Immunsystem zu dämpfen, sobald die ersten Asthmaanfälle auftreten. Ernster zu nehmen sind jene Wissenschaftler, die zunächst einmal nachsehen, ob das Immunsystem möglicherweise in seiner Entwicklung gestört wurde. Ob die erste frühkindliche Mittelohr- oder Halsentzündung sofort mit Antibiotika bekämpft – und damit gleich der ganze Darm entvölkert wurde.

Ende der achtziger Jahre schien sich in der Forschergemeinde eine plausible Erklärung für das wachsende Allergieproblem bei Kindern und Jugendlichen in den Industriestaaten durchzusetzen. »Wir sind damals von der Hypothese ausgegangen, daß Luftschadstoffe die Allergien fördern«, erinnert sich Erika von Mutius, Allergologin in München, »und wir wollten beweisen, daß Luftschadstoffe kausal an der Entstehung von Allergien beteiligt sind.«[46] 1989 untersuchte die Kinderärztin Tausende von Kindern aus einer besonders mit Schadstoffen aus den Schornsteinen der veralteten Staatsindustrie belasteten DDR-Region und ebensoviele in der sauberen BRD. Das erstaunliche Ergebnis: Die Kinder im »schmutzigen« Osten litten nur halb so oft an Allergien.

Zahlen verwechselt?

»Als wir die ersten Ergebnisse gesehen haben, haben wir gedacht, die haben die Daten falsch eingegeben«, wollten von Mutius und Kollegen die Ergebnisse zunächst einfach nicht glauben. Doch die Zahlen stimmten – die Belastung mit Luftschadstoffen spielt offenbar beim Anwachsen der Zahl der Allergien nicht annähernd die Rolle, wie die Mediziner annahmen: Zwar lag unter 8700 Schulkindern im Alter von neun bis elf Jahren aus München einerseits und Halle sowie Leipzig andererseits – luftverschmutzungsbedingt – die Ex-DDR mit 33,7 Prozent Bronchitisfällen beim Doppelten der bayerischen Metropole. Doch die Münchner Junioren waren – so fand von Mutius durch Allergiehauttests mit Standardstoffen wie Hausstaub, Birkenpollen und Katzenhaaren heraus – gleich zweieinhalb- bis dreimal so stark sensibilisiert wie die Ostdeutschen. Zum Ausbruch kam der Heuschnupfen bei 8,6 Prozent der Kinder im Westen – im Osten litten nur 2,7 Prozent. In Hamburg berichteten exakt doppelt soviele Erwachsene, nämlich drei Prozent, von Asthmaanfällen wie in Erfurt. Auch die Heuschnupfenrate unter den knapp 8400 erfaßten 20- bis 44jährigen lag in Hamburg mit 22,8 Prozent fast beim Zweifachen des Erfurter Werts (13,3 Prozent).

»Eigentlich sind wir ausgezogen, um genau das Gegenteil zu beweisen«, beschreibt die Untersuchungsleiterin von Mutius das Erstaunen im Expertenkreis. Die Suche nach einer Erklärung brachte ein bemerkenswertes Detailergebnis zutage: In der älteren Generation der vor 1950 Geborenen konnten im West-Ost-Vergleich keine nennenswerten Abweichungen festgestellt werden. Doch je jünger die Deutschen waren, desto deutlicher waren die Unterschiede. Erich Wichmann, Epidemiologe am Münchner Forschungszentrum für Umwelt und Gesundheit, liest daraus zweierlei ab: »Offenbar sind Einflüsse in der frühen Kindheit höchst ausschlaggebend für das Enstehen einer Allergie.« Und: »Etwas muß sich im Westen in den Sechzigern geändert haben, das für die Allergieentwicklung sehr wichtig ist.«

Diesem Etwas versuchten Forscher nun durch Vergleich der Lebensstile auf die Spur zu kommen. Dabei fielen die unterschiedlichen Bedingungen auf, unter denen Kinder dies- und jenseits der Mauer groß wurden. Während ostdeutsche Sprößlinge zu knapp 90 Prozent in Kinderkrippen gingen, blieben die meisten West-Kids als wohlbehütete Einzelkinder zu Hause. Die Folge: Weil die Ostdeutschen damit wesentlich häufiger und früher als ihre westdeutschen Altersgenossen mit ansteckenden Krankheiten konfrontiert waren, litten sie auch häufiger an Infektionen und wurden öfter von parasitären Würmern heimgesucht. Kollektives Hocken auf dem Nachttopf, in Reih und Glied, war in den Kinderkrippen schließlich gang und gäbe.

Trainingsrückstand des Immunsystems

Das brachte die Forscher auf eine neue Idee, die sogenannte Urwaldhypothese: In Lebensräumen, wo die natürlichen Feinde des Organismus noch nicht durch das zivilisatorische Verständnis von Hygiene verdrängt wurden, ist das Immunsystem gut ausgelastet und trainiert gleichsam die Dosierung seiner Schlagkraft gegen alle möglichen Eindringlinge. In der künstlich geschaffenen Sterilität der westlichen Industriegesellschaft dagegen scheint die körpereigene Abwehr an einer Art Sinnkrise zu leiden. Hysterische Überreaktionen sind die Folge.

Auch wenn die neue These bislang ebensowenig bewiesen ist wie die alte Schadstofftheorie: Auffällig ist, daß sich im Blut von Allergikern eine höhere Konzentration des Abwehrmoleküls Immunglobulin E (IgE) nachweisen läßt – und die ursprüngliche Aufgabe dieser Körperpolizisten ist die Parasitenabwehr. Das Immunsystem wartet auf seine Feinde, aber die kommen nicht. Die arbeitslose, aber immer noch waffenstarrende Abwehrgarde sucht sich mangels wirklicher Gegner neue Feindbilder und bekämpft diese genauso entschlossen, als handle es sich um lebensbedrohliche Schmarotzer.

In Wahrheit handelt es sich bei den gängigen Allergenen um für den Körper völlig harmlose Stoffe, die noch dazu meist nur in homöopathischen Dosen in ihn gelangen. So sind die tierischen oder pflanzlichen Eiweiße, die für soviel Chaos sorgen, nicht größer als 10000 bis 40000 Dalton (ein Dalton entspricht etwa dem Gewicht eines Wasserstoffatoms). Nickelatome aus Ohrringen oder Goldverbindungen aus Rheumamitteln wiegen gar weniger als 100 Dalton. Trotzdem reagiert das Immunsystem nach Schema F: Hat eine Substanz mit Allergiepotential die Barriere der (Schleim-) Haut überwunden, wird der Eindringling von sogenannten dendritischen Zellen zunächst in Eiweißschnipsel zerstückelt und in die Lymphknoten verfrachtet. Dort sitzt der biochemische Erkennungsdienst des Immunsystems in Form der T-Zellen, die körperfremde Eiweiße identifizieren. Findet sich eine T-Zelle, die zum verhafteten Peptid paßt wie der Schlüssel ins dazugehörige Schloß, führt die Nachricht von den Fremdlingen rasch zur Bildung einer Spezialeinheit zu ihrer Abwehr.

Zu Myriaden schwärmen diese IgE-Kommandos dann über Blutbahn und Lymphsystem aus, um an den Mastzellen der Haut in Gefechtsbereitschaft zu gehen. Verletzt der identifizierte Eindringling neuerlich das Hoheitsgebiet, stürzt sich die wartende Meute sofort auf ihn und sorgt dafür, daß die Meldung von der Feindberührung blitzartig weitergegeben wird. Die biochemische Unterstützung der Abwehrschlacht führt dann zu den bekannten Folgen: Der Botenstoff Histamin wird ausgeschüttet und macht die Gefäßwände durchlässiger. Mehr Flüssigkeit tritt aus, das Gewebe schwillt an, die Augenlider werden schwer, das Gesicht aufgedunsen. Warum die Körperabwehr bei einem Menschen auf Blütenpollen, beim anderen auf Hausstaub, beim dritten wiederum auf die Inhaltsstoffe bestimmter Nahrungsmittel so eigenwillig reagiert, ist bisher unklar. Feststehen dürfte, daß das Immunsystem zu seiner Reifung einen frühzeitigen Kontakt mit Erregern braucht.

Dem Rätsel der Autoimmunerkrankungen auf der Spur

Auch bei anderen Autoimmunerkrankungen vermuten die Forscher inzwischen, daß die Abwesenheit von Schädlingen, gegen die bestimmte Teile des Immunsystems die ganze Evolution hindurch ausgebildet wurden, bei der Entstehung eine Rolle spielt. Morbus Crohn etwa, eine schwere Erkrankung des Darms, ist ein neues Phänomen. Derartige entzündliche Darmerkrankungen verlaufen selten tödlich, aber die Beschwerden reichen von Bauchschmerzen und Durchfällen bis zu Darmverengung und Fisteln, die ins Nachbargewebe hineinwachsen können. »Einer meiner Patienten fährt beruflich viel herum. Er muß immer ein Campingklo im Auto mitführen«, bescheibt Joel Weinstock, Gastroenterologe an der University of Iowa, wie Morbus Crohn selbst in leichteren Fällen die Lebensqualität beeinträchtigt.[47] Nach dem derzeitigen Stand gibt es für die Krankheit, an der in Europa schon sechs von 100000 Menschen leiden, keine Heilung. Cortison oder andere Medikamente können lediglich die Symptome lindern. In lebensbedrohlichen Fällen von Colitis Ulcerosa wird in einer Radikaloperation der gesamte Dickdarm entfernt.

»Bei Morbus Crohn bildet das Immunsystem Antikörper gegen die eigene Darmflora«, beschreibt Frank Seibold, Privatdozent am Universitätsspital Bern, wie die Körperabwehr verrückt zu spielen beginnt.[48] Der Darm reagiert mit heftigen Entzündungen. Die Forscher um Joel Weinstock sind den Ursachen für diese Selbstzerstörung auf der Spur. Daß nun immer häufiger Teile des eigenen Organismus angegriffen werden, liegt laut Weinstock und Kollegen daran, daß die Immunantwort schlecht trainiert ist.

Immer mehr Mediziner bringen das Ansteigen von Fehlreaktionen des Immunsystems mit den hohen Standards in Medizin und Hygiene in Verbindung. Hygiene, Impfungen und Antibiotika haben zwar ihren Dienst getan, jedoch um den Preis, daß das Immunsystem vieler Menschen aus dem Gleichgewicht geraten ist und sich entweder als Allergie auf ansonsten harmlose Fremdkörper oder als Autoimmunkrankheit gegen den eigenen Körper richtet.

Eine Schlüsselrolle für das Gleichgewicht im Immunsystem könnten laut Weinstock die Darmwürmer innehaben – jene von einem Millimeter bis mehrere Meter langen Parasiten, die menschliche Eingeweide von Beginn der Evolution an bevölkerten: »Bis in die dreißiger Jahre waren in den USA mindestens 70 Prozent der Kinder mit Nematoden infiziert. Mit zunehmender Entwurmung breitete sich dann die bis dahin völlig unbekannte Crohnsche Erkrankung aus.«[49] Tierversuche scheinen die Vermutung zu bestätigen. Weinstocks Team fütterte Mäuse, die auf entzündliche Autoimmunerkrankungen des Darms hingezüchtet waren, mit Mäuse-Wurmeiern. Bei ihnen konnte sich die

Krankheit nicht entwickeln, während die wurmlose Kontrollgruppe erkrankte.

Der Gastroenterologe Weinstock hat daher eine Versuchsreihe gestartet, Crohn-Patienten mit Wurmeiern zu behandeln. Zermürbt von chronischen, gegen jede Therapie resistenten Eingeweidekrämpfen und Durchfällen, hatten sich sechs Patienten bereitgefunden, die unkonventionelle Behandlungsmethode Weinstocks am eigenen Leib auszutesten. Die Therapie mit den Wurmeiern zeigte nach zwei bis drei Wochen, als die ein Zentimeter langen Nematoden geschlüpft waren, Wirkung. Fünf der Teilnehmer konnten sich seit Jahren zum erstenmal wieder eines beschwerdefreien Lebens freuen. Beim sechsten hatten sich immerhin die Symptome gemildert. Die verwendete Wurmspezies infiziert Menschen normalerweise nicht und kann sich im Menschen auch nicht vermehren. Mit einer Dosis frischer Wurmeier pro Monat könne die Krankheit dauerhaft eingedämmt werden, behauptet Joel Weinstock.

»Auch wenn mir das Konzept plausibel erscheint«, bleibt der Berner Gastroenterologe Seibold skeptisch, »würde ich meinen Patienten keine Würmer füttern.«[50] In den Berner Labors laufen derzeit Tierversuche nach einem anderen Ansatz: Mit Hilfe harmloser Bakterien, etwa Lactobazillus oder Bifidus, sollen gefährliche, das Immunsystem zur Autoaggression reizende Bakterien verdrängt werden. »Es könnten noch andere Autoimmunerkrankungen wie Multiple Sklerose und Rheumatoide Arthritis mit dem Verschwinden der Würmer in Beziehung stehen«, vermutet dagegen Weinstock, der seine Thesen zur Zeit in weiteren Versuchsreihen testet. Der Immunologe von der Universität Iowa weiß, daß eine Bestätigung die Auffassung von Immunsystem und Hygiene revolutionieren würde: »Aber jetzt soll bitte noch keiner losrennen und sich eine Handvoll Erde in den Mund stopfen.«

Heilsamer Schmutz

Gestützt wird die These von der Bedeutung von Infektionen und Schädlingen für das Gleichgewicht des Immunsystems auch von dem Umstand, daß in Entwicklungsländern Allergien und Autoimmunerkrankungen weitaus seltener anzutreffen sind als in den Industriestaaten. Ein Teil dieses Unterschieds ist auch in den Industriestaaten selbst zu finden: Auf dem Land sind Allergien weniger verbreitet als in städtischen Ballungsräumen. Der Ursache dieses Phänomens sind die Forscher in den vergangenen Jahren intensiv nachgegangen.

Unabhängig voneinander wurden in den vergangenen Jahren durch Arbeiten der Basler Gruppe um Charlotte Braun-Fahrlander, der Salzburger Gruppe von Josef Riedler und der Münchner Allergieforscher um Erika von Mutius insgesamt über 10000 Kinder untersucht. Die Forscher konnten zeigen, daß die bei Landkindern ohnehin niedrigere Erkrankungsrate an Allergien und Asthma bei den Kindern, die auf einem Bauernhof aufwachsen, noch deutlich niedriger ist als bei ihren Altersgenossen, deren Eltern keine Landwirtschaft betreiben. Klar war auch bereits, daß der Kontakt zu Stall und Vieh hier eine entscheidende Rolle spielen muß. Nun haben die drei Arbeitsgruppen ihre Kräfte gebündelt und sind den Ursachen der Volksseuche Asthma ein gutes Stück näher gekommen.

Kamen Kinder im ersten Lebensjahr häufig in Kontakt mit dem Viehstall und bekamen sie Milch von ebendiesem Vieh, reduzierte sich ihr Risiko für Allergien und Asthma um 75 Prozent gegenüber dem Durchschnitt. Waren die Mütter der Kinder während der Schwangerschaft täglich im Kuhstall gewesen, trat eine weitere Reduktion auf; unter diesen Kindern war bis zum dritten Lebensjahr kein einziges an Asthma erkrankt.

In mühsamer Kleinarbeit haben die Wissenschaftler Hunderte von Bauernhöfen besucht. Sie nahmen Proben der Stalluft, kratzten an den Boxen der Kühe, untersuchten die Luft im Kinderzimmer und gingen den Bauern sogar an die Bettwäsche. Diese Beute mit unzähligen darin enthaltenen Mikropartikeln wurde daraufhin in den Labors genauestens analysiert. Als Hauptverdächtige erwiesen sich schließlich die sogenannten Lipopolysaccharide (LPS). Das sind Bestandteile von Bakterien, wie sie im Viehmist häufig vorkommen. Die LPS stimulieren das Immunsystem besonders stark. Da sie sich in der Umgebungsluft verteilen, ist es auch nicht nötig, daß sich die Bauernkinder häufig im Stall aufhalten. Auf den Matratzen der Betten ließen sich genügend dieser Mikropartikel messen. Hier zeigte sich ebenfalls ein starker Zusammenhang zwischen der LPS-Konzentration in der Umgebung der Kinder und ihrem Allergieschutz. Je mehr, desto besser.

»Wir wissen nun, daß die ersten drei Lebensjahre bei der Entstehung von Allergien entscheidend sind«, sagt die Münchner Projektleiterin von Mutius.[51] »Und wir wissen auch, wie das Immunsystem in seiner Reifung beeinflußt wird. Der Schritt, diese Erkenntnisse therapeutisch nutzbar zu machen, ist aber leider noch recht groß.« Sicher scheint, daß der Kontakt mit den Stallkeimen regelmäßig erfolgen muß. Sie kommen über die Muttermilch genauso zum Kind wie über Bettwäsche und Spiel mit den Stalltieren. Ein einziger »Urlaub auf dem Bauernhof« dürfte nicht genügen, um Allergien abzuwenden.

»Was wir heute über den Schutz vor Allergien wissen, war doch schon vor zweitausend Jahren bekannt«, witzelte der italienische Allergologe Attilio Boner bei einer Diskussionsrunde während des europäischen Allergiegipfels, der 2001 in Berlin stattfand – und zeigte ein Dia mit einem ländlichen Motiv: dem Christuskind in der Krippe. »Jesus wurde in einem Stall geboren, mit nahem Kontakt zum Vieh, seine Eltern waren Nichtraucher – das sind die absolut besten Voraussetzungen.«[52]

Fataler Hygienewahn

Durchgesetzt haben sich solche Erkenntnisse noch lange nicht. Die Angst vor Keimen läßt den Markt für antibakterielle Putz- und Waschmittel blühen. Alles wird immer sauberer – doch gleichzeitig nehmen Autoimmunerkrankungen in den Industrieländern massiv zu. Niemand wünscht sich ernsthaft die Rückkehr zu Hygienestandards des vorletzten Jahrhunderts. Dennoch scheint es so, als würde unseren Kindern heute die tägliche Prise Schmutz fehlen.

Schluß mit dem Hygienewahn, keine Abschottung der Kinder, bewußter Kontakt zu Gleichaltrigen, deren Nase rinnt, statt ängstliche Isolation. Es wäre nicht das Medizinkartell, wenn es statt eines vernünftigeren Umgangs mit »Schmutz« nicht wieder ein Medikament als Antwort auf die Erkenntnisse ersinnen würde. »Als die Menschen noch Jäger und Sammler waren, tranken sie das Wasser ebenso aus Pfützen wie die Tiere«, argumentiert Graham Rook, Allergieexperte am University College in London.[53] Eine Umwelt, die den körperlichen Kontakt mit Erde oder Schlamm weitgehend verhindert, bringt das Immunsystem um die Konfrontation mit den darin enthaltenen Bakterien. Diese seien aber ein wichtiger Stimulus. Die These des Londoner Immunologen: »Wenn wir im täglichen Leben nicht mit genügend Bakterien in Kontakt kommen, müssen wir sie uns eben injizieren.« Rook geht davon aus, daß durch die bei uns üblichen Impfungen dem Immunsystem unbezahlbare Informationen verlorengehen.

Ob diese frühe Reifephase des Immunsystems zu einem späteren Zeitpunkt nachgeholt werden kann, ist die Kernfrage der neuen »Schmutzimpfungs«-Kampagne. Rooks Studie unter erwachsenen Asthmatikern wird darauf erste Antworten liefern. Wenn sich die These bestätigt, so der Forscher, »könnte man in Zukunft auch schon früher Impfstoffe verabreichen, die die Lernfähigkeit des Immunsystems fördern«. Also: kontrollierter Schmutz aus der Spritze als Ersatz für das Toben im Schmutz.

Erika von Mutius und ihre Kollegen haben die Ost-West-Studien kürzlich wiederholt. Dabei fanden sie drastische Veränderungen. Heute ist zwischen Dresden und München kein Unterschied mehr festzustellen. In nur einem Jahrzehnt ist die Häufigkeit der allergischen Reaktionen der Kinder in den neuen Bundesländern auf West-Niveau angestiegen.

Der heute 14jährige Maik verbrachte seine ersten Lebensjahre im düstersten Teil der DDR – im Industriegürtel um Bitterfeld.

Manchmal war der Gestank fast unerträglich – und niemand wußte so genau, welche Schadstoffe da in die Luft gelangten. Allergien sind für Maik dennoch ein Fremdwort geblieben. Maiks kleiner Bruder Florian dagegen muß alle paar Wochen zur Ärztin. Er leidet an immer wiederkehrender Neurodermitis. Wenn die schweren Allergieschübe kommen, kratzt sich der Bub am ganzen Körper blutig und weint die Nächte durch.

Das Beispiel der Familie Remmling ist mittlerweile typisch. Aber woran liegt es, daß die heute 10- bis 15jährigen nur selten Allergien entwickeln, ihre jüngeren Geschwister aber oft darunter leiden. Für die Forscher steht fest: Irgendwo in der Lebensgeschichte der beiden Brüder muß der entscheidende Unterschied zu finden sein. Als Maik geboren wurde, bekamen die Remmlings gerade ihre erste eigene Wohnung. Vater Gerald arbeitete in den nahen Gaswerken als Techniker, Mutter Gerlinde als Küchenkraft in der Kantine. Daß Maik schon im ersten Lebensjahr in die volkseigene Kinderkrippe kam, war damals selbstverständlich in der DDR. Von sechs Uhr morgens bis zum späten Nachmittag hatte er dort engsten Kontakt mit 20 anderen Babys. »Jeder Schnupfen ist von einem Kind zum anderen gegangen, die Kinder waren sehr oft krank«, beschreibt die Ärztin Ingrid Beck die infektiösen Bedingungen in den Krippen, »viele Kinder haben auch Fieber gehabt.«[54]

Im November 1989 wurde alles anders. Die Menschen feierten die neue Freiheit. Die Industrie rüstete auf westliche Umweltstandards um. Als Florian zur Welt kam, dachten die Eltern keinen Moment an die Kinderkrippe. Entsprechend den neuen Leitbildern wollten sie dem Kind den frühen intensiven Kontakt mit Gleichaltrigen ersparen. Mit knapp zwei Jahren tauchten bei Florian die ersten Symptome auf. Auf Milch oder Fruchtsaft reagiert sein kleiner Körper mit heftigen Ausschlägen. Die starke Cortison-Salbe ist das einzige, was hilft. »Wir wissen nun, daß die ersten drei Lebensjahre bei der Entstehung von Allergien entscheidend sind«, sagt Erika von Mutius. »Und wir wissen auch, wie das Immunsystem in seiner Reifung beeinflußt wird.«

Die Kraft der Psyche

Eine der Hauptursachen für die Geringschätzung des Immunsystems durch die Medizin ist seine Unberechenbarkeit. Warum erkrankt ein Mensch an Grippe und der andere nicht? Wieso soll Fieber, eine der Hauptaktivitäten eines gesunden Immunsystems, gut sein? Daran kann man doch sterben! Auch die Mediziner selbst haben es verlernt, die Organismen ihrer Patienten als Partner zu sehen. Sobald sich ein Risiko abzeichnet, wird es durch einen medikamentösen Eingriff scheinbar gebannt. Kurzfristiges Denken fordert jedoch seinen Tribut.

Weil ihr der wissenschaftliche Nachweis dafür fehlte, hat die Schulmedizin den Zusammenhang zwischen Psyche und Immunsystem jahrzehntelang schlicht negiert. Doch in den letzten Jahren hat sich die Evidenz über die Rolle der Psyche beim Gesundbleiben und Gesund-werden dermaßen verdichtet, daß niemand sie mehr ernsthaft leugnen kann. Dem US-Wissenschaftler George Murphy etwa gelang 1994 der Nachweis, daß unliebsame Hauterkrankungen wie Akne und Schuppenflechte durch psychische Vorgänge begünstigt werden. Der Dermatologe von der Universität Maryland konnte nicht nur zeigen, wie diese Krankheiten durch spezielle Mastzellen – solche können entzündungsfördernde Substanzen freisetzen – ausgelöst werden. Murphy konnte auch belegen, daß diese Mastzellen von einer Substanz beeinflußt werden, die von Nervenzellen ausgeschieden wird. Akne und Schuppenflechte, so die Folgerung des Forschers, werden also zumindest teilweise von psychischen Vorgängen beeinflußt: ein Beispiel für eine zunehmende Serie von Forschungsprojekten, die – verwirrend für die traditionelle Schulmedizin – mit naturwissenschaftlichen Methoden die psychosomatischen Zusammenhänge zwischen Seele und Immunsystem belegen und meßbar machen.

Der Nachweis, daß Psychotherapie sogar die Lebenserwartung Krebskranker erhöhen kann, sollte ausgerechnet einem skeptischen Schulmediziner glücken. Schon lange hatte den Psychiater

David Spiegel von der Stanford University das »nervende und langweilige Partygeschwätz« irritiert, daß Krebskranke angeblich dann länger leben, wenn sie Psychotherapie machen. Eine Versuchsreihe, so Spiegels Ansinnen, sollte das Gegenteil beweisen. Untersucht wurden dabei 86 Frauen, deren Brustkrebs bereits Fernmetastasen aufwies. Einmal wöchentlich nahmen die Patientinnen an psychotherapeutischen Gruppensitzungen teil, um per Selbsthypnose Schmerzkontrolle zu lernen. Sie überlebten im Schnitt doppelt so lange wie die Mitglieder der psychotherapeutisch unbehandelten Vergleichsgruppe. Die Studie, sagt Spiegel heute, habe sein »Denken verändert, was die Kraft emotionaler Zuwendung betrifft«. Doch der Medizinbetrieb hat sich durch diese Erkenntnisse bislang nur unwesentlich verändert.

Das Rätsel Spontanheilung

Es begann ganz harmlos mit leichten Magenschmerzen. Am Wochenende hatte die Postangestellte Rosemarie Osterland aus Maintal bei Frankfurt/M. dann einen Bauchumfang, als wäre sie hochschwanger. Im Krankenhaus entfernte man ihr sieben Liter Wasser und nahm einige Gewebeproben. Das Ergebnis war eindeutig: Eierstockkrebs mit Metastasen im gesamten Bauchraum. Fünf Jahre lang durchlief sie das volle Repertoire der Krebsbekämpfung. Doch bei den Kontrollen wurden die Ärzte stets wieder fündig. Als die Dosis der Chemotherapie nicht mehr gesteigert werden konnte, schlug man Frau Osterland Bestrahlungen vor. »Nach 26 oder 27 Terminen schickten sie mich nach Hause«, erinnert sich die damals 43jährige Frau. »Ein Arzt sagte, ich sei austherapiert und solle mir noch eine schöne letzte Zeit machen.« »Auf allen vieren« verließ Frau Osterland die Klinik in Offenbach. Das war im November 1986.

Zwei Jahre später kam die mittlerweile Frühpensionierte braungebrannt und gutgelaunt zur Kontroll-Laparoskopie. Derselbe Arzt, der sie einst entlassen hatte, brütete danach über dem Befund. Dann überreichte er ihr das Papier, als sei es eine

Siegerurkunde bei einem Wettbewerb, und schüttelte ihr die Hand. »Ja, manchmal«, murmelte er, »hilft sich der Körper selbst.«

Spontanremission nennt die Wissenschaft dieses Phänomen einer plötzlichen Besserung ohne anerkanntes therapeutisches Zutun. Tumoren im Endstadium verschwinden binnen Wochen, chronische, gegen jede Behandlung resistente Entzündungen klingen plötzlich ab, bei Patienten mit Multipler Sklerose bleiben unvermittelt die gefürchteten Schübe aus – die Schicksale der Betroffenen liefern seit Jahren Stoff für Boulevardpresse und selbsternannte Wunderheiler, beschäftigen aber zunehmend auch seriöse Mediziner: »Wir mußten zunächst nachweisen, daß es Spontanheilungen überhaupt gibt«, beschreibt Reinhold Schwarz, Leiter der Psycho-Onkologie der Deutschen Krebsgesellschaft, den mühevollen Erkenntnisprozeß seiner Zunft, »die meisten Kollegen waren überzeugt, daß zuvor einfach die Krankheit falsch diagnostiziert worden war.«[55] Inzwischen dokumentieren weltweit einige hundert Krankengeschichten die Existenz des Phänomens, dessen Häufigkeit von Schwarz mit »bestenfalls eins zu hundert« angegeben wird. Die Wahrscheinlichkeit, daß die Besserung, so wie bei Frau Osterland, zu einer dauerhaften Heilung wird, ist noch weit geringer. Und was genau den Ausschlag gab, bleibt noch immer rätselhaft.

Wie sehr der Glaube an Heilung Krankheitssymptome beeinflussen kann, erlebt die Schulmedizin immer häufiger bei den längst zum Standard gewordenen Doppelblindversuchen, mit denen neue Therapien gegen ein Placebo – eine Pille ohne Wirkstoff – getestet werden. Patienten mit Multipler Sklerose reagieren etwa zu 50 Prozent positiv auf die klassische Interferontherapie, doch bei immerhin 40 Prozent der Schwerkranken läßt sich auch mit einem Scheinmedikament eine eindeutige Besserung erzielen.

Der Placeboeffekt

Der Begriff Placebo für ein Scheinmedikament ist seit den vierziger Jahren gebräuchlich. »Ich werde gefallen«, verspricht die Übersetzung, und das ist nicht übertrieben. Placebos wirken, sehr zur Verwunderung der meisten Mediziner. Sie sprechen achselzuckend von der Kraft der Einbildung, von Aberglauben und den Abgründen des simplen Gemüts. Dabei verdankt die Medizin dem Placeboeffekt einiges von ihrem im Lauf der Jahrhunderte erworbenen guten Ruf. »Ärzte geben Medikamente, von denen sie wenig wissen, in Menschenleiber, von denen sie noch weniger wissen, zur Behandlung von Krankheiten, von denen sie überhaupt nichts wissen«, lästerte Voltaire noch zu Recht.

Tatsächlich hätte wohl kaum eine der damals gängigen Heilmethoden ein objektives Prüfverfahren überstanden. Bis weit in die Neuzeit beschänkten sich die Behandlungstechniken darauf, den Patienten Abführmittel zu verabreichen, sie zum Erbrechen oder zum Schwitzen zu bringen, sie zu erschrecken, zu stechen oder mit Saugnäpfen und Blutegeln zu traktieren. Die Quacksalber verwendeten Eidechsenblut, Krokodilkot, Schweinezähne und Froschsperma. Und obwohl die armen Patienten derart traktiert wurden, überlebten am Ende doch die meisten. Die Meriten sahnten – der Placebowirkung sei Dank – die Herren Doctores ab. Quer durch alle Kulturen, ob sie sich nun Schamanen, Bader oder Medizinmänner nannten.

Noch in unserem Jahrhundert wurde die wissenschaftliche Überprüfung einer Methode überaus leger gehandhabt. »Als ich in den dreißiger Jahren Medizin studierte«, erinnert sich Richard Doll, Ehrenmitglied der Oxford University, »zeigten uns die Professoren bloß ihre Forschungsergebnisse und erklärten uns dann, warum diese den Ergebnissen anderer Professoren weit überlegen seien.«[56] Keine Vergleichsgruppe, keine normierten Bedingungen, nichts war nachprüfbar. Das Wort des Professors mußte genügen.

Erst zur Mitte des 20. Jahrhunderts führte das britische Medical Research Council die erste placebokontrollierte Studie durch.

An eine Gruppe Tuberkulosekranker wurden nach dem Zufallsprinzip Antibiotika oder Scheinmedikamente ausgegeben. Die Verwunderung war groß, als sich auch in der Placebogruppe Erfolge einstellten. Seither gilt ein neues Medikament nur dann als praxistauglich, wenn es die Ergebnisse des Placebos signifikant übertrifft.

Worauf sich die – seither tausendfach bestätigte – Wirksamkeit der wirkungslosen Zuckerpillen im Detail stützt, wußte lange Zeit niemand zu sagen. Inzwischen aber konnten Forscher mittels Gehirnstromanalysen nachweisen, daß allein das Ritual der Behandlung und der Glaube an die Heilkraft einer Pille konkrete Reaktionen in den Zell- und Gewebestrukturen des Organismus auslösen können. Was Iwan Petrowitsch Pawlow bei seinem Hund mit der Konditionierung durch ein Glockensignal erreichte, funktioniert auf vielfältige Weise auch beim Menschen. Neben der Ausschüttung körpereigener, morphiumähnlicher Substanzen sind inzwischen eine ganze Reihe weiterer Wirkmechanismen identifiziert worden: Placeboalarmierte Streßbremsen lassen allergische Hautausschläge verschwinden, placebogerüstete Kämpfer des Immunsystems besiegen Bakterien und heilen in der Folge sogar hartnäckige Magengeschwüre. Über eine gezielte Hormonmodulation beginnen in der Placebogruppe sogar Haare wieder zu wachsen.

Wundersame Kräfte

Der bekannteste Placebofall betrifft einen kalifornischen Krebspatienten namens Wright und ereignete sich Mitte der achtziger Jahre. Obwohl die Krankengeschichte wissenschaftlich penibel dokumentiert und publiziert ist, wird sie von Ärzten meist als bloße Anekdote für die wundersame Kraft der Einbildung zitiert.

Mister Wright hatte Lymphdrüsenkrebs im Endstadion. Die Tumoren hatten bereits die Größe von Orangen erreicht, und der behandelnde Arzt Philip West rechnete mit dem baldigen Ende seines Patienten. Psychisch war Wright aber noch bei recht guter

Verfassung. Unermüdlich blätterte er in medizinischen Journalen. Als er von sensationellen Testergebnissen des aus Pferdeserum gewonnenen Krebsmedikaments Krebiozen erfuhr, bekniete er seinen Arzt, dieses Mittel sofort zu besorgen. Dr. West erfüllte ihm den Wunsch, und schon am nächsten Freitag setzte er ihm die erste Injektion mit dem experimentellen Pferdeserum. Als der Arzt nach dem Wochenende wieder in die Klinik kam, fand er seinen Patienten auf dem Gang, wo er prächtig gelaunt mit den Krankenschwestern scherzte. Seine Tumoren verschwanden binnen weniger Tage.

Nach einigen Wochen tauchten in den Zeitungen widersprüchliche Meldungen über die Wirksamkeit von Krebiozen auf. Fast augenblicklich verschlechterte sich Wrights Zustand. Dr. West erklärte ihm, er solle nicht an den Quatsch in den Medien glauben, und injizierte ihm eine, wie er es nannte, »extrapotente Neuversion« des Mittels. Der Erfolg war diesmal noch erstaunlicher als beim ersten Mal. Wright konnte sogar das Krankenhaus verlassen. Zwei Monate lang erfreute er sich bester Gesundheit. Bis er den vernichtenden Endbericht der Krebiozen-Studie las. Das Mittel wurde als völlig wirkungslos beurteilt und als glatter Fehlschlag abqualifiziert. Darauf erlitt Wright einen neuerlichen Rückfall und starb binnen zwei Tagen.

»Das Gehirn ist der selbständige, eigenwillige Apotheker des Körpers«, erklärt Irving Kirsch, Psychiater an der University of Connecticut. »Je nach individueller Erwartung und nahezu ohne Kontrollmöglichkeit durch den bewußten Verstand verteilt es seine Drogen im Organismus.«[57] Demnach ist auch ein Medikament mit tatsächlichen Wirkstoffen nie für sich allein wirksam, sondern wird vom Gehirn nach Gutdünken mit der Ausschüttung weiterer Wirkstoffe begleitet. Welcher Art diese Wirkstoffe sind, ob sie das zugeführte Mittel verstärken, überlagern oder blockieren, hängt von den Erwartungen und Erfahrungen des einzelnen Patienten ab. Im Hirnstoffwechsel beeinflussen sich 50 Peptide, 30 Stoffe der Immunabwehr und zehn Neurotransmitter gegenseitig. Hier genau zu sagen, was vom Gehirn selbst initiiert und was von außen zugeführt wurde, ist praktisch unmöglich. Die Grenze zwischen Wirkstoff und Placebo verschwimmt endgültig.

Unter diesen Gesichtspunkten erscheint auch der Erfolg verständlicher, den manche Schamanen und Wunderheiler vorzuweisen haben. Wenn ein Wunderdoktor durch die Bauchdecke greift, in den Gedärmen wühlt und dem völlig geschockten Patienten schließlich ein Stück verfaultes Fleisch – als sichtbare Verkörperung der Pein – vor die blasse Nase hält, löst er den stärksten Placeboeffekt aus, der sich denken läßt. Der philippinische Wunderheiler ist sich dabei durchaus bewußt, daß er in erster Linie Schauspieler ist. Je eindrucksvoller seine Vorstellung, desto eher wird beim Patienten ein Heilprozeß in Gang gesetzt. »Im Prinzip«, erklärt der US-Psychiater Dan Molerman, »ist es völlig egal, ob der Typ einen weißen Kittel hat oder eine Federboa mit Knochenamulett. Er muß bloß imstande sein, den Abwehrkräften seines Patienten einen ordentlichen Schub zu versetzen.«[58]

Glaube, der Diagnosen versetzt

Was »Scharlatanerie« bewirken kann, wurde vor kurzem sogar wissenschaftlich untersucht. Edzard Ernst, Inhaber eines Lehrstuhls für Komplementärmedizin an der britischen Universität Exeter, ließ in einer Studienreihe fünf Schauspieler die Gesten und Rituale ihrer »spirituell erleuchteten« Kollegen trainieren und dann als »Geistheiler« chronische Schmerzpatienten behandeln. Die Erfolge waren großteils verblüffend. »Wir hatten beispielsweise eine Frau, die seit fünf Jahren nur noch im Rollstuhl unterwegs war«, erzählt Ernst, »die ist jetzt fast schmerzfrei und kann wieder gehen. Ein Medikament, das chronische Schmerzpatienten ähnlich effektiv zu heilen vermöchte, wäre zweifellos ein Bestseller.«[59] Damit erscheint auch die langanhaltende Diskussion um viele alternative Heilmethoden in einem neuen Licht. Die Behauptung »Alles nur Placobo« mag in vielen Fällen stimmen. Aber, dreht Ernst das Argument um, »manche Placebos sind so wirksam, wie man das Arzneimitteln nur wünschen kann«.

Im Lauf der letzten Jahrzehnte beobachteten die Forscher eine langsame, aber stetige Zunahme der Placebowirkung. »Wir haben dann bemerkt, daß dies an den immer aufwendigeren Forschungsprotokollen liegt«, sagt der Göttinger Hirn- und Streßforscher Gerhard Hüther. »Je intensiver sich die Ärzte um die Studienteilnehmer kümmern, desto stärker ist die Placeborate.«[60]

Die enorme Wirksamkeit von Zuwendung ist die vielleicht wichtigste Lehre, die aus der Placeboforschung in den klinischen Alltag übernommen werden kann. Keith Block, seit 25 Jahren Krebsarzt und Leiter des Detroiter Block Medical Center, hat sie zum fixen Verhaltenskodex für seine Mitarbeiter gemacht: »Oft wirken schon ganz banale Regeln des täglichen Umgangs«, faßt Block zusammen. »Die Patienten wollen ernst genommen werden, sie möchten, daß der Arzt sie beim Namen kennt, Zeit für sie hat und daß er sie anschaut, wenn er mit ihnen redet.«[61] Dinge, die im Massenbetrieb allzu oft als unwichtig und nicht durchführbar abgetan werden.

Eine optimistische, freundliche Grundhaltung ist Pflichtprogramm, negative Aussagen über eine Krankheit hingegen sind strikt tabu. »Patienten, die mit einer hoffnungslosen Prognose eingeliefert werden«, beobachtete Block, »sterben viel schneller als Patienten, die im selben Krankheitsstadium sind, denen aber niemand das Todesurteil ausgesprochen hat.«

Seele heilt

Welche Teile des Immunsystems durch die Zuwendung aktiviert werden und auf welche Weise dies geschieht, ist immer noch Gegenstand von Spekulationen. Doch daß es so ist, davon mußten sich selbst die Hardliner der Organmedizin überzeugen lassen. So wies eine Gruppe von psychologisch betreuten Brustkrebspatientinnen in den USA eine doppelt so lange Überlebensrate auf wie die unbetreute Vergleichsgruppe. Ähnliches zeigte sich in der Fünf-Jahres-Überlebensrate bei Hautkrebspatienten.

Der langsame Entdeckungsprozeß der Kommunikation zwischen Psyche und Körper begann vor genau 25 Jahren, als in einem Tierlabor der Universität Rochester im US-Bundesstaat New York plötzlich Ratten starben. Die Tiere hatten lediglich Zuckerwasser zu trinken bekommen – eine Nahrung, die sie normalerweise lieben und hervorragend vertragen. Allerdings wurde den Tieren in den ersten Tagen des Experiments nach jeder Gabe von Zuckerwasser ein Mittel gespritzt, das die Ratten nicht vertrugen. Ihnen wurde davon übel, gleichzeitig wurden dadurch ihre Abwehrkräfte geschwächt. Nach wenigen Tagen wurde diese gleichzeitige Verabreichung von Zuckerwasser und Ekelspritze beendet. Die Tiere hatten mittlerweile jedoch die Wirkung der Spritze auf das Zuckerwasser übertragen und einen direkten Zusammenhang zwischen Übelkeit und dieser Flüssigkeit hergestellt. Als die Spritze dann weggelassen wurde, reichte pures Zuckerwasser, um sie krank zu machen und zu töten. »Anscheinend konnte schon das kleinste Virus das Ende bedeuten«, wunderte sich der Leiter des Experiments, der Biologe Richard Ader, »ihr Immunsystem war total am Boden.«[62] Gemeinsam mit dem Immunologen Nicholas Cohen schuf er den Erklärungsansatz für dieses Phänomen. Man konnte über Konditionierung, also einen rein psychischen Lernvorgang, ganz konkret den Zellstoffwechsel des Körpers beeinflussen. Die Psychoneuroimmunologie war geboren.

Die Kollegenschaft rümpfte zunächst nur die Nase. Jeder neue Versuch schlug aber eine kleine Schneise in den Dschungel der immunologischen Zusammenhänge. Schließlich ergab sich ein komplexes Bild der Vernetzung von Psyche und Körper, das auch die Skeptiker überzeugte. Das Zentralnervensystem greift über Hunderte verschiedener Hormone direkt in den Immunhaushalt ein. Erst die Wirkungsweise einiger weniger Hormone wie Cortisol, Adrenalin oder Noradrenalin ist halbwegs bekannt. Das Streßhormon Cortisol verlangsamt etwa im Laborversuch deutlich die Teilungsrate von Leukozyten. Mittlerweile wird Cortisol generell zur gezielten Dämpfung der Abwehrreaktionen, etwa in der Therapie von Autoimmunerkrankungen, eingesetzt.

Das Immunsystem kann aber auch von sich aus aktiv werden und Botenstoffe aussenden, um seinerseits dem Nervensystem rasch Informationen zukommen zu lassen. Wenn das Immunsystem beispielsweise eine Bakterieninvasion erkennt, so sendet es an die Nervenzellen eine ganz klare Botschaft. »Das Immunsystem bittet sozusagen um Fieber«, erklärt Johannes Reul, Immunologe am Max-Planck-Institut für Psychiatrie in München. »Dadurch verschlechtern sich die Lebensbedingungen der Bakterien. Jene der Immunstoffe aber verbessern sich.«[63]

Diese Kontaktpunkte zwischen Abwehr und Nervensystem lassen sich mit Hilfe des Elektronenmikroskops überall im Gefäßsystem des Körpers feststellen. Nervenzellen und Lymphozyten docken aneinander an und sind so lange neutrale Nachbarn, bis von irgendeiner Seite ein Notfall gemeldet wird. »Im selben Moment, wo eine Reizung passiert«, erklärt die Entdeckerin dieses Mechanismus, die New Yorker Immunologin Suzanne Felten, »fließt die Kommunikation.«[64]

Wie Streß mobilisiert

Selbst die Ahnung einer Gefahr kann das Immunsystem binnen Sekunden in Alarmzustand versetzen. Steuern läßt sich dieser Prozeß von seiten der Mediziner bislang noch nicht. Zu undurchschaubar sind die Kontaktwege zwischen Psyche und Abwehrsystem. »Wir stehen hier in der Forschung noch völlig am Anfang«, sagt der Wiener Neuroimmunologe Hans Lassmann. »Die Veränderung eines einzigen Parameters in diesem Netzwerk kann überhaupt keine Auswirkung haben, und genauso gut kann es die verborgene Ursache sein für den Umschwung in einem Krankheitsprozeß.«[65]

Tests an der Medizinischen Hochschule Hannover konnten belegen, daß Streß bei einem Fallschirmsprung oder bei Prüfungen zunächst die Anzahl der NK-Zellen rasch steigen läßt. Daraus zu schließen, daß dies immer gesund ist, wäre allerdings verfrüht. Denn kurz nach dem Streßereignis wird der Körper um so infektionsanfälliger, weil die NK-Zellen sogar unter das Niveau vor dem Versuch abfallen.

Nun stehen Fallschirmsprung oder wichtige Prüfungen nicht

täglich auf dem Programm. »Problematisch werden diese Situationen erst, wenn der Streß chronisch wird«, sagt Johannes Reul.[66] Was dies für Auswirkungen haben kann, bewies Reul im Tierversuch. Der Neuroimmunologe verabreichte Ratten eine Woche lang ununterbrochen das Streßhormon CRH. Dann setzte er die Tiere einer künstlichen Bakterieninfektion aus. »Die gestreßten Ratten waren nicht mehr fähig, auf die Infektion angemessen mit Fieber zu reagieren«, beschreibt Reul das Resultat, »sie hatten um etwa zwei Grad weniger Fieber als die ungestreßten Tiere.«

Sollten diese Ergebnisse auf den Menschen übertragen werden können, ließe sich wissenschaftlich beweisen, was bislang nur Vermutung ist: Chronischer Streß schädigt die Fieberreaktion des Organismus. Dadurch ist das Immunsystem geschwächt und nicht mehr so gut in der Lage, bösartige Mutationen zu erkennen und im Anfangsstadium rechtzeitig zu stoppen.

Die Rolle des Fiebers

Ein weiterer Beleg für diese These ist die Studie des Medizinbiometrikers Ulrich Abel, die er 1991[67] im Auftrag des Deutschen Krebsforschungszentrums in Heidelberg unternahm. Dafür verglich er die Vorgeschichte von 740 Personen, von denen die eine Hälfte an Krebs erkrankt war. Die zweite Hälfte waren Krankenhauspatienten mit gleicher Alters- und Geschlechtsverteilung, jedoch ohne Krebsdiagnose. Alle Personen wurden intensiv nach den bisher durchgemachten Krankheiten befragt. Besonders interessierte sich Abel für fieberhafte Infekte. Dies stellte sich schließlich auch als entscheidender Unterschied zwischen den Gruppen heraus. »Wer pro Jahr drei oder mehr banale fieberhafte Infekte hat«, faßt Abel die Ergebnisse zusammen, »hat ein um das Fünffache geringeres Risiko, an Krebs zu erkranken.«[68]

Ob es immer chronischer Streß ist, der die Fieberreaktion unterbindet, ist ungewiß. Diskutiert werden auch andere Einflußfaktoren, beispielsweise häufige Antibiotikatherapien. Anscheinend ist es aber möglich, die verlorengegangene Fieberreaktion wieder zu erlernen. »Ich habe mich immer für besonders gesund gehalten, weil ich jahrelang nie Fieber hatte«, erzählt auch Rosemarie Osterland. Die verheerende Diagnose zerstörte schließlich diese Illusion. Frau Osterland, die Krebspatientin im Endstadium, gab jedoch nicht auf, als sie von ihren Therapeuten »zum Sterben« nach Hause geschickt wurde. Sie geriet schließlich an die Klinik des Krebsarztes Wolfgang Wöppel in Bad Mergentheim. Wöppel ist einer der wenigen Mediziner, die noch mit der Fiebertherapie arbeiten (siehe auch den Abschnitt »Coleys Gift«). Frau Osterland erhielt Dutzende von Bakterieninjektionen. Zunächst sprach sie überhaupt nicht darauf an. Entweder reagierte sie nicht mit Fieber, oder es zeigten sich keinerlei Änderungen im Blutbild. »Manchmal«, sagt sie, »hatte ich nach einer Fieberkur weniger Leukozyten im Blut als vorher.« Schließlich dürfte die Schranke aber gefallen sein. Jede neue Injektion mit Bakterien erzeugte hohes Fieber und eine starke Abwehrreaktion. Frau Osterland glaubt, daß es diese Therapie war, die den Umschwung in ihrem Krankheitsprozeß einleitete. Beweisen kann sie dies aber natürlich genausowenig wie ihr behandelnder Arzt Wolfgang Wöppel. Schließlich hat sie ja alles mögliche ausprobiert – von der Umstellung der Ernährung bis zur Misteltherapie.

Wie schwierig die genauere Ursachenforschung bei immunologischen Vorgängen ist, zeigen zwei Studien, die sich mit spontan geheilten Krebspatienten wie Rosemarie Osterland befassen. Der aus Japan stammende Psychologe Hiroshi Oda forscht am Institut für Psychosomatik der Universität Heidelberg anhand von 29 konkreten Spontanheilungen nach den psychischen Voraussetzungen, die eine Heilung einleiten können. Der Nürnberger Krebsspezialist Herbert Kappauf hat 22 Fälle genauestens dokumentiert und geht die Frage von der medizinisch-technischen Seite an. Er verglich begleitende Infektionen, angewandte Therapien und Immunstatus. Beide Wissenschafter kamen aber zum gleichen Ergebnis: »Es gibt keine signifikanten Gemeinsamkeiten«, sagt Oda, »kein Rezept, das man anbieten könnte.« Jedes Schicksal sei völlig individuell, stimmt Kappauf zu. »Unter den

Geheilten waren Menschen, die sicher waren, sie müßten sterben, genauso wie solche, die vor Optimismus nur so gestrotzt haben. Und Gesundheitsapostel genauso wie solche, die sich nur noch betrunken haben.«[69]

Risikofaktoren, einmal anders

Gemeinsame psychische Merkmale von Personen mit erhöhtem Krebsrisiko fanden dagegen US-Forscher in einer großangelegten Studie. Krebspatienten zeichnen sich demnach durch geringeres Selbstwertgefühl, fehlende emotionale Nähe zu den Eltern, ein negatives Elternbild sowie Verluste und Trennungen vor dem 17. Lebensjahr aus. Wie sehr sich die Psyche auf den Körper auswirkt, zeigt ein origineller Versuch, den die Immunologin Ann Futterman von der University of Los Angeles mit Schauspielern unternommen hat.[70] Zehn Dollar pro Stunde – für Hollywood-Verhältnisse war die Gage nicht gerade fürstlich, die Futterman ihren Versuchspersonen bezahlte. Immerhin war die Bedingung für eine Teilnahme am Experiment, daß sie professionelle Schauspieler sein müßten.

14 gesunde, nicht drogensüchtige Männer mit einer durchschnittlichen Berufserfahrung von zwölf Jahren wurden schließlich ausgewählt. Sie mußten sich kraft ihres Talents zunächst in einen depressiven, dann in einen euphorischen Gemütszustand versetzen. Anschließend sollten sie je eine – möglichst tiefempfundene – Szene vorspielen. Davor, unmittelbar nach dem Spiel und nach einer Entspannungsphase von 20 Minuten wurden sie zur Ader gelassen und das Blut dann im Labor auf alle denkbaren Immunparameter und Hormonkonzentrationen untersucht.

Besonders zwei Ergebnisse waren bemerkenswert. Die Anzahl der natürlichen Killerzellen war nach der Spielphase bei beiden Gefühlslagen signifikant erhöht. Aussagekräftiger war aber ein weiterer Wert, der erstmals vorsichtige Aussagen über die längerfristigen Auswirkungen positiver und negativer Stimmungen möglich macht: Gemessen wurde das Wachstumspotential der Abwehrzellen, also die »Fitneß der Immunabwehr«. Dazu wurden die Zellen mit einer Nährflüssigkeit angesetzt und nach mehreren Tagen gezählt. Tatsächlich erwiesen sich jene Zellen, die nach der gespielten Euphorie entnommen worden waren, als deutlich lebendiger und wachstumsfreudiger. Nach der depressiven Szene hingegen war die Immunabwehr nachhaltig geschwächt. Futtermans Schlußfolgerung: »Positive Stimmungen haben einen verjüngenden Effekt auf wichtige Teile der Immunabwehr. Ihre Fähigkeit, sich schnell zu vermehren, wird bei positiven Stimmungen erhöht, bei negativem Gemütszustand verringert.«

DIE SIEBTE TODSÜNDE:
Die Versklavung der Medizin durch die Industrie

Bis ein Medikament marktreif ist, durchläuft es heute für etwa zehn Jahre die verschiedenen Prüfstadien. Nach Zellkultur- und Tiermodellstudien folgt die Phase I, in der mit Hilfe von zehn bis 30 Patienten oder freiwilligen Versuchspersonen mit einer Dosis weit unter der Wirksamkeitsgrenze nach eventuellen groben Nebenwirkungen des Pharmazeutikums gefahndet wird. Nach etwa drei Jahren folgt die Phase II. Hier werden noch einmal etwa dreißig Patienten, diesmal bereits mit unterschiedlichen Dosierungen, behandelt, um erste therapeutische Effekte zu messen. In Phase III sind es dann schon Hunderte, manchmal auch Tausende von Patienten, die mit dem Hoffnungsmedikament in seiner endgültigen Form behandelt werden. Wieviele Testpersonen notwendig sind, bestimmen die Zulassungsbehörden. Wenn die Methode bei gesunden Menschen zur Vorbeugung angewendet wird – beispielsweise als Massenimpfung –, werden viele, wenn die Methode als letzte Rettung für Todkranke erprobt wird, weniger Testkandidaten vorgeschrieben. Der Aufwand für ein derartiges neues Medikament beträgt bis zu 500 Millionen Dollar.

Die Branche der Goldgräber

Das hohe theoretische Potential der Gentherapie hat in den neunziger Jahren zu einem enormen Run auf diese Branche geführt. Alle großen Konzerne haben Gentherapieabteilungen, viele kleine Firmen schießen aus dem Boden. Allein in den USA sind 170 Unternehmen direkt in der Gentherapieforschung und -entwicklung tätig. Fast jeden Monat wird ein neues Unternehmen gegründet, die Mehrzahl dieser Firmen wird mit Risikokapital finanziert. Das Fachblatt *Nature Biotechnology* schätzt die Gesamtinvestitionssumme in den USA pro Jahr auf 800 bis 900 Millionen Dollar. Die Subventionen der öffentlichen Hand belaufen sich dagegen auf karge 15 bis 25 Millionen Dollar, weniger als drei Prozent der Forschungsgelder. Da also fast alle Gelder von privaten Investoren kommen, entsteht ein entsprechender Erfolgsdruck. Die wissenschaftliche Kommunikation wird durch Patentierungsverfahren in die Länge gezogen oder verhindert. Vorläufige Resultate werden unkritisch an die Medien weitergereicht, um so weiteres Kapital anzuziehen. Und schließlich kümmert sich kaum noch jemand um die selteneren Krankheiten, weil deren Marktpotential naturgemäß geringer ist.

Insgesamt stecken 97 Prozent der derzeit weltweit laufenden rund 200 klinischen gentherapeutischen Versuche noch in Phase I. Rund ein Dutzend befindet sich in Phase II. Bis zur Phase III schaffen es nur die wenigsten. Jeffrey Isner in Boston soll es gelungen sein, mit Gentransfer das Neuwachstum von Blutgefäßen zu fördern. Die Firma Onyx experimentiert mit speziellen Viren, sogenannten onkolytischen Viren, die sich bevorzugt in Krebszellen vermehren. Bei den meisten dieser Versuche herrscht von seiten der privaten Geldgeber jedenfalls ein enormer Druck, möglichst schnell Ergebnisse vorweisen zu können, und damit auch eine beträchtliche Divergenz zwischen der gewünschten Beschleunigung und der vergleichsweise langen Dauer von klinischen Experimenten.[1]

Der Fall Gelsinger

Im mächtigen Gebäude der Pennsylvania University in Philadelphia brennt kurz vor Mitternacht noch Licht in den Räumen des Chefs. James M. Wilson ist ein kleiner, energischer Mann. Seine Mitarbeiter beschreiben ihn als Inbegriff der Nüchternheit. Von ihnen läßt er sich jovial Jim nennen. Zum Anlaß für eine kumpelhafte Plauderei sollte dies jedoch keiner nehmen. Tratscherei, persönliche Ansichten, ja auch jeder fachliche Satz über das nötigste hinaus werden von ihm unwirsch abgewürgt. Der »Abstract«, wie die Kurzfassung wissenschaftlicher Studien genannt wird, ist seine bevorzugte Ausdrucksform.

Tagsüber herrschte in Philadelphia eine schwüle, brütende Hitze. Aber das erlösende Gewitter kam nie, und nach der Dämmerung kühlte es kaum ab. In der Chefetage merkt man davon nichts. Jetzt, in den letzten Tagen des Sommers 1999, genausowenig wie sonst. Die Klimaanlage besorgt die Einheitsjahreszeit.

Dennoch zeichnen sich ungewohnte Schweißränder auf Wilsons Hemd ab. Er rennt unruhig von einem Raum in den anderen. Nirgendwo hält es ihn länger als ein paar Minuten in einem Sessel. Schon den ganzen Tag haben seine Mitarbeiter bemerkt, daß diesmal etwas mehr mitschwingt als bloße Geschäftigkeit. Er scheint unter Starkstrom zu stehen und ist gleichzeitig mit den Gedanken seltsam abwesend.

Der 45jährige James M. Wilson ist Direktor des Instituts für Human-Gentherapie der Universität Philadelphia. Diese Abteilung ist die angesehenste ihrer Art in den USA. Auf 2400 Quadratmetern auf mehrere Gebäude des riesigen Universitätscampus verteilt, arbeiten hier 150 Spezialisten aller Fachrichtungen. Bei Bedarf stehen zwölf klinische Betten zur Verfügung, eine eigene High-Tech-Intensivstation und das mit Multimillionen-Dollar-Aufwand aufgerüstete, weltweit wohl bestausgestattete Labor der ganzen Gentech-Branche. Weiterhin gehört ein eigener Versuchstierzoo dazu, mit Affen, Ratten, Mäusen, Kaninchen und sonstigen Lebewesen.

Schließlich hält es der Karrierewissenschaftler mit den zwei

Doktortiteln – einer in Medizin, einer in Biochemie – nicht mehr aus. Zum wohl zehnten Mal wählt er dieselbe Nummer: jene der Intensivstation.

Völlig erschöpft berichtet ihm Steve Raper, der Chefchirurg, die letzten Fakten. Sie klingen nicht gut. Raper ist seit nahezu 36 Stunden ununterbrochen im Einsatz. Die Anästhesistin prüft wohl schon zum tausendsten Mal die Meßwerte für Blutdruck, Puls oder Sauerstoffversorgung. Und ständig piepst eines der Kontrollsysteme. Auf dem OP-Tisch liegt Jesse Gelsinger, ein 18jähriger Junge, angeschlossen an eine Herz-Lungen-Maschine und ein Dialysegerät, mit Schläuchen aus allen Körperöffnungen und noch einem halben Dutzend weiterer.

Die höchste Dosis

Gestern mittag hatte Steve Raper dem 18jährigen eine Dosis von 38 Billionen manipulierter und »entwaffneter« Schnupfenviren in die Leber injiziert. Es war dies die höchste vorgesehene Dosis unter allen 18 Teilnehmern des Experiments. Jesses Organismus reagierte mit einem schweren Schock auf die Virenflut. Schon wenige Stunden nach der Injektion war seine Körpertemperatur auf 40,3 Grad Celsius gestiegen.[2] Heute vormittag war er schließlich ins Koma gefallen. Sein Blut wurde beständig dicker. Wichtige Blutbahnen waren blockiert. Die Lungen begannen sich immer mehr mit Wasser zu füllen. Nun erscheint sein Leib stark aufgedunsen und von bedrohlich gelber Farbe.

Wilson hört Rapers Schilderung fassungslos zu. Schließlich verabschiedet sich Raper mit einem Satz, der eher einem hoffnungslosen Seufzer gleicht: »Vor einer halben Stunde hat auch noch die zweite Niere versagt...« Den Patienten, der hier dem Ende entgegendämmert hat Wilson nie gesehen, nie mit ihm gesprochen.[3] Wilson legt auf und starrt an die Wand.

Jesse Gelsinger wäre allen, die ihn gestern früh beim Einzug in die Penn's Universitätsklinik gesehen hätten, als unauffälliger junger Mann erschienen. Ein wenig übergewichtig, nicht gerade großstädtisch modern gekleidet, aber von kerngesundem Teint und mit dem naiven Charme eines Teenagers vom Land. Sein Vater Paul hatte ihn auf den Flughafen von Tucson, Arizona, chauffiert, dann ist Jesse allein an die ferne Ostküste geflogen. Die Tickets wurden von der Klinik bezahlt. Und alle waren überaus freundlich.

Jesse leidet an einer seltenen Erbkrankheit, die vor allem Jungen betrifft – am Ornithin-Transcarbamylase-Mangel (OTC). Aufgrund eines defekten Gens kann sein Organismus Stickstoff im Stoffwechsel schlecht umwandeln, und dadurch kommt es zu einer lebensbedrohlichen Anhäufung von Ammonium in der Leber. Mehr als die Hälfte der OTC-Patienten stirbt schon kurz nach der Geburt im Alter von wenigen Wochen an einer akuten Ammoniumvergiftung.

Ein typisch halsstarriger Teenager

Jesse Gelsinger hatte hingegen eine milde Form der Krankheit und konnte sie mit Tabletten und Diät gut beherrschen. Im Alter von 17 Jahren wäre er trotzdem beinahe an einem Ammoniumhoch gestorben. Aus purer Schlamperei hatte er vergessen, seine Tabletten zu nehmen. Er wurde gerade noch gerettet und weiß nun, daß es doch keine solche Kleinigkeit ist, die ihm zu schaffen macht. Seither hielt er eine genau auf ihn abgestimmte Diät ein und fühlte sich besser denn je. Von der geplanten Gentherapie hatte Jesse von seinem Hausarzt erfahren, der sich für ihn zum OTC-Spezialisten fortgebildet hatte. Bald wurde auch im Internet auf der Patienten-Homepage ziemlich offensiv für den Versuch geworben. Es hieß, daß in den Vorstudien vielversprechende Ergebnisse erzielt worden seien und im Experiment nur ganz geringe Dosen verwendet würden. Daß diese dann in Wahrheit extrem hoch sein sollten, ahnte Jesse nicht. Er war voll des Vertrauens in die Wissenschaft und wollte am liebsten sofort daran teilnehmen. Weil er erst 17 war, wurde er wegen der Jugendschutzbestimmungen jedoch noch auf ein Jahr vertröstet. Bereits in der Woche nach seinem 18. Geburtstag rief er wieder an.

Jesse wurde gesagt, daß ihn dieses Experiment nicht heilen könne. Es ginge lediglich darum herauszufinden, ob diese Form der Gentherapie überhaupt bei Menschen einsetzbar sei. Das schreckte Jesse nicht ab. Geheilt zu werden war gar nicht das Vordringlichste, was Jesse mit seiner Teilnahme bezweckte. Mit seinem eigenen Schicksal hatte er sich recht gut abgefunden. Was ihn aber regelrecht beherrschte, war der Gedanke, den armen Babys zu helfen. Jenen Leidensgenossen, die gleich nach der Geburt starben. »Er war ein typisch halsstarriger Teenager«, sagt Jesses Vater »es konnte ihm nicht schnell genug gehen zu helfen.«

Der Schritt zum Menschen

Auch James Wilson hat für dieses Experiment gekämpft, jahrelang und mit der Zähigkeit einer Raubkatze. Endlich sollte es gelingen, nach nahezu einem Jahrzehnt Gentherapie und Hunderten fehlgeschlagener Experimente am Menschen einen ersten meßbaren und rundum anerkannten Erfolg zu erzielen.

Die Ursprungsidee der Gentherapie ist, mit der Übertragung von Genen – dem direkten Gentransfer – Krankheiten vorzubeugen, diese zu mildern oder zu heilen. Jede der rund 100000 Milliarden Zellen im menschlichen Körper besitzt eine exakte Kopie des gesamten ursprünglichen Erbmaterials. Dieses ist in der DNA gespeichert, einem unglaublich langen Molekül, in dem etwa drei Milliarden Grundbausteine in einer bestimmten Folge aneinandergereiht sind. Die Gesamtlänge der DNA beträgt rund zwei Meter, das Riesenmolekül ist im Zellkern dicht verpackt. Abschnitte der DNA bilden die einzelnen Gene. Jedes Organ und jedes Gewebe ist in einer Palette von Genen vorbestimmt, die auf molekularer Ebene in Eiweiße übersetzt werden: die sogenannte Genexpression. Jedes Protein hat eine bestimmte Funktion. Enzyme, gewisse Hormone und zelluläre Strukturen bestehen aus Eiweißen.

Seit zirka 30 Jahren kann man einzelne DNA-Strecken, also einzelne Gene, im Labor »züchten« und verändern. Vor etwa 15

Jahren hat man begonnen, bestimmte Gene in Mikroorganismen einzubauen – mit der Absicht, große Mengen von therapeutisch wirksamen Eiweißen wie beispielsweise Wachstumshormon, Insulin oder Erythropoetin zu produzieren. Als nächstes lag der Gedanke nicht fern, diesen Gentransfer nicht nur bei Mikroorganismen oder Tieren, sondern auch beim Menschen durchzuführen. Also mittels Gentherapie direkt in menschliches Gewebe einzugreifen, um so auf den Verlauf von Krankheiten Einfluß zu nehmen.

Um die Gene effizient in möglichst viele Zellen zu schleusen, hat man geeignete Transportvehikel gesucht und ist dabei auf die Viren gestoßen. Viren sind etwa 10000mal kleiner als Körperzellen und haben im Lauf ihrer Geschichte das Problem des Gentransfers elegant gelöst. Ein Virus entert eine Körperzelle, dringt bis zum Zellkern vor und baut sein eigenes Erbgut ins Erbgut der Zell-DNA ein. Diese Kuckucksaktion zwingt nun die Körperzelle bis zur völligen Erschöpfung und meist bis zu deren Tod, massenhaft Nachkommen der Viren herzustellen. Therapeutisch günstig ist diese Eigenart der Viren natürlich nicht. Daher hat man sie für die ihnen zugedachte Aufgabe umgebaut, ihre Gefährlichkeit also so weit wie möglich zu verringern versucht. Verschiedene Viren, von den Adenoviren, die normalerweise Schnupfen auslösen, bis hin zu Herpes und sogar den Aids-Viren, wurden als Transportvehikel ausprobiert. Auch nichtvirale Methoden wurden gesucht, sie haben sich aber als bei weitem weniger effizient als die Viren erwiesen. Für diese Variante hätte vor allem gesprochen, daß sie weniger leicht von der Immunabwehr erkannt und abgefangen würden.[4]

Die Gensequenzen müssen nämlich in diejenigen Organe eingeschleust werden, die von den schädlichen Auswirkungen des Gendefekts am meisten betroffen sind, bei Jesse also insbesondere in die Leber. Im Idealfall sollte das korrekte Gen in jede einzelne der Milliarden Organzellen eingeschleust werden. Allerdings würde es auch genügen, lediglich jede zehnte Zelle zu »transformieren«, um einen ausreichenden therapeutischen Effekt zu erzielen. Die Aufgabe ist trotzdem nicht einfach: Denn der Gentransfer soll auch nicht zu offensiv stattfinden und statt der Leber auch noch die Keimzellen, also Hoden oder Eierstöcke, besiedeln. Damit würde die Tür geöffnet für die Vererbung gentechnisch manipulierter Eigenschaften an künftige Generationen, ein Vorgang, der bislang noch weltweit geächtet ist.

Dabei würde gerade die Keimbahntherapie das Problem an der Wurzel packen, argumentieren einige der Offensiveren aus der Gentechnikerzunft: Denn anstatt mühsam Tausende Milliarden von Körperzellen ansteuern zu müssen, würde die Korrektur von ein paar wenigen Milliarden Keimzellen den Defekt für alle Zeiten beseitigen.

Ein medizinischer Hasardeur

Daß solche Spekulationen mittlerweile möglich sind, liegt wohl an William French Anderson, heute Leiter der Gentherapieabteilung an der California School of Medicine in Los Angeles. Der leicht stotternde, besessene Wissenschaftler und Arzt ist eine der schillerndsten Figuren der Genetikergemeinde. Länger als ein Jahrzehnt kämpfte er für die Genehmigung des ersten Gentherapieversuchs am Menschen. Dafür wechselte er sogar die Seiten und wurde Politiker. Schließlich war sein Marathon erfolgreich. »Ich war immer dafür bekannt, daß ich kein Risiko scheue«, sagt Anderson von sich, »und viele hielten mich, als sie erfuhren, was ich vorhabe, für völlig durchgeknallt.«[5]

Vielleicht wurde dem medizinischen Hasardeur deshalb der junge, bedächtigere Michael Blaese von der staatlichen US-Gesundheitsbehörde NIH zur Seite gestellt. Im September 1990 sollte im Hauptquartier des NIH in Bethesda, Maryland, der erste klinische Gentherapieversuch am Menschen durchgeführt werden. Erste Patientin war die damals vier Jahre alte Ashanti DeSilva, die an einer erblichen Enzymmangelkrankheit, dem sogenannten ADA-Mangel, leidet. Menschen ohne ADA sind unfähig zu einer Immunreaktion und ihrer Umwelt hilflos ausgeliefert. Jeder ansonsten harmlose Keim kann sie töten. Berühmt wurden die sogenannten Bubble-Boys, Kinder, die an ADA-

Mangel leiden und deshalb im Astronautenlook zum Spaziergang geführt werden mußten.

Nun war es aber nicht notwendig, ein lebensgefährliches Risiko einzugehen und zu schauen, ob Ashanti durch die Gentherapie mit den Keimen allein fertig würde. Zwei Jahre zuvor war nämlich von dem US-Wissenschaftler Mark Betshaw ein synthetisches ADA entwickelt worden, das den betroffenen Kindern – kaum ein Patient hatte bislang das Erwachsenenalter erreicht – ein nahezu normales Leben ermöglicht.

Das Rezept, nach dem Anderson und Blaese ihr Genserum zusammengebraut hatten, klingt reichlich bizarr: Sie nahmen Leukämieviren von der Maus, räumten die wichtigsten krankmachenden Gene aus und fügten dafür die ADA-produzierenden Erbinformationen ins Genom der Viren ein. Schließlich entnahm Anderson weiße Blutkörperchen von Ashantis Immunabwehr und vermischte sie mit seinen Viren. Und die machten nun, was Viren immer zu tun pflegen, wenn sie auf Körperzellen stoßen: Sie enterten die Zellen und bauten ihre Information in deren Zellkern ein. Diese so präparierten T-Zellen der Immunabwehr wollte Anderson nun als Infusion in den Körper von Ashanti einfließen lassen.[6] »Ich konnte tagelang nicht schlafen«, beschreibt Anderson seinen damaligen Gemütszustand, »denn ich wußte: Wenn das nicht funktioniert, dann ist nicht nur meine Arbeit, sondern die meines ganzen Berufsstands auf viele Jahre ruiniert.«[7]

Ein Damm bricht

Ashanti überstand den Eingriff gut. Ja, es gelang ihrem Organismus sogar, winzige Mengen von ADA eigenständig herzustellen. Allerdings hätten die Mengen nie ausgereicht, daß Ashanti davon hätte geheilt werden können. Und da es sich nur um ein paar tausend Körperzellen handelte, die sich nicht weitervermehren und ihre Information damit vervielfachen, ging die ADA-Produktion schrittweise zurück. Denn Ashantis natürliche Abwehrzellen erkannten, daß mit den eingespülten Zellen irgend etwas nicht in Ordnung war. So einfach ließ sich die Immunabwehr nicht täuschen. Freß- und Killerzellen spürten die genmanipulierten Kollegen auf und töteten sie, ohne lange zu fackeln.

Anderson und Blaese wiederholten die Infusionen alle paar Tage. Allerdings war die Immunabwehr nun schon vorgewarnt, und die kunstvoll präparierten Zellen wurden binnen noch kürzerer Zeit hingeschlachtet wie die Moorhühner. Ashantis Glück waren die Tabletten, die den Wirkstoff ADA pur enthielten – und damit ihr Überleben sicherten. Aber Anderson zog trotzdem eine positive Bilanz: »Wir müssen die Methode natürlich verfeinern«, schlug er vor. »Daß sie prinzipiell funktioniert, haben wir aber bewiesen.«

Und damit war der Damm gebrochen. Überall im Land der unbegrenzten Forschungsgelder wurden nun ähnliche Versuche begonnen. Seit 1990 sind weltweit rund 3000 Patienten gentherapeutisch behandelt worden. Und fast alle Studien erbrachten ähnlich bescheidene Ergebnisse wie Andersons Pioniertat. Zur Marktreife hat es noch kein einziges Gentherapeutikum gebracht.

Der Weg zur Lebertherapie

Auch James Wilsons Weg bis zur Genehmigung seiner Studien war steinig. Jesse Gelsingers Krankheit selbst interessierte ihn nur am Rande. Er wollte die Therapie dieser seltenen Krankheit – nur eins von 40000 Neugeborenen kommt damit zur Welt, bis zu drei Säuglinge pro Jahr sterben in den USA daran – dazu benutzen, endlich den Schlüssel zu finden, wie man ins Lebergewebe eindringen kann. Dann, so seine Hoffnung, wäre die Tür offen für die Bekämpfung vieler anderer, wesentlich häufigerer und damit profitablerer Krankheiten.

Es gelang Wilson, den Kollegen Mark Batshaw, der mit seiner Medikamenten- und Ernährungstherapie vielen OTC-Patienten, darunter auch Jesse, ein nahezu normales Leben ermöglichte, zu überzeugen, daß diese Krankheit perfekt dazu geeignet sei, seine

Lebergentherapie in der Praxis anzuwenden. Am besten gleich bei den Säuglingen, bevor sie von den hohen Ammoniumwerten getötet würden. Wilson und sein Team sahen keinerlei Probleme, die Experimente durchzusetzen. Klang es doch wie Medizin aus der Zauberkiste: Babys, die ohnehin keine Chance hätten, die kritische Phase nach der Geburt zu überstehen, würden durch die Gentherapie vielleicht so weit über die Runden gebracht, bis Batshaws Medikamenten- und Ernährungstherapie einsetzen konnte.

Doch der Ethikausschuß des US-Senats lehnte – völlig überraschend für Wilson – ab. Es sei nicht verantwortbar, hieß es, in einer Phase die Zustimmung für diese Hochrisikotherapie einzuholen, wo die Eltern kaum zu einer rationalen Entscheidung fähig wären, weil ihr Baby gerade mit dem Tod ringt. Wilson mußte die Entscheidung geschockt hinnehmen.

Laßt die Leute doch Helden sein

In der Folge aber reifte in ihm die Idee, daß er es dann eben mit Erwachsenen versuchen müßte, die nicht so schwerkrank waren. Da wäre die Versuchsanordnung nicht so bedrohlich. Und wenn es funktionierte, wäre auf jeden Fall der Weg zu den Neugeborenen frei. »Wir mußten uns eine Krankheit aussuchen«, beschreibt Wilson sein damaliges Dilemma, »um mit unserem Ansatz der Gentherapie an der Leber weiterzukommen. Und ich dachte, die Gefährlichkeit dieser Krankheit würde es rechtfertigen, daß wir die Therapie versuchen. Das war doch eine zwingende Idee!«[8]

Die mit dem Versuch befaßten Wissenschaftler wußten, daß die Viren lebensgefährliche Reaktionen verursachen können. Sie wußten auch, daß die Therapie, wenn sie denn überhaupt anschlug, ihre Wirkung binnen weniger Tage wieder verlieren würde. Das war auch der Grund, warum viele Gentechniker, darunter etwa Inder Verma vom Salk Institute in La Jolla, Kalifornien, sich von den Adenoviren als Transportvehikel ganz abgewandt hatten. »Sie sind einfach zu auffällig für die Immunabwehr und lösen zu leicht Entzündungen aus«, begründet Verma seine Abkehr.[9] Wilsons Team aber hielt seit Beginn der neunziger Jahre stur an den Adenoviren fest. Seine Forscher versuchten sie unschädlicher zu machen, indem sie systematisch einzelne Gene des Virus ausbauten, bis sie schließlich glaubten, die Lösung gefunden zu haben.

Die für James Wilson entscheidende Sitzung der US-Ethikkommission (Recombinant DNA Advisory Committee, kurz RAC) fand 1995 in Washington statt. Dabei wurden viele relevante Fragen durchaus aufgeworfen, allerdings aus undurchsichtigen Gründen nicht ausdiskutiert. So wurde beispielsweise der Einwand des Virologen Stephen Straus von der NIH einfach ignoriert. Er fragte an, ob es nicht eine Auswirkung auf das Experiment habe, daß die Patienten zweifellos unterschiedlich gegen Adenoviren immunisiert seien. Daß also einige mit Sicherheit schon Kontakt mit den Schnupfenviren gehabt hatten und deshalb besonders intensiv auf die Genvehikel reagieren würden. Niemand ging auf seine Sorge ein.

Der Gutachter Robert Erickson von der Universität Arizona warf ein, daß man die Therapie, falls sie funktionieren sollte, alle vier bis sechs Wochen wiederholen müßte. Das sei zum einen unpraktikabel, zum anderen verstärke jede Spritze die Immunreaktion gegen die Viren und erhöhe so die Gefahr eines Leberschadens. Diese Gefahr habe sich schon in den Tierversuchen gezeigt, in denen Affen verendet seien. Wilson entgegnete auf den Einwand nur lapidar: »Dann werde ich eben keine Hepatitispatienten behandeln.«[10] Schließlich schaffte Wilson aber mit sehr persönlichen Statements und leidenschaftlichen Diskussionsbeiträgen doch den Meinungsumschwung. »Wilson sagte über die Versuchsteilnehmer«, erinnert sich Erickson, »warum laßt ihr die Leute nicht Helden sein, wenn sie das doch absolut wollen.«[11] Auch Erickson ließ sich schließlich zur Zustimmung zu Wilsons Plänen überreden. »Ja, seine vehementen Vorträge haben mich wirklich überzeugt«, sagt er heute, »aber ich bedauere zutiefst, daß ich nicht hart geblieben bin.«

Ericksons Verhalten gab den weiteren Verlauf der Sitzung vor. Denn die meisten anderen Mitglieder in der 17köpfigen

Kommission waren Theologen, Philosophen oder Soziologen. Sie dachten sich wohl: Wenn dieser kritische Fachmann überzeugt ist, dann machen wir auch keine Probleme. Schließlich stimmten zwölf Teilnehmer zu, bei einer Gegenstimme und vier Enthaltungen. »Ein Blick in das Protokoll der Sitzung offenbart, daß mehr als die Hälfte der Mitglieder keine Ahnung davon hatte, welche Brisanz in den vorgebrachten Fragen steckte«, sagt Perikles Simon, ein deutscher Mediziner, der ein Gastjahr an der Gentherapie-Eliteschmiede der University of Pennsylvania verbracht hat. »Die Leute waren hingerissen von Wilsons Visionen und äußerten euphorische Hoffnungen auf die Gentherapie.«

Auflagen werden ignoriert

Lediglich zwei Auflagen wurden von der Kommission durchgesetzt: So sollte nicht direkt in die Leber, sondern in eine weiter entfernte Blutader injiziert werden. Und die Versuchsteilnehmer sollten nicht direkt angeworben, sondern von Ärzten zugewiesen werden. Beide Auflagen wurden glatt ignoriert. Unter anderem, weil die Biotechnologiefirmen einen Aufstand gegen den »unerträglichen Papierkrieg und die restriktiven Vorschriften der Behörden« anzettelten. Damit sei der Wissenschaftsstandort USA langfristig gefährdet und Tausende von Arbeitsplätzen in Gefahr. Der Aufschrei hatte Erfolg. Wegen der perfekten Vermarktung zogen Öffentlichkeit und Politiker mit und stutzten die Überwachungswünsche der Behörden. Einer der Kämpfer auf seiten der Biotech-Firmen war James M. Wilson.

Heute will sich niemand mehr daran erinnern, warum dann doch in die Leber injiziert wurde und warum in der Einwilligungserklärung plötzlich der mit dem NIH besprochene Passus über die potientiellen Gefahren der Teilnahme fehlte. Vermutlich war es wohl Wilsons erstklassiger Ruf, der den Ausschlag gab, daß niemand groß auf solche Dinge achtete.

Der Druck der Industrie wächst

Und insgeheim lockte auch das patriotische Ziel, daß hier ein amerikanisches Forscherteam endlich erreichen könnte, worum seit fast einem Jahrzehnt Wissenschaftler rund um die Welt wetteifern: daß endlich jemand die erste wirksame gentherapeutische Methode zustandebringen könnte. Das wäre auch ein ideales Zeichen an alle privaten Investoren gewesen. Denn von ihnen ging in den letzten Jahren ein spürbar stärkerer Druck aus, die vielen großen Versprechungen endlich zu erfüllen und marktreife Medikamente vorzuweisen. Sie hatten »tens of millions of Dollar« in Wilsons 1992 gegründete private Gentherapiefirma Genovo investiert. Wilsons Gesellschaft hält Rechte an allen Entdeckungen, die an seiner Universitätsabteilung gemacht werden. Besonders der Gentransfer in die Leber wäre finanziell von hoher Bedeutung gewesen. Mit der Firma Biogen Inc., einem von Wilsons Hauptsponsoren, der bislang 37 Millionen Dollar investiert hatte, stand eine wichtige Vertragsverlängerung bevor, und der Präsident von Genovo, Eric Aguiar, kündigte an, »daß nun alles getan werde, um die Gentherapie so rasch als möglich zur Marktreife zu führen«[12]. Wenige Wochen vor dem fatalen Versuch unterzeichnete Aguiar einen großen neuen Vermarktungsdeal. Abermals ging es um die Lebertherapie.

Und immer standen jene Adenoviren im Zentrum der Hoffnungen, die bei Jesse ausprobiert wurden. »Wenn ich jetzt höre, daß wir aus finanziellen Motiven so gehandelt haben«, sagt Wilson, »so trifft mich das hart. Ich denke nicht daran, wie ich durch meine Arbeit hier reich werden könnte. Ich will so viel wie möglich in den besten Fachzeitschriften publizieren. Das ist es, was uns antreibt. Man muß das volle Risiko gehen, wenn man an der Spitze bleiben will.«[13]

Auch wenn der gegenteilige Anschein erweckt werden soll, ist das Verhältnis von Wilson zu seiner Firma dennoch sehr eng. Der Präsident Eric Aguiar gibt zu, daß er Wilson mehrmals pro Woche kontaktiert. Wilson nimmt an Sitzungen teil oder wird um Rat gefragt. Auf dem Papier ist er jedoch ausschließlich für die wissenschaftliche Beratung der Firma zuständig.

Auch während der kritischen Phase des Todeskampfs von Jesse Gelsinger blieben die beiden in engem Kontakt. »Ich habe ihn noch nie so tief betroffen erlebt«, sagte Aguiar Reportern der *Washington Post*.[14]

Der Kampf geht verloren

Am Freitag, dem 17. September 1999, vier Tage nach der verhängnisvollen Injektion, wurde Jesses Zustand immer dramatischer. Dem Ärzteteam gelang es nicht, die Verklumpung von Jesses Blut aufzulösen. Schleichend begann sich die Lunge mit Wasser zu füllen. Die Serie an Organversagen hielt an, und um halb elf Uhr am Vormittag war schließlich auch Jesses Gehirn von der Blut- und damit der Sauerstoffversorgung abgeschnitten. Der Kampf war endgültig verloren. Jesse starb, ohne nach dem Fall ins Koma vom Dienstag jemals wieder das Bewußtsein erlangt zu haben. »Ich frage mich öfter in diesen Tagen, ob ich blind war«, sagte James Wilson später gegenüber der Presse. [15] Was genau er damit meinte, wollte er allerdings nicht näher ausführen.

Gleich zwei staatliche Behörden, FDA und NIH, leiteten gegen ihn Untersuchungen ein. Und deren Ergebnisse brachten ans Tageslicht, was Wilson damals durch den Kopf gegangen sein könnte. So wird die Frage gestellt, warum Jesse an diesem verhängnisvollen 13. September überhaupt behandelt wurde, obwohl sein Ammoniumwert um mehr als die Hälfte über dem zulässigen Limit lag. Oder warum die Versuchsreihe fortgesetzt wurde, obwohl vor Jesse schon ein anderer Teilnehmer des Experiments eine schwere Leberschädigung erlitten hatte. Und es wird die Tatsache kritisiert, daß in den Vorstudien alle vier beteiligten Rhesusaffen gestorben waren, davon aber weder die Behörden noch die Teilnehmer des Experiments irgend etwas erfahren haben.[16]

Schließlich kam auch noch heftige Schlamperei zum Vorschein: Wilsons Mitarbeiter hatten für keinen der 18 Patienten in der Testreihe die vorgeschriebenen Formulare ausgefüllt, welche die Eignung der freiwilligen Studienteilnehmer bestätigen sollten. Undatierte Formulare wurden erst nach dem Tode Gelsingers ausgefüllt. Die Einwilligung von neun Patienten konnte überhaupt nicht nachgewiesen werden.[17]

Am 19. Januar 2000 riß der FDA der Geduldsfaden. Sie verhängte einen vorübergehenden Stopp für alle sieben klinischen Studien, die in Wilsons Abteilung derzeit durchgeführt wurden. Wilson setzte alle verfügbaren Kräfte ein, diese Vorwürfe zu widerlegen. 80 seiner Leute waren monatelang nur damit beschäftigt, Entlastungsargumente zu sammeln.[18] Wilson rechtfertigte sich ununterbrochen, sowohl schriftlich als auch mündlich. Allerdings anscheinend mit untauglichen Argumenten. Denn im März 2000 stellte die FDA eine neuerliche 20seitige Liste von Verfehlungen auf und dehnte den Bann auch auf alle künftigen Menschenexperimente in Wilsons Einflußbereich aus.[19]

Trefferquote: ein Prozent

Im nachhinein wissen es jetzt auch die meisten Kollegen besser. »Es gibt nicht sehr viele Forscher, die Adenoviren für geeignet halten, um damit genetische Krankheiten zu behandeln«, faßt der NIH-Ermittler Richard Morgan zusammen.[20] Und Günther Cichon, Gentechniker an der Berliner Humboldt-Universität, urteilt: »Patienten wie Gelsinger solche Viren zu geben wäre niemals gerechtfertigt. Wir verstehen überhaupt nicht, warum die Forscher solche Risiken eingegangen sind.«[21]

Auch Jesses Multi-Organ-Versagen kam nicht wie der Blitz aus heiterem Himmel. Von Wilson selbst stammt der Hinweis, daß humane Adenoviren vor allem die Leber von Nagetieren befallen. All seine Dosisberechnungen stützten sich auf diese Daten. Beim Menschen hingegen, so wußte Wilson, zeigen die Adenoviren diese Vorliebe nicht. Hier können die Erreger auch Milz, Niere, Herz, Lunge oder Geschlechtsorgane befallen. Dies machte aus der Grundabsicht des Versuchs, der Einbringung von Genen in die Leber und nur dorthin, von vornherein ein Lotteriespiel.[22] Und tatsächlich ergab Jesses Obduktion, daß die Trefferquote katastrophal gering war. Nur ein Prozent der Genvehikel hatten den Zielort erreicht. In Milz, Lymphknoten und Rükkenmark wurden praktisch gleichviele manipulierte Viren gefunden wie in Jesses Leber. Auch in seinen Hoden wurden beträchtliche Mengen nachgewiesen.

Das Ziel des Experiments, durch den Gentransfer das Mangelenzym im Körper selbst herzustellen, wurde bei keinem einzigen Teilnehmer erreicht. Nirgends wurde eine meßbare Mindestmenge an Körperzellen mit dem reparierten Gen ausgestattet. Damit scheinen die Adenoviren als Vektor endgültig aus dem Spiel.

Das gewohnheitsmäßige Risikospiel mit Menschenleben scheint jedoch nicht auf James Wilsons Abteilung beschränkt zu sein. Auch dessen Kollegen üben einen ähnlich lockeren Umgang mit den behördlichen Bestimmungen. So wurde erst sechs Wochen nach dem Vorfall in Pennsylvania bekannt, daß auch in anderen Kliniken im Verlauf von Gentherapien ähnliche »Unfälle« passiert waren. Zwei weitere Stars der Szene, Ronald Crystal von der New Yorker Cornell-Universität und Jeffrey Isner von der Tufts University in Boston, gaben auf Druck des NIH sechs Todesfälle aus der jüngsten Vergangenheit zu.

Abermals haben wirtschaftliche Motive kräftig mitgespielt. Sowohl Isner als auch Crystal sind Gründer von Privatfirmen und machten sich gegenseitig bei einer neuartigen Form der Herztherapie Konkurrenz. Sie wollten mit Hilfe von nachwachsenden Blutgefäßen verstopfte Arterien umgehen und damit eine gentechnische Alternative zum Bypass schaffen. Ein Todesfall an Ron Crystals Klinik ereignete sich zwei Wochen vor dem geplanten Börsengang seiner Firma Gen Vec. Diese Nachricht wäre eine denkbar ungünstige Begleitmusik gewesen.

Als Entschuldigung für ihr Schweigen gaben Isner und Crystal an, daß die Todesfälle nicht unmittelbar auf die gespritzten Viren zurückzuführen gewesen seien. Nachprüfen läßt sich dieses Argument aber nicht mehr. Denn die Autopsie der Toten wurde nicht von unabhängigen Gerichtsmedizinern, sondern gleich von den Gentherapeuten selbst vorgenommen.[23]

Die verkaufte Medizin

Es war Anfang der fünfziger Jahre, als George W. Merck, der Gründer des amerikanischen Pharmariesen, anläßlich einer Jahresversammlung seine Mitarbeiter beschwor: »Versuchen wir niemals zu vergessen, daß Medizin in erster Linie den Menschen zugute kommen muß. Es soll uns nicht allein um Profit gehen. Der Profit folgt ohnehin von selbst. Und wenn wir ehrlich sind, so hat er uns noch nie enttäuscht.«[24]

Tatsächlich ist die Pharmabranche der profitträchtigste Industriezweig der Welt. Die Börsenkurse der 500 größten Firmen stiegen während des letzten Jahrzehnts doppelt so schnell wie der Durchschnitt aller übrigen Aktien.[25] Der weltgrößte Konzern ist seit kurzem der Viagra-Hersteller Pfizer. Er hat allein acht Medikamente in seinem Repertoire, die die Traummarke von einer Milliarde Dollar Umsatz übersteigen. Der Weg nach oben führte über ein enorm aggressives Marketing dieser Megaseller. Und wenn sie nicht aus der eigenen Produktion kamen, so wurden die Lizenzhalter geschluckt. Um die Rechte für den Cholesterinsenker Lipitor zu erwerben, kaufte Pfizer beispielsweise gleich den Hersteller Warner-Lambert für kolportierte 116 Milliarden Dollar auf. Ein teures, aber offenbar lohnendes Geschäft: Lipitor ist heute nach dem Magengeschwürmittel Losec von Astra-Zeneca das meistverkaufte Medikament der Welt – jährliche Wachstumsraten von 30 bis 40 Prozent signalisieren, daß sich Lipitor auf der Überholspur bewegt.[26]

Diese Strategie zeigt aber auch eine gänzlich veränderte Grundhaltung der Branche. Medikamente werden längst nicht mehr passiv auf die Bedürfnisse des Marktes zugeschnitten. »Heute ist die Industrie längst in einem Zustand ähnlich der Filmbranche«, konstatiert der Bremer Sozialmediziner Dieter Borgers, »das Geld wird mit den Blockbusters verdient, die nach reinen Marktgesetzen entwickelt und auf eine Zielgruppe hin beworben werden. Das bedeutet einerseits den baldigen finanziellen Ruin für die Gesundheitssysteme, auf der anderen Seite wird der Nutzen der Medizin damit ad absurdum geführt.«[27]

Gemeinsam mit dem weitgehend abhängigen Forschungsbetrieb ist die Industrie damit auf dem besten Weg, möglichst alle wohlhabenden Menschen des Planeten zu Patienten zu machen. Wegen der Unmenge an verschiedenen Risikofaktoren gibt es kaum jemanden, der nach einer gründlichen Untersuchung noch als gesund gilt. Entweder muß der Blutdruck gesenkt werden, oder der Homozysteinspiegel macht Sorgen, leicht erhöhter Blutzucker kündigt einen Diabetes an, oder das Verhältnis von gutem zu schlechtem Cholesterin ist nicht optimal.

Und das Trommelfeuer der »Marktbearbeitung« wirkt: Im Frühjahr 2001 hat die einflußreiche amerikanische Herz-Gesellschaft beispielsweise die empfohlenen Cholesterinwerte auf neue Rekordtiefen gesenkt. Damit verdoppelt sich mit einen Schlag die Zahl der Menschen, deren Cholesterinspiegel mit sogenannten Statinen gesenkt werden soll. Und weil die Produktion der Grundsubstanz nur minimale Kosten verursacht, ergeben sich enorme Marketing- und Werbebudgets und eine gigantische Gewinnspanne.

Marketing bei Gesundheitsprodukten sollte besonderen ethischen Grundsätzen genügen – doch in der Realität verhält es sich genau umgekehrt: Legionen von Medizinprofessoren stehen auf den Gehaltslisten der Konzerne und gehen bei Pressekonferenzen oder in Expertenkommentaren gern an die Öffentlichkeit, um mit ihrem ganzen professionellen Gewicht zur Gegenleistung anzutreten. Daß es sich bei dem Statement des Experten um einen bezahlten PR-Auftritt handelt, wird dabei nicht an die große Glocke gehängt. Medizinjournalisten werden mit Propagandamaterial überschüttet, die Marketingabteilungen der Verlage schließen sich mit den Redaktionen kurz, und am Ende ist es oft nicht mehr so klar, ob unabhängige Redakteure oder die PR-Agenturen der Pharmakonzerne die eigentlichen Verfasser der Artikel sind.

Nach einem jahrelangen derartigen Informationskonzert sitzt die Botschaft dann perfekt in den Hinterköpfen. Das beste Beispiel ist abermals das Cholesterin. So sind heute bereits Bananen in US-Supermärkten mit einem »Cholesterinfrei«-Aufkleber versehen, und Hunde werden sicherheitshalber mit Lipitor-Tabletten gefüttert.

Schläge ins Gesicht der Wissenschaft

Wer die intrigante Welt der Medizinforschung kennt, kann die Einmaligkeit und Bedeutung des Vorgangs abschätzen: Mitte September 2001 erschien in zwölf der weltweit angesehensten Medizinjournale ein gemeinsames Editorial der Herausgeber. Darin wird in eindringlichen Worten ein Trend beschrieben, der die unabhängige Forschung an den Rand des Abgrunds zu bringen droht. Immer häufiger seien die Leiter von Studien nur noch bezahlte Strohmänner, heißt es hier sinngemäß, die sich einkaufen lassen, um einer von den Herstellern durchgeführten Untersuchung den Anschein wissenschaftlicher Seriosität und Unabhängigkeit zu verleihen. »Sie selbst haben dabei keinerlei Einfluß auf das Design der Studie, keinen Zugang zu den Rohdaten und nur geringe Möglichkeiten, die Ergebnisse selbst zu interpretieren«, schreiben die versammelten Chefredakteure und Herausgeber. »Für Wissenschaftler, die sich selbst respektieren, sind diese Bedingungen ein Schlag ins Gesicht. Trotzdem machen sie es, weil sie wissen, daß der Sponsor der Studie spielend jemand anderen findet, der dazu bereit wäre.« Nicht der Auftraggeber, sondern der Studienautor, fordern die Editorial-Schreiber, müsse der intellektuelle Eigentümer einer von ihm eingereichten Arbeit sein. »Und wir werden keine Studie mehr veröffentlichen, die unter solchen Bedingungen zustande gekommen ist.«[28]

Dieser aufsehenerregende Aufschrei ist eine Reaktion auf die seit Jahren in der medizinischen Forschung immer dominanter auftretende pharmazeutische Industrie. Wenn Milliarden in die Entwicklung neuer Medikamente gesteckt werden, so ist es von höchster Bedeutung, daß nicht der kleinste Mißton das einträchtige PR-Konzert stört. Und Studien, die dem beworbenen Mittel nur eine bescheidene Wirksamkeit bescheinigen oder gar unerwünschte Nebenwirkungen in den Vordergrund rücken, sind das letzte, was die Konzerne brauchen können.

Ein markantes Beispiel für eine eigentümliche Auffassung von Wissenschaft liefert seit vielen Jahren der österreichische Konzern Immuno, mittlerweile eine Tochter des US-Multis Baxter. In Zusammenarbeit mit nahezu allen Medien und in enger Tuchfühlung mit den Gesundheitsbehörden gelang es, eine weltrekordverdächtige Durchimpfungsrate von rund 90 Prozent gegen die seltene, von Zecken übertragene Gehirnhautentzündung zu erzielen. Sobald der Schnee schmilzt und der Frühling einzieht in die Alpenrepublik, zieren Plakate das Land, auf denen harmlose Spaziergänger von riesigen Zecken bedroht werden. Radio- und TV-Spots nehmen ebenfalls Anleihen bei Hitchcock und treiben die verängstigten Massen zu den Impfärzten.

So freizügig, wie mit dieser Art von Information umgegangen wird, so knauserig zeigt sich der Konzern jedoch bei der Veröffentlichung wissenschaftlicher Erkenntnisse zur FSME, den Zecken und den Arzneimitteln, die vor diesen gefährlichen Ungeheuern schützen sollen. Nach Arbeiten der Österreicher sucht man in den medizinischen Datenbanken großteils vergeblich. Dabei gäbe es durchaus Erklärungsbedarf zu vielfältigen Problemen mit Impfnebenwirkungen – vor allem bei Kleinkindern – und mehrfachen Änderungen der Impfstoffrezeptur.

Im verborgenen wird auch geforscht, anscheinend jedoch hauptsächlich für die Gesundheitsbehörden. »Wir machen ja die Studien nicht, um zu publizieren, sondern um Lizenzen zu bekommen«, erklärt dies bestechend einfach die für Produktqualität zuständige Baxter-Mitarbeiterin Susanne Schober-Bendixen.[29]

Kommt eine Studie zu einem ungünstigen Ergebnis, so stehen die Chancen nicht gut, daß sie jemals wieder die Schublade verläßt. Dann sehen sie neben den Baxter-Leuten nur noch die Wissenschaftler, die sie erstellt haben. »Ich mußte bei dieser Firma stets den Passus unterschreiben, daß eine Publikation nur im Einverständnis mit dem Auftraggeber erfolgt«, sagt der Wiener FSME-Experte Herwig Kollaritsch. Als eine von ihm durchgeführte Studie ergab, daß bei 24 Prozent der mit dem neuen Präparat TicoVac geimpften Kinder hohes Fieber auftritt, war es aus mit der Hoffnung auf die Publikation. »Dabei ist seit mehr als einem Jahr alles fertig, auch das englischsprachige Manuskript.«[30]

Das ist bei weitem kein Einzelfall. Immer wieder werden Wissenschaftler daran gehindert, Ergebnisse zu veröffentlichen, die nicht die vom Auftraggeber gewünschten Resultate erbringen. Wehren sich die Autoren, geraten sie oft massiv unter Druck. Ein bemerkenswerter Fall ereignete sich im November 2000 in den USA. Mehr als zwei Jahre hatten Wissenschaftler mehrerer US-Universitäten einen Impfstoff erprobt, der das Immunsystem von HIV-Infizierten stärken sollte. Rund 2500 Patienten wurden in die Untersuchung aufgenommen. Die Hälfte von ihnen bekam zusätzlich zur standardmäßigen Aids-Therapie den Impfstoff HIV-1 Immunogen, der anderen Hälfte wurde ein Placebo gespritzt. Die Studie wurde nach zwei Jahren Laufzeit wegen offensichtlicher Unwirksamkeit des Impfstoffs vorzeitig abgebrochen. »Die Datenauswertung«, so die Autoren, »zeigte keinen Unterschied zwischen den beiden Patientengruppen.«[31]

Um die Veröffentlichung dieser Aussage zu verhindern, behielt die Firma Immune Response einige der erhobenen Daten ein. Normalerweise verweigern Fachzeitschriften bei unvollständigen Unterlagen die Publikation. In diesem speziellen Fall entschied sich das *Journal of the American Medical Association (JAMA)* jedoch demonstrativ für die Annahme der Studie. Die Herausgeberin von *JAMA*, Catherine DeAngelis, begründet den ungewöhnlichen Schritt mit dem Glauben daran, »daß die Integrität des wissenschaftlichen Prozesses geschützt und erhalten werden muß«[32].

Die Firma Immune Response erwischte diese Aktion völlig unvorbereitet. Bei den Gesundheitsbehörden lief nämlich bereits das Zulassungsverfahren für das neue Präparat. Mit der eigenmächtigen Veröffentlichung der Daten durch die Wissenschaftler sanken die Chancen nun mit einem Schlag auf null. Immune Response schlug mit einer Schadenersatzklage in Höhe von zehn Millionen Dollar zurück. Nach Aussagen des Firmensprechers Ronald B. Moss hätten die Wissenschaftler kein Recht auf eine eigenmächtige Veröffentlichung gehabt. »Diese Daten waren Eigentum der Firma.« Mit der schlechten Bewertung sei der Firma ein großer Schaden entstanden.[33]

Offensichtlich hatte der Konzern darauf gebaut, daß irgendeine andere Studie schon das richtige, der Zulassung eher förderliche Ergebnis liefern würde.

An der Leine der Industrie

In der Tat ist auf die Zurückhaltung und Loyalität der bezahlten Wissenschaftler meist Verlaß. Mildred Cho und Lisa Bero, Experten für biomedizinische Ethik, fanden in einer Untersuchung heraus, daß 98 Prozent aller Wissenschaftler, die für Pharmafirmen Medikamente testen, ein positives Urteil über die Wirksamkeit ihrer Mittel fällen. Fehlt die industrielle Unterstützung, äußern sich nur 79 Prozent vorteilhaft.[34]

Konflikte wie jener um den Aids-Impfstoff werden nur sehr selten öffentlich. Ein ähnlicher Fall ereignete sich an der University of California in San Franciso. Hier wurde die Wirksamkeit von Synthroid – einem Medikament gegen die Unterfunktion der Schilddrüse, das von acht Millionen Amerikanern täglich geschluckt wird – wissenschaftlich untersucht. Als Knoll Pharmaceuticals, der Hersteller des Mittels, Wind davon bekam, daß die Untersuchung, die er mit 250000 Dollar gefördert hatte, zu dem Ergebnis gelangte, daß Synthroid den billigeren Konkurrenzprodukten nicht überlegen sei, machte der Hersteller von seinem Vetorecht Gebrauch, und die Studie verschwand in einer Schublade. Gleichzeitig ließ Knoll eine wesentlich angenehmere Studie einer anderen Forschergruppe veröffentlichen. Als schließlich die verborgene Studie doch noch an die Öffentlichkeit gelangte, klagten mehr als 400000 Patienten gegen die überhöhten Preise, die sie jahrelang gezahlt hatten, und bekamen 87,4 Millionen US-Dollar zugesprochen.[35] Dies ist aber nur ein Bruchteil des Gewinns, den Knoll mit dem Mittel in der Zwischenzeit gemacht hatte.[36]

Große Geschenke erhalten die Freundschaft

An der Angel der Pharmaindustrie hängen jedoch nicht nur die direkt von ihr beauftragten Forscher. Nahezu jeder Mediziner wird vom Studium bis zum Ruhestand heftigst umworben. Durchschnittlich werden für einen einzigen Arzt pro Jahr 10000 Euro aufgewendet.[37] Die Palette reicht von Einladungen zum Essen, nützlichen kleinen Geschenken und Gratismedikamenten bis zu luxuriösem Konferenztourismus in exotische Feriendomizile. Bei einer Befragung von Medizinstudenten stimmten 85 Prozent der These zu, daß Politiker keine Geschenke annehmen sollten. Bei Zuwendungen von Pharmafirmen an Mediziner konnten hingegen nur noch 46 Prozent einen Makel erkennen.[38]

Und diese Geschenke zeigen Wirkung. Wissenschaftler untersuchten, wie sich ein luxuriöses Symposium an einem tollen, exotischen Ort auf die Verschreibungslaune der eingeladenen Mediziner auswirkt. Dazu überprüften sie, wie häufig die Teilnehmer zwei Medikamente des Fernreiseanbieters ein Jahr vor und ein Jahr nach dem Luxustrip auf ihren Rezeptblöcken notierten. Es zeigte sich eine glatte Verdreifachung der Verschreibungen. Und das, obwohl alle befragten Ärzte der festen Meinung waren, daß solche Verlockungen auf ihre streng wissenschaftliche Therapieplanung nicht den geringsten Einfluß hätten.[39]

Fortbildung mit Hintergedanken

Laut Paragraph 7 der ärztlichen Berufsordnung hat jeder deutsche Mediziner die Pflicht, sich beruflich weiterzubilden. Forscher der Heinrich-Heine-Universität in Düsseldorf untersuchten die Qualität dieser ärztlichen Fortbildung und zogen ein ernüchterndes Resümee.[40] »Daß die Ergebnisse so katastrophal sein würden, hat uns alle überrascht«, sagt einer der Autoren, Peter Sawicki von der Klinik für Stoffwechselkrankheiten der Universität Düsseldorf.

Die Forscher wählten aus 405 angebotenen Veranstaltungen im Ärztekammerbezirk Nordrhein 54 per Zufallsverfahren aus und ließen diese per standardisiertem Verfahren von geschulten Internisten auswerten. Zwei von drei Veranstaltungen wurden mit Beteiligung der Pharmaindustrie durchgeführt. Meist ging dieses Sponsoring nicht aus der Einladung hervor. »Häufig bewarben die Pharmahersteller dann auf der Veranstaltung ihre eigenen Medikamente«, sagt Sawicki.

Auch nach den Kriterien der Praxisrelevanz und Problemorientierung schnitten die Veranstaltungen schlecht ab. Auf die Wissensbedürfnisse des einzelnen Arztes einzugehen war in den durchschnittlich von 100 Teilnehmern besuchten Veranstaltungen kaum möglich. Es herrschte »Frontalunterricht pur«. Nur bei vier Prozent der Veranstaltungen kam es zu fachlichen Diskussionen zwischen Referenten und Auditorium.

Die Standesvertretung der Ärzte hat das Problem immerhin erkannt, doch die Gegenmittel wirken kaum: Seit Mai 1999 ist bei der Bundesärztekammer ein »freiwilliger Fortbildungsnachweis« eingerichtet. Die Mediziner können seither bei festgelegten Fortbildungsveranstaltungen Punkte sammeln, und nach fünf Jahren bekommen sie ein »Fortbildungszertifikat«. Damit soll auch der Einfluß der Pharmafirmen zurückgedrängt werden. »Denn für Veranstaltungen, die von Pharmafirmen gesponsert sind«, sagt die zuständige Medizinerin bei der Bundesärztekammer, Justina Engelbrecht, »gibt es keine Punkte.« Doch vorgeschrieben ist der Schein nicht. Und Geschenke gibt es auch keine. »Wir wollen die Ärzte motivieren, sich fortzubilden«, sagt Engelbrecht, »nicht sie zwingen.«[41]

Von Masse und Klasse

Wollen sich Ärzte selbst weiterbilden, können sie jährlich unter zwei Millionen wissenschaftlichen Artikeln in 10000 Fachjournalen wählen. Um in dieser Vielfalt ein halbwegs verläßliches Qualitätskriterium zu schaffen, kamen findige Köpfe auf den sogenannten Impact-Factor. Er gibt an, wie häufig Artikel eines Journals von anderen Magazinen zitiert werden. Daraus ergibt sich eine Art Weltrangliste der Wissenschaftsjournale. Während die Spitzenreiter bei Werten über 20 stehen, kommt die große Mehrzahl der Fachmagazine nie über die Hürde des Faktors 1 hinaus. Eine ähnliche Rangliste existiert auch bei den Wissenschaftlern. Publizieren oder untergehen *(publish or perish)*, dieses Damoklesschwert hängt über jeder Forscherkarriere. Es kommt nicht nur darauf an, möglichst viel, sondern auch in möglichst hochangesehenen Journalen zu publizieren.

Studienmanuskripte werden im Normalfall anonymisiert und in mehrfacher Ausfertigung an den Herausgeber eines Journals geschickt. Dann werden die sogenannten Peers, die Gutachter, bestimmt, welche die Studien prüfen. Deren Urteil dient dann als Entscheidungsgrundlage für Veröffentlichung oder Ablehnung.

Von Grund auf verdorben

Dieses Peer-review-System wurde mittlerweile selbst zum Gegenstand heftiger Kritik. Oft ist die Auswahl der Gutachter zweifelhaft, ebenso die Anonymität der Autoren. Viele Peers sind selbst Experten in dem Bereich und erkennen an den Projekten, wer sie eingereicht hat. Dabei wurden zahlreiche Vorurteilsstrukturen festgestellt. So haben Artikel, die gegen die gängige wissenschaftliche Tendenz verstoßen, deutlich schlechtere Chancen, angenommen zu werden. Unbekannte Autoren aus namenlosen Instituten werden deutlich seltener publiziert. Tritt jedoch ein angesehener Experte mit einer Arbeit an, so wird sich der Peer hüten, diese abzukanzeln, auch wenn sie noch so schwach sein sollte. Denn die zur Verfügung stehenden Peers sind überschaubar, und jeder muß damit rechnen, daß beim nächsten Mal die Rollen vielleicht vertauscht sind und der eben Kritisierte über die eigene Arbeit urteilt.

Häufig ist es aber auch gar nicht Bösartigkeit, die die objektive Urteilskraft trübt, sondern schlicht Zeitmangel, Faulheit oder mangelnde Fachkenntnis. Die britische Wissenschaftlerin Fiona Godlee versah ein Studienmanuskript mit acht offensichtlichen schweren Fehlern und verschickte es an die Gutachter. 221 Arbeiten kamen korrigiert zurück. Im Durchschnitt wurden lediglich zwei Fehler entdeckt. Jeder sechste Gutachter fand überhaupt alles in bester Ordnung.[42] »Das Peer-System ist von Grund auf verdorben«, urteilte Richard Smith in einem Leitartikel des *British Medical Journal,* »es ist teuer, langsam, betrugsanfällig, innovationsfeindlich und nicht in der Lage, wissenschaftliche Fälschungen aufzudecken«[43].

Der Fall Herrmann

Eine klare Bestätigung für diese Analyse lieferte der Fall Herrmann/Brach. Der renommierte Ulmer Krebsforscher Friedhelm Herrmann, eine der großen Hoffnungen der deutschen Krebsforschung, hat über Jahre hinweg seine Karriere mit erfundenen Ergebnissen, am Computer manipulierten Abbildungen und gestohlenen Daten aufgebaut. Was anfangs wie ein schmutziger Beziehungskrieg aussah, wurde in kurzer Zeit zu Deutschlands größtem Forschungsskandal. Mitbeteiligt war seine ehemalige Mitarbeiterin und Vertraute Marion Brach, die nach ihrer beruflichen wie privaten Trennung eine Professur an der Universität Lübeck innehatte. Herrmann war Mitglied in allen wichtigen Fachgesellschaften und Sprecher der deutschen Gentherapeuten.

Aufgeflogen ist der Fall erst 1997 durch vertrauliche Hinweise eines Mitarbeiters. Schließlich wurde eine Kommission ins Leben gerufen, die zur Aufklärung der Vorwürfe 347 Veröffentlichungen des Krebsforschers Friedhelm Herrmann untersuchte. Diese sogenannte Task-Force F. H. kam in ihrem Abschlußbericht vom Juni 2000 zu dem Ergebnis, daß in insgesamt 94 Veröffentlichungen, bei denen Herrmann Co-Autor war, konkrete Hinweise für Datenmanipulationen zu finden seien. Insgesamt wurden 357 einzelne Fälschungsvorwürfe erhoben.[44]

Das frechste Schurkenstück leistete sich das Duo Herrmann/Brach, als sie als anonyme Gutachter für die Thyssen-Stiftung einen holländischen Forschungsantrag ablehnten und ihn, ins Deutsche übersetzt, aber ansonsten weitgehend unverändert, bei derselben Stiftung noch einmal selbst einreichten. Nunmehr wurde der Antrag bewilligt. Die Projektunterstützung belief sich auf 260000 DM.[45] Ähnliche Beträge staubten die beiden auch bei der Deutschen Krebshilfe und anderen Sponsoren ab.

Die innerwissenschaftlichen Kontrollinstanzen versagten kläglich. Dabei hatte Wolfgang Frühwald, Präsident der Deutschen Forschungsgemeinschaft, noch kurz vor dem Auffliegen des Skandals stolz geäußert, daß der Hang zur Verfälschung von Daten, um die eigene Karriere zu fördern, vor allem ein Problem der USA sei. Das deutsche System hingegen sei »fälschungssicher und straff kontrolliert durch die Selbstregulation der Wissenschaftler«[46].

Wissenschaftsbetrug ist keine strafbare Handlung, sondern wird eher wie ein Kavaliersdelikt behandelt. Angeklagt wurden die beiden doch, allerdings nur wegen Anstellungsbetrugs. Bei ihrer Bewerbung in Ulm hatten sie gefälschte Studien vorgelegt und die Berufungskomission für Professoren somit bewußt getäuscht. Heute sind beide wieder berufstätig.

Medikamente, die niemand braucht

Bemerkenswert am Skandal Herrmann/Brach ist vor allem die Tatsache, daß selbst offensichtlichste Fälschungen nicht erkannt wurden. Doch in einem Informationssystem, in dem das bewußte Weglassen von Informationen und die Verschleierung von Schattenseiten neuer Medikamente durch Steuerung des Studiendesigns zum akzeptierten Alltag gehören, mag dies nur vordergründig verwundern.

Das jüngste Beispiel für diese organisierte Form der öffentlichen Irreführung sind die »Glitazone«. Im Jahr 1982 wurde entdeckt, daß diese Substanzen imstande sind, den Blutzucker zu senken. Wie dieser Mechanismus genau funktioniert, wird bis heute nicht verstanden. Dennoch wurde im März 1997 Troglitazone, ein Wirkstoff dieser Klasse, als mögliche Alternative zu Insulin zugelassen und prompt aggressiv beworben. Als der neue Blockbuster in den USA bereits Umsätze jenseits der Milliarden-Dollar-Grenze erzielte, traten im Zusammenhang mit dem Medikament 90 Fälle von Leberversagen auf. 60 davon endeten tödlich, zehn mit einer Lebertransplantation. Daraufhin mußte das Mittel in Europa und den USA wieder vom Markt genommen werden.

Angespornt vom geschäftlichen Erfolg dieses Mittels, sind mittlerweile aber drei weitere Glitazone im Umlauf. Sie bringen therapeutisch kaum Vorteile gegenüber den herkömmlichen Medikamenten, bergen noch immer ein gewisses Vergiftungsrisiko der Leber, fördern die Gewichtszunahme, verschlechtern die Glukosetoleranz und erhöhen die Werte des »schlechten« LDL-Cholesterins.

Um diese Nachteile zu kaschieren, wählten die Studienbetreiber ein recht originelles Design. Sie warben Patienten an, die gut auf herkömmliche Medikamente eingestellt waren, und setzten diese Mittel während der Studienphase einfach ab. Daraufhin bekam ein Teil der Versuchsteilnehmer die Glitazon-Präparate, der Rest Placebos. Nun zeigte sich, daß die Wirkstoffgruppe klar überlegen war. »Diese Resultate waren aber nicht so sehr auf den positiven Einfluß der Medikamente zurückzuführen als vielmehr darauf, daß es der Kontrollgruppe, die nun gar keine blutzuckersenkenden Mittel mehr erhielt, so schlecht ging«, urteilt der britische Stoffwechselexperte Edwin Gale in einer Analyse im Journal *Lancet*.[47] Wesentlich redlicher, meint Gale, wäre es gewesen, die neuen Präparate von Beginn an gegen die bestehende Therapie zu testen. Doch die Strategie hat sich ausgezahlt: Rosiglitazone, eines der neuen Medikamente, hat es in den USA mittlerweile bereits unter die Top 25 der Bestseller gebracht.

»Informationen über derartige neue Wirkstoffe werden von den Firmen immer strenger reglementiert«, kritisiert Gale diesen Trend. »Die kritische Überprüfung neuer Therapien kann man jenen Wissenschaftlern, die sich am besten auskennen, nicht überlassen, weil sie in ganz engen Verbindungen zum Hersteller stehen, sei es über freundschaftliche Bande oder über bestehende Arbeitsverträge.«

Als einen möglichen Ausweg aus diesem Dilemma fordert Gale von den Regierungen, die unabhängige Forschung wieder aus ihrem Dornröschenschlaf zu wecken. Dies könnte über wesentlich billigere Produkte die Gesundheitsbudgets entlasten und gleichzeitig aus den »verkauften Handlangern« wieder seriöse Forscher machen. »Wenn alles andere schiefgeht«, schließt Gale seinen Bericht als Appell an die Kollegenschaft, »könnten wir es ja wieder mal mit Wissenschaft versuchen.«

Aids – die Allmacht des Virus

Mit der Identifizierung eines Virus als Auslöser von Aids erreichte Anfang der achtziger Jahre die Angst vor Keimen und gleichzeitig das Jagdfieber der Wissenschaftler einen bislang unerreichten Höhepunkt. Nach den ersten Aids-Tests überschlugen sich Forscher und Medien in apokalyptischen Szenarien. Ein Drittel der Weltbevölkerung könnte durch Aids hinweggerafft werden, wenn es nicht gelänge, die Seuche in den Griff zu bekommen. Auch außerhalb der Kernrisikogruppen hinterließ Aids tiefe Spuren. Fast jeder überprüfte in Gedanken seine Vergangenheit: Könnte dieser Sexualpartner oder jener infiziert gewesen sein?

Religiöse und politische Hardliner instrumentalisieren Aids bis heute für ihre Zwecke. Monogamie und Treue erlebten – zumindest als Themen in Lifestyle-Magazinen – eine Renaissance, wie dies weder päpstliche Drohungen noch moralische Appelle je vermocht hätten. Aber auch in der Wissenschaft setzte Aids völlig neue Maßstäbe. Erstmals gelang es, eine Krankheit nahezu vollständig in den exklusiven Zirkeln der High-Tech-Medizin zu behalten: Hier gab es mit Sicherheit keine überlieferten Hausmittelchen, keine Alternativmethoden oder Abweichler. Die wenigen Wissenschaftler, die sich querlegten, wurden bereits in den achtziger Jahren handstreichartig disqualifiziert.

Da nirgends soviel Geld floß wie in der Aids-Forschung, herrschte an Forschern kein Mangel. Allein die Impfstofforschung wurde beispielsweise im Jahr 2001 von den US-Behörden mit 282 Millionen Dollar gesponsert. Und das machte nur 12,6 Prozent des gesamten Förderkuchens für Aids aus.[48] Das Virus wurde kartographiert und unter den Disziplinen aufgeteilt. Schnell bildeten sich Unterdisziplinen, die Spezialisten spezialisierten sich noch einmal, versammelten sich um spezielle Oberflächenproteine, entwarfen theoretische mathematische Vermehrungsmodelle und tüftelten an immer ausgefeilteren Methoden herum, die winzigen Retroviren im Tierversuch zu testen oder in Zellkulturen einzusetzen. Die Ergebnisse blieben dürftig und widersprüchlich.

Wie wirkt HIV?

So veröffentlichte beispielsweise David Ho, vom *Time Magazine* zum »Mann des Jahres 1996« erkoren, im Wissenschaftsjournal *Nature* die lange gesuchte Erklärung dafür, wie HIV das Immunsystem in die Knie zwingt, nämlich mit einem sofortigen flächendeckenden Generalangriff, der das Immunsystem schon in den ersten Wochen der Infektion so schädigt, daß es sich davon nicht mehr erholen kann.[49] Wenig später jedoch publizierte eine holländische Forschergruppe im Konkurrenzjournal *Science* eine Arbeit, die der These des angesehenen US-Experten den Boden unter den Füßen wegzog. Wenn Hos These der aufreibenden Schlacht im Körper stimmen würde, hieß es, so müßten doch auch irgendwo Zeichen dieses heftigen Kampfes zu finden sein, beispielsweise eine höhere Erneuerungsrate der Immunzellen aufgrund der vielen »Todesfälle«. Davon sei jedoch keine Spur zu finden.[50]

Robert Gallo, der das Virus 1984 auf einer Pressekonferenz als Auslöser von Aids vorgestellt hatte, gab in regelmäßigen Abständen Interviews, in denen er die kurz bevorstehende Heilungsmöglichkeit ankündigte. Der HIV-Co-Entdecker, der Franzose Luc Montagnier, verfiel hingegen öffentlich in Zweifel, ob HIV allein das ganze Aids-Desaster verursachen könne, und gab an, er wolle nun nach Co-Faktoren suchen, die zum Ausbruch der Krankheit notwendig seien. Damit verärgerte er wiederum Anthony Fauci, den für Aids zuständigen Direktor der US Gesundheitsbehörden. »Wer braucht Co-Faktoren«, fragte der Aids-Veteran empört, »wenn er von einer Dampflok überrollt wird?«

Der kürzlich verstorbene Schweizer Immunologie-Professor und ehemalige Präsident des staatlichen Blutspendewesens Alfred Hässig brachte die Verwunderung der »außenstehenden Mediziner« über die Vielzahl der einander widersprechenden Aussagen des Aids-Expertenzirkels einmal etwas zynisch auf den Punkt: »Das einzige«, meinte er, »was man dem Aidsvirus noch nicht nachgesagt hat, ist, daß es singt.«[51]

Konkrete, umsetzbare Ergebnisse der Aids-Forschung sind trotz aller investierten Milliarden jedoch bis heute rar. Daß die Epidemie in den achtziger Jahren so rasch so viele Todesfälle verursachte, führen viele Mediziner sogar auf die hochdosierte Verschreibung des damals einzigen Aids-Medikaments AZT zurück. AZT war jedoch keine Neuentwicklung. Es ist bereits 1963 von dem US-Krebsforscher Jerome Horwitz entwickelt worden und erwies sich zwar als hochgiftig, zeigte aber keinerlei günstigen Einfluß auf Tumoren.

Erst 1996 kamen die sogenannten Proteasehemmer auf den Markt, die nun gemeinsam mit niedriger dosiertem AZT eine etwas schonendere und auch wirksamere Kombinationstherapie ermöglichten, die Hoch-aktive-antiretrovirale Therapie (HAART). Die Präparate wurden in der Rekordzeit von nur zwei Monaten zugelassen. Studien über die Langzeitverträglichkeit lagen nicht vor. Dazu kam ein ungeheuer kompliziertes Einnahmeschema der vielen verschiedenen Pillen, verteilt über den ganzen Tag. Die neuen Mittel stammten von Hoffmann-La Roche, Merck und Abbott. Pro Patient und Jahr kosten sie rund 25 000 Mark.

Trotz aller Wandlungsfähigkeit der Viren versuchten die Mediziner zumindest die Patienten auf ein einheitliches Schema zu bringen. Doch die Differenzen beginnen in der Praxis schon bei der Frage, bei welchen Virenkonzentrationen denn eine Kombitherapie begonnen werden sollte. Die Empfehlungen dazu differieren um den Faktor zehn.[52]

Und die Ergebnisse sind nicht immer überzeugend. In einer im Oktober 2001 im Wissenschaftsjournal *Lancet* publizierten Schweizer Arbeit, die die Effekte der HAART an mehr als tausend Patienten zusammenfaßt, resümiert der Studienleiter Jacques Fellay: »Unter den nicht stationär versorgten Patienten zeigten sich bei mehr als zwei Drittel entweder klinisch oder in den Laborwerten Nebenwirkungen der antiretroviralen Therapie. Ein signifikanter Anteil dieser Reaktionen war als ernsthaft (3. Grad) oder bedrohlich (4. Grad) einzustufen.«[53]

Vor lauter Konzentration auf die Viren übersehen die Mediziner häufig den einzelnen Aids-Patienten mit seinen durchaus oft ganz gewöhnlichen Beschwerden. Schirin Bogner, ein österreichisches Mädchen, das HIV-positiv bei seiner Großmutter aufwuchs, beschreibt dieses Phänomen in ihrer kürzlich veröffentlichten Autobiographie.[54] Über viele Monate litt sie unter immer wiederkehrenden Bauchschmerzen, Erbrechen und Darmbeschwerden, die in einer Düsseldorfer Spezialklinik stets als Aids-Symptome diagnostiziert und behandelt wurden. Erst der Hausarzt kam dann im letzten Moment auf die Idee, daß Schirin eine Blinddarmentzündung haben könnte. Sie wurde notoperiert und damit vor dem sonst drohenden »Aids-Tod« gerettet.

Ein leidenschaftlicher Brief

Zunächst glaubten die Beamten an eine Fälschung, als im April 2000 der fünf Seiten lange Brief, adressiert an US-Präsident Bill Clinton, im Weißen Haus eintraf. Zu ausführlich, zu persönlich und zu leidenschaftlich schien der Stil, als daß er tatsächlich von Thabo Mbeki, dem Präsidenten Südafrikas, hätte sein können. Doch sie irrten sich. Thabo Mbeki hatte den Brief tatsächlich selbst verfaßt und ihn auch an Wladimir Putin, Tony Blair und weitere Amtskollegen versandt. Der Anlaß für den Brief war die bevorstehende 13. Welt-Aids-Konferenz im südafrikanischen Durban.

In seinem Brief beschreibt er zunächst detailliert die seltsamen Unterschiede der Aids-Ausbreitung in den westlichen Industrienationen und in Afrika. Aus unbekannten Gründen blieb Aids auf dem afrikanischen Kontinent nicht – wie in den Industrieländern – weitgehend auf die zwei Risikogruppen (Drogenabhängige und Homosexuelle) beschränkt, sondern wütet in der ganzen Bevölkerung mit ständig steigender Tendenz. Aus den offiziellen Aids-Statistiken der WHO geht hervor, daß heute zwei Drittel der Aids-Patienten in den afrikanischen Ländern südlich der Sahara leben. In manchen Ländern sei bereits jeder vierte Einwohner infiziert, die Lebenserwartung sinke dramatisch. Schließlich geht Mbeki auf den heftigen Druck ein, der auf sein Land ausgeübt werde, die vorhandenen Aids-Medikamente einzusetzen.

»Ich bin überzeugt, daß es unsere Pflicht ist, auf die speziellen Gefahren zu antworten, die uns hier in Afrika bedrohen«, fährt Präsident Mbeki in seinem Schreiben fort. »Und wir werden uns dieser Aufgabe nicht entziehen, indem wir den komfortablen Weg gehen, einen Katechismus nachzubeten, der im Westen bei gänzlich anderen Begleitumständen gerechtfertigt gewesen sein mag. Ich erläutere dies, weil unsere Anstrengungen von manchen in unserem Land und im Rest der Welt als kriminelle Unterlassung im Kampf gegen HIV-Aids verdammt werden. Einige Elemente dieser Kampagne verärgern mich tief. Beispielsweise wird uns erklärt, daß es einige Wissenschaftler gibt, die gefährlich und unglaubwürdig wären und mit denen niemand, auch wir nicht, sprechen dürften. In einer früheren Phase der Geschichte wären diese als Häretiker auf dem Scheiterhaufen verbrannt worden! Es ist noch nicht so lange her, daß in unserem eigenen Land Menschen ermordet, gefoltert, eingesperrt und aus der öffentlichen Diskussion ausgeschlossen wurden, weil ihre Ansichten als gefährlich und unglaubwürdig galten. Nun sollen wir präzise dasselbe tun wie die rassistische Tyrannei der Apartheit, gegen die wir gekämpft haben – bloß weil es heißt, daß eine Mehrheit sich eine Meinung gebildet habe und Widerspruch dagegen verboten sei. Diese Ansicht wird mit einem nahezu religiösen Eifer vertreten und einem Grad von Fanatismus, der zum Fürchten ist. Wenn sich dieser Geist durchsetzt, so sind die Tage nicht fern, daß wir wieder Bücher brennen sehen und ein heiliger Krieg gegen die Ungläubigen losbricht.«[55]

Keine sachliche Auseinandersetzung

Wie die derart angesprochenen Regierungschefs reagierten, ist nicht bekannt. Nach der Veröffentlichung des Briefs hagelte es jedoch abermals herbe Kritik, speziell an Mbekis Weigerung, in großem Maßstab das Aids-Medikament AZT an Schwangere abzugeben, um damit die Gefahr einer Übertragung der Viren auf die Neugeborenen zu verringern. Außerdem hatte Mbeki ein zusätzliches Sakrileg begangen und im Vorfeld der Aids-Konferenz eine hochrangige Expertenrunde nach Südafrika geladen, der neben 22 Vertretern des Aids-Establishments auch elf sogenannte Aids-Dissidenten angehörten. Prominenteste Vertreter der Runde waren der französische Virenentdecker Luc Montagnier auf der einen Seite und der kalifornische Virenexperte und »Chefdissident« Peter Duesberg auf der anderen. Der aus Deutschland stammende Duesberg war einst ein hochangesehener Krebsforscher und Mitglied der Amerikanischen Akademie der Wissenschaften, bis er Ende der achtziger Jahre mit der These, die Aids-Therapie sei gefährlicher als die Krankheit, einen Aufschrei provozierte, der ihn beruflich und finanziell an den Rand des Ruins brachte.

Über alle Auffassungsunterschiede hinweg sollten die Wissenschaftler die spezielle Situation Afrikas vorurteilsfrei beraten. »Dieses Unterfangen war aber von vornherein zum Scheitern verurteilt«, erinnert sich der Wiener Gynäkologe Christian Fiala, der als Experte für die epidemiologischen Studien zur Ausbreitung von Aids geladen war. »Es herrschte eine derart gereizte Stimmung, daß an konstruktive Arbeit nicht zu denken war.«[56] Nicht gerade erleichtert wurde die Aufgabe auch dadurch, daß kaum vernünftiges Material zur tatsächlichen Situation der Aids-Ausbreitung in Afrika vorhanden war. Diskutiert werden sollte auf der Basis der veröffentlichten UNO-Zahlen, die wiederum von seiten der Kritiker als unseriöse Schätzungen abgelehnt wurden.

Fiala hat die offiziellen Aids-Statistiken über Jahre studiert und ausgedehnte Reisen nach Afrika und Südostasien unternommen, um sich zusammen mit den örtlichen Gesundheitsbehörden ein eigenes Bild von der Lage zu verschaffen. Seine Schlüsse hat er in einem Buch zusammengefaßt, dessen Kernthese lautet: Aids ist über die letzten Jahrzehnte ein Problem der ursprünglichen Risikogruppen geblieben. Die Gefahr der heterosexuellen Verbreitung hat sich glücklicherweise nicht bewahrheitet. Daß dies in Afrika gänzlich anders zu sein scheint, ist Ergebnis völlig unzureichender Testmethoden und manipulativer Aufarbeitung von Daten durch die UN-Behörden.[57]

Zahlenspiele der UNO

Auslöser der afrikanischen Aids-Epidemie sind demnach nicht Viren, die sich auf diesem Kontinent anders verhalten als in Europa oder Amerika, sondern geradezu willkürliche Definitionen, was Aids nun eigentlich sei. Dies begann bereits 1986, als die WHO festlegte, wer in Entwicklungsländern als aidskrank zu gelten habe. Als Hauptkriterien gelten Gewichtsverlust um mehr als zehn Prozent, länger anhaltender Durchfall und kontinuierliches Fieber. Als Nebenkriterien werden Husten, Juckreiz, eine Pilzinfektion im Rachen sowie Lymphknotenschwellung, Herpes und wiederholt auftretende Gürtelrose genannt. Jemand hat demnach Aids, wenn ein Arzt mindestens zwei Hauptkriterien und ein Nebenkriterium feststellt. Ein HIV-Test ist nach dieser Definition ausdrücklich nicht notwendig und wird auch heute noch aus Geldmangel nur selten durchgeführt. Das bedeutet, die Krankheit Aids, die nach den Worten von Luc Montagnier »keine typischen Symptome hat«, wird in den Entwicklungsländern hauptsächlich aufgrund derartiger Symptome diagnostiziert, Symptomen, die nicht selten sind, wenn mehr als die Hälfte der Bevölkerung keinen Zugang zu sauberem Wasser hat, Malaria und andere Infektionskrankheiten wüten und die medizinische Infrastruktur desolat oder nicht vorhanden ist.

Nachdem einige Jahre mit dieser Definition gearbeitet worden war, stellten sich auch noch die US-Behörde CDC und die Pan American Health Organisation mit eigenen Definitionen ein, die nicht abgesprochen, sondern in Konkurrenz zueinander verfaßt worden waren. So können die Entwicklungsländer seither aus drei unterschiedlichen Definitionen auswählen, wie sie Aids mittels klinischer Symptome feststellen. Es steht ihnen aber auch frei, sich für eine der beiden ebenfalls wieder unterschiedlichen Definitionen der Industrieländer Europas oder der USA zu entscheiden.

In den Statistiken werden jedoch alle Meldungen über Aids-Kranke in einen Topf geworfen und an die WHO-Zentrale in Genf weitergeleitet. Da man hier davon ausgeht, daß nicht alle Aids-Kranken erfaßt werden, wird auf die »tatsächlichen Fälle« hochgerechnet. Im Jahr 1996 hat die WHO die Gesamtzahl aller gemeldeten Fälle aus Afrika noch mit dem Faktor 12 multipliziert, im nächsten Jahr bereits mit dem Faktor 17. Schließlich stieg die inflationäre Rechnerei noch weiter an. Aus 116000 gemeldeten Aids-Fällen wurden 5,5 Millionen geschätzte Fälle, die in die Statistik einflossen, hier wurde also bereits ein Multiplikationsfaktor von 47 angewendet.[58]

Diese Details werden in der Öffentlichkeit meist nicht erwähnt und sind auch vielen Ärzten unbekannt. Montagnier und seine Kollegen weigerten sich, auf dem Expertenmeeting diese Frage zu debattieren. Dafür kam von einem Vertreter des Aids-Establishments der ernst gemeinte Vorschlag, über alle offenen Fragen bezüglich Aids doch einfach abzustimmen.

Trügerische Hoffnung

Die Ignoranz kritischen Einwendungen gegenüber ist um so verwunderlicher, als die offizielle Aids-Linie bereits einen eingestandenen großen Irrweg hinter sich hat: die Therapie mit AZT. In einer Art Neuauflage des Programms Nichts-ist-zu-blöd-um-es-nicht-mal-auszuprobieren wurden in den achtziger Jahren, so wie drei Jahrzehnte zuvor bei Krebs, alle möglichen Substanzen auf ihre Tauglichkeit zur Virenbekämpfung untersucht. Dabei stöberten die Forscher in den Archiven auch AZT auf, das alte, unbrauchbare Krebsmittel. Im Laborversuch zeigte es nun aber »in vitro« recht gute Wirksamkeit gegen das HI-Virus. Der Pharmariese Glaxo-Wellcome erwarb die Lizenz. Schnellstmöglich wurden klinische Studien organisiert. AZT sollte nun auch »in vivo« – also an lebenden Patienten – gegenüber Placebos getestet werden. Die Ergebnisse der Phase-2-Tests mit rund 300 Patienten galten als sensationell: Bereits nach 15 Wochen wurde die Studie abgebrochen, weil in der Placebogruppe – also bei den Studienteilnehmern ohne chemische Behandlung – deutlich mehr Patienten gestorben waren. Schließlich erfolgte 1985 die Zulassung, und sofort setzte ein unglaublicher Run auf AZT ein. Bald schon nahmen 100000 Patienten die »Hoffnung gegen Aids«, der Jahresumsatz lag rasch bei 400 Millionen Euro.[59]

Grauenhafte Bilder gingen um die Welt. Homosexuelle Stars von Arthur Ashe bis Rudolf Nurejew starben, abgemagert bis auf die Knochen, öffentlich den Aids-Tod, allesamt unter AZT-Therapie. Dies fiel jedoch nicht weiter auf, weil allgemein angenommen wurde, daß Aids-Patienten früh und schnell sterben.

Dennoch wurden erste kritische Stimmen von hochrangigen Wissenschaftlern laut, die erklärten, die Therapie sei gefährlicher als die Krankheit. Das Mittel noch einmal gründlich zu testen war aber wesentlich schwieriger geworden. Denn nun galt es als unethisch, bei den Studien eine – sonst aus Gründen wissenschaftlicher Seriosität immer als notwendig erachtete – Placebogruppe einzuführen. Auch jedes neue Medikament oder veränderte Dosierungen mußten mit AZT, dem »Goldstandard der Aids-Therapie«, verglichen werden, um – wie es hieß – die Patienten nicht zu gefährden.

Dazu kam eine unglaubliche Werbeoffensive, unterstützt und finanziert von industrienahen Organisationen. Am eifrigsten engagierte sich die Wellcome-Foundation, die reichste Forschungsstiftung der Welt. Offiziell war dieser industriegesponserten Einrichtung die Werbung für eigene Produkte verboten. In der Praxis war davon jedoch wenig zu bemerken. Unter dem Patronat von Wellcome wurden Kongresse organisiert, Aids-Hilfe-Organisationen finanziert und Mediziner ausgebildet, Aids-Erziehungsmaterialien für Schulen hergestellt und Bücher herausgegeben. Und inmitten dieses Umfelds wurde AZT stets als das sinnvollste Aids-Medikament mit bewiesener Schutzwirkung dargestellt.[60]

Gegenargumente wurden im Feuerwerk dieser Propagandamaschinerie meist überhört. Auch wenn sie prominent publiziert wurden, wie eine Arbeit von Medizinern der Claude-Bernard-Klinik in Paris. Ende 1988 legten sie in *Lancet* die Schattenseite von AZT dar: Das Mittel sei für die meisten Patienten zu giftig und werde nicht toleriert. Nach wenigen Wochen AZT-Einnahme, so hieß es, hatten viele Studienteilnehmer sogar weniger Helferzellen im Blut als zu Beginn der Therapie.[61]

Anfang der neunziger Jahre wurden erste Ergebnisse der Concorde-Studie publiziert, der größten internationalen Arbeit zur Wirksamkeit von AZT. Sie zeigten mehr Todesfälle in der Wirkstoffgruppe und keinerlei Überlebensvorteil. AZT-Konsumenten berichteten über eine verschlechterte Lebensqualität und starke Nebenwirkungen. »Jene, die damals die Finger davon gelassen haben, trafen vielleicht gar keine schlechte Entscheidung«, erklärte rückblickend der New Yorker Aids-Experte Jeffrey Laurence anläßlich der Einführung der neuen Generation von Aids-Medikamenten zur Mitte der neunziger Jahre.[62]

Chaotische Studien

Wie war es möglich, daß, im krassen Gegensatz zu diesen späteren Erkenntnissen, die ersten Zulassungsstudien derart gute Resultate erbracht hatten? Aufschluß darüber ergeben interne Dokumente, die erst in jüngster Zeit durch den »Freedom of Information Act« in den USA öffentlich zugänglich wurden. Bereits bei der ersten, nach 15 Wochen abgebrochenen AZT-Studie seien demnach unglaubliche Unregelmäßigkeiten und Verfehlungen passiert, die frappierend an vorsätzlichen Betrug erinnern.

So ergab die nachträgliche Sichtung der Daten einer Bostoner Klinik, die als eine von mehreren Zentren die AZT-Studien durchgeführt hatte, nahezu kriminelle Verfälschungen: Von den

14 Studienpatienten waren zwei gestorben, kurz nachdem AZT abgesetzt worden war, eine weitere Patientin mußte auf die Intensivstation verlegt werden, zwei erhielten Bluttransfusionen. Der auswertenden Studienzentrale hatte der Studienleiter all dies jedoch nie mitgeteilt. Ebenso verhielt es sich mit den schweren Nebenwirkungen der Droge. Patricia Spitzig, die von den Behörden eingesetzte Inspektorin, notiert in ihrem Bericht trocken »Patient Nr. 1008 gibt über sieben Wochen Kopfschmerzen, Durchfall, Lethargie, Verwirrung und Bauchkrämpfe an. Als Nebenwirkung ist im Bericht nichts davon angeführt.«[63] Ähnliche Verfehlungen werden über vier Seiten aufgezählt. Ein Patient erhielt sogar AZT, obwohl er in der Placebogruppe war.

Daß derartige Vorkommnisse nicht auf eine Klinik beschränkt waren, zeigt ein Bericht, den die technische Fachkraft Lynn Gannett an die Gesundheitsbehörden weiterleitete. Sie arbeitete von 1987 bis 1990 an mehreren AZT-Studien in der Syracuse-Klinik in New York mit. Ihre Aufgabe war es, die Studiendaten zu sammeln und in eine geordnete Form zu bringen. Das wurde ihr aber nahezu unmöglich gemacht. »Die Daten, die ich von den Studienleitern bekam, waren ungenau und unvollständig. Wenn es eine Regel gab, die man brechen konnte, so wurde sie gebrochen.«[64] Peinlich genau dokumentierte Gannett die Verfehlungen.

- Eine Patientin aus der AZT-Gruppe mußte mit hochgradiger Vergiftung auf die Intensivstation. Obwohl das Studienprotokoll in diesem Fall das sofortige Absetzen der Medikamente vorsieht, wurde die Dosis lediglich auf die Hälfte reduziert.
- Immer wieder gingen »zufällig« Patientenakten verloren, vor allem wenn Probleme aufgetreten waren.
- Eine Patientin nahm an der Studie teil, bis ein Testergebnis zeigte, daß sie überhaupt nicht HIV-positiv war. Bei einigen weiteren Teilnehmern fehlten ebenfalls die HIV-Befunde. Niemand kümmerte sich darum.
- Ständig wurden die Studienformulare zu spät abgegeben. Wenn es dann Ärger gab und die Zentrale sich einschaltete,

setzte der Studienleiter die fehlenden Daten einfach »aus dem Gedächtnis« ein, ohne jegliche Dokumentation.

1990 kündigte Gannett ihren Job, weil sie merkte, daß niemand ernsthaft an einer Verbesserung der Zustände interessiert war. Sie sandte eine lange, gut dokumentierte Liste an die staatliche Gesundheitsbehörde NIH und bot noch weitere Informationen an. Daraufhin wurde sie angerufen und um etwas Geduld gebeten. Man werde sich wieder bei ihr melden, hieß es. Bis heute hat sie nichts mehr vom NIH gehört.

Ohne diese vielfältigen Widersprüche aufzuklären, soll nun ein halber Kontinent mit diesen Präparaten versorgt werden. Und prompt erschienen Studien, die scheinbar schlüssig bewiesen, daß sich auch unter afrikanischen Verhältnissen die Investition in Aidsmedikamente lohnt.[64] Im Schnitt, so rechneten die Autoren vor, werde unter 500 Geburten bei 15 Babys die Virusübertragung vermieden, sie müßten weniger häufig ins Krankenhaus und dadurch spare der Staat Geld.

Was die Autoren aber nicht bedachten: Allein die Kosten für die Aids-Medikamente – potentielle Spenden schon eingerechnet – übersteigen die Gesundheitsbudgets der meisten Länder südlich der Sahara. Die mit erhobenem Zeigefinger eingeforderte Investition würde die fragilen Gesundheitssysteme, die schon derzeit am Rande des Abgrunds stehen, massiv gefährden. »Meine Sorge ist«, meint Christian Gunneberg, Gesundheitsberater für den britischen »Save the Children«-Fonds in Malawi, »daß die Spenderorganisationen die Regierungen trotzdem massiv in diese Richtung treiben. Die einzigen Profiteure wären die Pharmafirmen, die die Spenden einstreichen.«[65]

NACHWORT

Während wir die Endredaktion der Texte zu diesem Buch vornehmen, sorgt die Avantgarde des Medizinkartells wieder für Schlagzeilen. Erstmals wagten im November 2001 US-Forscher, einen Menschen zu klonen. Der erste geklonte Mensch sei eigentlich nur ein »menschlicher Embryo«, wurde gleich relativiert – und ein solcher Embryo eigentlich nur ein Zellhaufen. Eine Ansammlung von Zellen, aus denen sich beliebig Organe eines Menschen nachzüchten lassen. Und diese Organe würden dann in den Körper des Menschen, aus dessen Gewebe die geklonte Zelle stammt, passen wie seine eigenen. Mehr noch, sie sind eigentlich seine eigenen. Das zweite Herz, die zweite Leber sofort verfügbar, ganz ohne langes Warten auf den Tod eines passenden Spenders. Die gefürchteten Abstoßungsreaktionen des eigenen Organismus wären endgültig Vergangenheit. Ein Ersatzteillager an allen lebenswichtigen Organen für jeden, der es sich leisten kann. Nach Zweitwagen, Zweithaus und Zweitfrau nun der Zweitdarm. Ein altbackener Moralist, wer da nicht in Verzückung gerät.

In der gleichen Woche erreichte uns eine kleine Meldung über ein Gerichtsurteil in Frankreich. Ein Gynäkologe ließ, so wie es sein Beruf vorsieht, Leben entstehen. Aber eben das falsche Leben: Das Baby litt am Down-Syndrom. Und die Eltern verklagten den Mediziner. Er habe es versäumt, durch eine Untersuchung des Fruchtwassers im Mutterleib diese Krankheit zu erkennen. Hätte er sie diagnostiziert, wäre der Embryo abgetrieben worden. So aber sei für die Eltern ein gewaltiger Schaden entstanden. Das Gericht folgte dieser Argumentation und verurteilte den Arzt, weil er nicht tötete.

Zwei kleine Episoden auf dem gespenstischen Weg der Umkehrung grundsätzlicher Spielregeln in der Medizin. Längst ist der Grundsatz, zuallererst keinen Schaden zuzufügen, zu einer historischen Floskel des hippokratischen Eides verkommen. Es ist alles erlaubt, lautet die neue, oberste Maxime, was den Menschen optimiert – und sei es um den Preis der Tötung oder den der Umgehung aller ethischen Grenzen. Dabei ist die Geschichte der letzten drei Jahrzehnte reich an intellektuellen Taschenspielertricks, um das Undenkbare zuerst zu enttabuisieren und dann zum selbstverständlichen Gebot zu machen.

»Ich bin nicht der Meinung«, war sich der Verpflanzer des ersten Herzens, Christiaan Barnard, Ende der sechziger Jahre noch sicher, »daß wir das Recht haben, noch schlagende Herzen zu entnehmen.« Als tot galt damals, wessen Herz nicht mehr schlug. Doch die Transplantationschirurgie wäre bei dieser Definition nicht aus dem Experimentierstadium herausgekommen. Also wurde umdefiniert. Eine Kommission setzte das Ende des Lebens nicht mehr mit dem Ende von Atmung und Kreislauf gleich, sondern orientierte sich an der Hirnfunktion. Wenn bestimmte Hirnareale unwiederbringlich ausgefallen sind, gilt der Mensch seit Ende der sechziger Jahre als tot – auch wenn das Herz schlägt, die Haut warm ist, Haare und Nägel wachsen, der Körper mit Beruhigungsmitteln ruhiggestellt werden muß. Solche Toten standen daraufhin in jeder Intensivstation als »Organlager« zur Verfügung.

Parallel dazu entwickelte sich die Technik der künstlichen Befruchtung. Zunächst war es ein unumstößliches Dogma, nur unfruchtbaren Paaren zum heißersehnten Nachwuchs zu verhelfen. Doch sobald es möglich war, vor der Einpflanzung des Embryos diverse Diagnosen durchzuführen, war es nur logisch, die Eltern mit dieser neuen Eugenik vor kranken Kindern zu schützen. Daß nun aus der Fortpflanzungstechnik der Nachschub für die Organingenieure gezüchtet wird, ist nur die folgerichtige nächste Station der Klempnermedizin.

Ethische Zweifel müssen gar nicht ausschlaggebend sein, um vor der ungebremsten Weiterentwicklung der Eugenik und Ersatzteilmedizin zu warnen. Mit all diesem gruseligen Aufwand, soviel ist klar, lassen sich die großen Gesundheitsfragen in keiner Weise lösen. Und es ist auch klar, daß sie enorme Kosten verursachen und nur einer Minderheit zugute kommen können.

Eine überfällige wissenschaftliche Auseinandersetzung mit dem Menschen als einem komplexen Gesamtkunstwerk und die daraus folgenden Erkenntnisse über Umstände, die zum Gesundbleiben und Gesundwerden führen, hätten dagegen breiteste Konsequenzen.

In China, heißt es, wurden die Ärzte früher nur von den Gesunden bezahlt. Wer krank wurde, zahlte nichts und mußte gratis behandelt werden. Und die Ärzte hatten ein starkes Interesse daran, für möglichst viel Gesundheit zu sorgen und ihre Patienten rasch wieder gesund werden zu lassen. Das moderne Medizinkartell hat sich hingegen auf die Verwaltung der Patientenmassen spezialisiert. Die zuverlässigsten Kunden sind die chronisch Kranken. Und die Medizin sorgt dafür, daß sie dies auch bleiben.

Gesundheit läßt sich hingegen nicht so simpel vermarkten. Da ist es schon wesentlich einfacher, bei den alten Rezepten zu bleiben, noch heftiger mit Giftcocktails auf Keime zu schießen und weiter im Zufallsverfahren nach »magic bullets« zu suchen, die eines Tages vielleicht wirklich Heilung bringen und damit die Arbeit des Arztes erledigen, ohne daß dieser versteht, was passiert. In der Zwischenzeit wird mit Klonspuk und Ersatzteilzauber die Sensationslust der Medien genährt und das Märchen vom allmächtigen Medizinbetrieb aufgewärmt, der alles wieder heilmacht – bis man eines Tages am eigenen Leib erfährt, daß alles nur Hochstapelei war.

Vielstimmig und beflissen drängt sich eine von Erregern und Risikofaktoren hypnotisierte Medizin immer mehr in unser Leben. Das Kartell aus Pharma- und Geräteindustrie sowie die an Einzelleistungen verdienenden Ärzte und Versicherungen werden wohl weiter dafür kämpfen, daß ihr Markt wächst und alles so bleibt, wie es ist. Um dann mit einer Mischung aus beleidigtem Stolz und Unverstand den Kopf zu schütteln, wenn immer mehr Menschen dieser Art von Medizin endgültig den Rücken kehren.

ANMERKUNGEN

Die erste Todsünde: Kriegserklärung gegen den falschen Feind

1 McKeown, T. et al., »An Interpretation of the Decline of Mortality in England and Wales During the Twentieth Century«, *Population Studies* 1975; 29, S. 391–422.

2 Illich, Ivan, *Die Nemesis der Medizin*, Rowohlt 1977, S. 22–26.

3 Geison, Gerald L., *The Private Science of Louis Pasteur*, Princeton University Press, 1995.

4 De Kruif, Paul, *Mikrobenjäger*, Zürich 1927, S. 61.

5 Dubos, René, *Pasteur und die moderne Wissenschaft*, Verlag Kurt Desch, 1960, S. 13.

6 De Kruif, Paul, a.a.O., S. 62.

7 Dubos, René, a.a.O., S. 23–26.

8 De Kruif, Paul, a.a.O., S. 62.

9 De Kruif, Paul, a.a.O., S. 63.

10 De Kruif, Paul, a.a.O., S. 82.

11 Leven, Karl-Heinz, *Die Geschichte der Infektionskrankheiten*, ecomed 1997, S. 96–97.

12 Dubos, René, *Pasteur and Modern Science*, New York: Charles Pfizer & Co. Inc. 1958; S. 17–32.

13 De Kruif, Paul, a.a.O., S. 94.

14 Moschocwitz, Eli, *Bulletin of the History of Medicine* 22 (1989), S. 528–548.

15 Verner, J. R. et al., *Rational Bacteriology*, 2nd ed; New York: H. Wolff, 1953; S. 158.

16 Kisskalt, Karl, *Max von Pettenkofer*, Wiss. Verlagsgesellschaft, Stuttgart 1948, S. 109.

17 Dubos, René, *Pasteur und die moderne Wissenschaft*, a.a.O., S. 108–111.

18 Geison, Gerald L., a.a.O., S. 163 f.

19 De Kruif, Paul, a.a.O., S. 146.
20 Geison, Gerald L., a.a.O., S. 162 f.
21 Dubos, René, *Pasteur und die moderne Wissenschaft*, a.a.O., S. 99–105.
22 De Kruif, Paul, a.a.O., S. 157.
23 Leven, Karl-Heinz, a.a.O.
24 Leven, Karl-Heinz, *Die Geschichte der Infektionskrankheiten*, ecomed 1997, S. 102.
25 Daniel, Thomas M., *Captain of Death. The Story of Tuberculosis*, Rochester 1997, S. 76.
26 Daniel, Thomas M., a.a.O., S. 77.
27 De Kruif, Paul, a.a.O., S. 108.
28 De Kruif, Paul, a.a.O., S. 110.
29 Leven, Karl-Heinz, a.a.O., S. 98.
30 Koch, Robert, »Die Ätiologie der Tuberkulose«, in *Gesammelte Werke*, Bd. 1, Leipzig 1912, S. 428–445 (ursprl. *Berliner klinische Wochenschrift* 1882, Nr. 15).
31 Winzler, Beate, *Großstadt und Hygiene: kommunale Gesundheitspolitik in der Epoche der Urbanisierung*, Stuttgart 1995, S. 37.
32 Winzler, Beate, a.a.O., S. 36.
33 Winzler, Beate, a.a.O., S. 37.
34 Schnipperges, Heinrich, *Rudolf Virchow*, Reinbek bei Hamburg 1994, S. 97.
35 Ebd.
36 Schnipperges, Heinrich, a.a.O., S. 77.
37 Winzler, Beate, a.a.O., S. 9.
38 Winzler, Beate, a.a.O., S. 67.
39 Winzler, Beate, a.a.O., S. 34.
40 Schnipperges, Heinrich, a.a.O., S. 83.
41 Schnipperges, Heinrich, a.a.O., S. 29.
42 De Kruif, Paul, a.a.O., S. 120.
43 Brock, Thomas D., *Robert Koch*, New York 1988, S. 118.
44 Brock, Thomas D., a.a.O., S. 117.
45 Winzler, Beate, a.a.O., S. 180.
46 Daniel, Thomas M., a.a.O., S. 32.
47 Daniel, Thomas M., a.a.O., S. 72.
48 De Kruif, Paul, a.a.O., S. 122.
49 De Kruif, Paul, a.a.O., S. 123.
50 De Kruif, Paul, a.a.O., S. 128.
51 De Kruif, Paul, a.a.O., S. 131.
52 Daniel, Thomas M., a.a.O., S. 82.

53 Daniel, Thomas M., a.a.O., S. 30.
54 Daniel, Thomas M., a.a.O., S. 37.
55 Daniel, Thomas M., a.a.O., S. 38.
56 Ebd.
57 Daniel, Thomas M., a.a.O., S. 93.
58 Evans, Richard J., *Tod in Hamburg*, Rowohlt 1990, rororo 1996, S. 155–157.
59 Evans, Richard J., a.a.O., S. 123–126.
60 Winzler, Beate, a.a.O., S. 41.
61 Evans, Richard J., a.a.O., S. 307 f.
62 Evans, Richard J., a.a.O., S. 309–314.
63 Breyer, Harald, *Max von Pettenkofer*, Leipzig 1980, S. 186.
64 Gradmann, C., »Die Entdeckung der Cholera in Indien – Robert Koch und die DMW«, *Dtsch. med. Wschr.* 124 (1999), S. 1187–1188.
65 »Politische Tagesübersicht. Die deutsche Cholera-Kommission in Ägypten«, *Berliner Tageblatt* 26. 9. 1883.
66 Koch, Robert, »Berichte über die Tätigkeit der zur Erforschung der Cholera im Jahre 1883 nach Ägypten und Indien entsandten Kommission«, in: *Gesammelte Werke von Robert Koch*, Hg. Julius Schwalbe, Leipzig 1912 (1883/84), Bd. 2.1, S. 1–19.
67 Gradmann C., a.a.O.
68 »Politische Tagesübersicht. Die deutsche Cholera-Kommission in Ägypten, *Berliner Tageblatt* 26. 9. 1883.
69 Gradmann C., a.a.O.
70 Ebd.
71 L. G., »Das Ärzte-Bankett zu Ehren der Mitglieder der deutschen Cholerakommission«, *Berliner Tageblatt* 14. 5. 1884.
72 Gradmann C., a.a.O.
73 Evans, Richard J., a.a.O., S. 180–182.
74 Gradmann C., a.a.O.
75 Gradmann C., a.a.O.
76 Kisskalt, Karl, a.a.O., S. 116–118.
77 Breyer, Harald, a.a.O.
78 Porter, Roy, *The Greatest Benefit to Mankind*, Fontana Press, 1999.
79 Kisskalt, Karl, a.a.O., S. 116–118.
80 Kisskalt, Karl, a.a.O.
81 Breyer, Harald, a.a.O., S. 209, zitiert eine statistische Arbeit von L. Ascher aus dem Jahr 1921.
82 Kisskalt, Karl, a.a.O.
83 Daniel, Thomas M., a.a.O., S. 114
84 Ebd.

85 Gradmann, Christoph, »Robert Koch und das Tuberkulin«, *Dtsch. Med. Wschr.* 124 (1999), S. 1253–1256.
86 Koch in einem Schreiben an Althoff vom 5. Dezember 1890.
87 Aus dem Nachlaß Althoffs GStAPK I, Rep 76, VIII B, Nr. 2937, Bl. 47–49.
88 *Charité-Annalen,* Neue Folge, Band 13, S. 199 ff. (1993), Akademie Verlag Berlin, herausgegeben von Harald Mau. Redaktion Bernd-Dieter Bohne.
89 Porter, Roy, a. a. O., S. 441.
90 »Sammlung der amtlichen Berichte der Kliniken, Polikliniken und pathologisch-anatomischen Institute der preußischen Universitäten«, *Klinisches Jahrbuch 1891,* Ergänzungsband.
91 *Charité-Annalen,* Neue Folge, a. a. O.
92 Schadewaldt, Hans, »Die Entdeckung des Tuberkulins«, *Dtsch. Med. Wschr.* 100 (1975), S. 1925–1932.
93 Moulin, Anne-Marie, »Hasard et rationalité dans l'approche vaccinale«, *History and Philosophy of the Life Sciences* 17 (1995), S. 5–29.
94 Gotzsche, P. C. et al., »Is Screening for Breast Cancer with Mammography Justifiable?«, *Lancet* 2000; 355, S. 129–134.
95 Simon, Steve, »How to Read a Medical Journal Article«, http://www.cmh.edu/stats/journal/jourtxt.htm (21. 9. 2001).
96 *New Scientist,* 17. September 1994, S. 23 ff.
97 Cochrane, Archibald, *One Man's Medicine, An autobiography of Professor Archie Cochrane.* London: BMJ (Memoir Club), 1989.
98 Cochrane Archibald, *Effectiveness and Efficiency. Random Reflections on Health Services.* London: Nuffield Provincial Hospitals Trust, 1972 (reprinted in 1989 in association with the BMJ), S. 66 ff.
99 Cochrane, Archibald, a. a. O., S. xii.

Die zweite Todsünde: Medizin als chemischer Krieg

1 Bäumler, E., »Paul Ehrlich – Forscher für das Leben«, *Lab. med.* (1989) 13, S. 433–436.
2 Leven, Karl-Heinz, a. a. O, S. 104–107.
3 Porter, Roy, a. a. O, S. 448.
4 Doerr, H. W., »Das Konzept der Immunabwehr von Paul Ehrlich«, *Dtsch. Med. Wschr.* 1996; 121, S. 958–961.
5 Bäumler, E., *Paul Ehrlich, Forscher für das Leben,* Frankfurt/M., Societäts-Verlag 1979.
6 Leven, Karl-Heinz, a. a. O., S. 102 f.
7 De Kruif, Paul, a. a. O., S. 321 f.

8 Leven, Karl-Heinz, a.a.O., S. 104–107.
9 Sauerteig L., »Mit Chemie gegen die Syphilis – Anfänge der Chemotherapie um Paul Ehrlich und die DMW«, *Dtsch. Med. Wschr.* 125 (2000), S. 95–96.
10 Petition des Verbands biochemischer Vereine für das Deutsche Reich, v. 9. 9. 1920, Bundesarchiv Berlin, 15.01/11876, Bl. 384.
11 »Ein Attentat auf die Freiheit«, Vordruck des Verbands für Volksheilkunde, Sommer 1922, Bundesarchiv Berlin, 15.01/11877, Bl. 384.
12 Schirrmeister, Paul, »Kurierfreiheit und Geschlechtskrankheiten«, *Naturarzt. Zeitschrift des Deutschen Bundes der Vereine für naturgemäße Lebens und Heilweise (Naturheilkunde)*, 45 (1917), S. 51–54.
13 Sauerteig, L., a.a.O.
14 Gilman, A., »The Initial clinical trial of nitrogen mustard«, *Am. J. Surg.* 1963; 105, S. 574–578.
15 Farooqi, I. S. et al., »Early childhood infection and atopic disorder«, *Thorax* 1998; 53 (11), S. 927–932.
16 Le Fanu, James, *The Rise and Fall of Modern Medicine,* Little Brown, 1999, S. 3f.
17 Porter, Roy, a.a.O., S. 455.
18 Porter, Roy, a.a.O., S. 454–461.
19 Hare, Ronald, *The Birth of Penicillin,* Allen & Unwin, 1970.
20 Fleming, Alexander, »On the Antibacterial Action of Cultures of a Penicillium, With Special Reference to Their Use in the Isolation of B. Influenzae«, *British Jounal of Experimental Pathology,* 1929, Vol. 10, S. 226–236.
21 Le Fanu, James, a.a.O., S. 5–16.
22 Chain, E., Florey, H. W. et. al., »Penicillin as a Chemotherapeutic Agent«, *Lancet,* 24. August 1940, S. 226–228.
23 Macfarlane, G., *Alexander Fleming: The Man and the Myth,* Chatto & Windus, 1984.
24 Le Fanu, James, a.a.O., S. 5–16.
25 Fletcher, Charles, »First Clinical Use of Penicillin«, *BMJ,* 1984, Vol. 289, S. 1721–1723.
26 Koren, G., »Bias against negative studies in newspaper reports of medical research«, *JAMA* 1991; 266, S. 1824–1826.
27 Moss, Ralph W., *Fragwürdige Chemotherapie,* Haug 1997, S. 41.
28 Abel, Ulrich, Die zytostatische Chemotherapie fortgeschrittener epithelialer Tumoren – eine kritische Bestandsaufnahme, Stuttgart, Hippokrates, 1990.
29 Gilman, A., »The Initial clinical trial of nitrogen mustard«, *Am. J. Surg.* 1963; 105, S. 574–578.
30 Moss, Ralph W., a.a.O., S. 24.
31 Moss, Ralph W., a.a.O., S. 33.

32 Moss, Ralph W., a. a. O., S. 34.
33 Moss, Ralph W., a. a. O.. S. 35
34 Persönliche Kommunikation, 2001
35 Silverstein, Melvin J., »Ductal carcinoma in situ of the breast«, *BMJ* 1998; 317, S. 734–739.
36 Lerner, Barron H., *The Breast Cancer Wars,* Oxford University Press 2001, S. 18.
37 Zitiert nach: Leopold, Ellen, *A Darker Ribbon: Breast Cancer, Women, and Their Doctors in the Twentieth Century,* Beacon Press 1999, S. 59.
38 Bliss, Michael, *William Osler: A Life in Medicine,* Oxford University Press 1999, S. 213.
39 Nuland, Sherwin B., *Doctors,* Alfred A. Knopf, New York 1988, S. 415.
40 William S. Halsted, »Developments in the Skin-Grafting Operation for Cancer of the Breast«, *Journal of the American Medical Association* 60 (1913), S. 416–418.
41 Halsted, William S., »The Results of Radical Operations for the Cure of Carcinoma of the Breast«, *Annals of Surgery* 46 (1907), S. 1–19.
42 Penfield, Wilder, »Halsted of Johns Hopkins«, *JAMA* 210 (1969), S. 2214–2218.
43 Lerner, Barron H., a. a. O., S. 24.
44 Rosai, Juan, »Pathology: A Historical Opportunity«, *American Journal of Pathology* 151 (1997), S. 3–6.
45 Lerner, Barron H., a. a. O., S. 28.
46 Childe, Charles B., *The Control of a Scourge,* E. P. Dutton, New York 1907.
47 Keynes, Geoffrey, »The Place of Radium in the Treatment of Cancer of the Breast«, *Annals of Surgery* 106 (1937), S. 619–630.
48 Glasser, Otto, »The Discovery of Roentgen Rays and Radium Rays«, in: George T. Pack and Edward M. Livingston (ed.), *Treatment of Cancer and Allied Diseases,* Paul B. Hoeber, New York 1940.
49 Keynes, Geoffrey, a. a. O.
50 Lee, Burton J., »The Therapeutic Value of Irradiation in the Treatment of Mammary Cancer«, *Annals of Surgery* 88 (1928), S. 26–47.
51 Lewis, Dean, Rienhoff, William F., »A Study of the Results of Operations for the Cure of Cancer of the Breast Performed at the Johns Hopkins Hospital from 1889 to 1931«, *Annals of Surgery* 95 (1932), S. 336–400.
52 Bland, »The Halsted Mastectomy«, in: Jay Katz, *The Silent World of Doctor and Patient,* Free Press, New York 1984, S. 554.
53 Ratcliff, J. D., »We Could Cure Cancer Now«, *Woman's Home Companion* 73 (1946), S. 35–176.
54 Haagensen, Cushman D., Garland, L. Henry, Gellhorn, Alfred, »A Modern

Medicine Interview: Treatment of Breast Cancer«, *Modern Medicine* (1957), S. 110–170.

55 Die Antwort stammt von Frank Gump, der sich auf Haagensen bezieht. Interview am 23. Juni 1998, zitiert in: Barron H. Lerner, a.a.O., S. 59.

56 Slaughter, Frank S., *The New Science of Surgery,* Julian Messner, New York 1964, S. 244.

57 Watson, T. A., »Cancer of the Breast: The Janeway Lecture 1965«, *American Journal of Roentgenology, Radium Therapy & Nuclear Medicine* 96 (1966), S. 547–559.

58 Renneker, Richard, Cutler, Max, »Psychological Problems of Adjustment to Cancer of the Breast«, *JAMA* 148 (1952), S. 833–838.

59 Crile Jr., George, »The Evolution of the Treatment of Breast Cancer«, unpubliziertes Manuskript aus dem Nachlaß, zitiert in Barron H. Lerner, a.a.O., S. 62.

60 Crile Jr., George, *The Way It Was: Sex, Surgery, Treasure and Travel 1907–1987,* Kent State Univ. Press 1992, S. 263.

61 Crile Jr., George, *Cancer and Common Sense,* Viking Press 1955, S. 7f.

62 George Crile Jr. zu Charles C. Lund, 17. Oktober 1955.

63 Cameron, Charles E., »Report of the Medical and Scientific«, Annual Meeting of Members of the American Cancer Society, 5. Nov. 1953, ACS Archives.

64 Myers, J. Arthur, »Owen H. Wangesteen«, *Lancet* 87 (1967), S. 216–228.

65 History of Cancer Control Project, UCLA School of Public Health, *A History of Cancer Control in the United States, 1946–1971,* Book 1, Department of Health, Education and Welfare, 1978, S. 373.

66 Haagensen, Cushman D., »A Technique for Radical Mastectomy«, *Surgery* 19 (1946), S. 100–131.

67 Interview mit Dr. Blake Cady, 6. Januar 1998, zitiert in Barron H. Lerner, a.a.O., S. 76.

68 Daland, Ernest M., »Untreated Cases of Breast Cancer«, *Surgery, Gynecology & Obstetrics* 44 (1927), S. 264–268.

69 Ebd.

70 Greenough, Robert B., »Variable Degrees of Malignancy of Cancer of the Breast«, *Journal of Cancer Research* 9 (1925), S. 453–463.

71 Haagensen, Cushman D., *Diseases of the Breast,* W. B. Saunders, Philadelphia 1956, S. 534–535.

72 Haagensen, Cushman D., a.a.O., S. 571, S. 720.

73 Fisher, B. et al., »Five-Year Results of a Randomized Clinical Trial Comparing Total Mastectomy and Segmental Mastectomy With or Without Radiation in the Treatment of Breast Cancer«, *NEJM* 1985; 312, S. 665–673.

74 Fisher, B. et al., »Eight-Year Results of a Randomized Clinical Trial Comparing Total Mastectomy and Lumpectomy With or Without Irradiation in the Treatment of Breast Cancer«, *NEJM* 1989; 320, S. 822–828.
75 *Breast Conservation versus Mastectomy: Patient Survival in Day-to-Day Medical Practice and in Randomized Studies,* Washington D. C: General Accounting Office, 1994 (Report GAO/PEMD-95–9).
76 Early Breast Cancer Trialists Collaborative Group, »Effects of Radiotherapy and Surgery in Early Breast Cancer – an Overview of the Randomized Trials«, *NEJM* 1995; 333, S. 1444–1455.
77 Bezwoda, W. R., Seymour, L., Dansey, R. D., »High-Dose Chemotherapy with Hematopoietic Rescue as Primary Treatment for Metastatic Breast Cancer: a Randomized Trial«, *J Clin Oncol* 1995 Oct; 13/10), S. 2483–2489.
78 Kaufmann, Manfred, »Hochdosis-Chemotherapie beim Mammakarzinom: Gehen wir den richtigen Weg?«, *Deutsches Ärzteblatt,* 24.. 10. 1997, S. A-2835.
79 Einladung zum Pressegespräch am 20. 4. 1998 der Österreichischen Gesellschaft für Hämatologie und Onkologie anläßlich der Frühjahrstagung vom 23. bis 25. 4. 1998 in Baden.
80 Grady, Denise, »Breast Cancer Study Shows Signs of More Serious Fraud«, *New York Times,* 10. 3. 2000.
81 »Suspicion Raised Over Breast-Cancer-Therapy Trial«, *Lancet,* Vol 355, S. 553, February 12, 2000.

Die dritte Todsünde: Vom Krankenbett ins Labor – die Abkehr vom Patienten

1 »Verstärkter Sterblichkeitsrückgang bei Krebs«, Presseaussendung vom 20. Juli 2001, Mag. Jeannette Klimont, Direktion Bevölkerung, STATISTIK AUSTRIA.
2 Sjönell, G. et al., »Hålsokontroller med mammografi minskar inte dödlighet i bröstcancer« *Läkartidningen* 1999; 96, S. 904–913.
3 The Givio Investigators »Impact of Follow-up Testing on Survival and Health-Related Quality of Life in Breast Cancer Patients«, *JAMA* 1994; 271(20), S. 1587–1592.
4 Kjeldsen, B. J. et al., »A Prospective Randomized Study of Follow-up after Radical Surgery for Colorectal Cancer«, *Br. J. Surgery* 1997; 84: S. 666–669.
5 Schoemaker, D. et al., »Yearly Colonoscopy, Liver CT, and Chest Radiography Do Not Influence 5-year Survival of Colorectal Cancer Patients«, *Gastroenterology* 1998; 114, S. 7–14.
6 Eigenrecherche, persönliche Kommunikation 17. 7. 2001.

7 Empfehlungen zur Krebsvorsorge in der Europäischen Union; erarbeitet vom beratenden Ausschuß zur Krebsprävention im Anschluß an die Konferenz über Krebsvorsorge und Früherkennung vom 18./19. November 1999 in Wien.

8 Skrabanek, P., »Cervical Cancer Screening: the Time for Reappraisal«, *Canad J Public Health* (1988); 79, S. 86–89.

9 Lerner, Barron H., a.a.O., S. 48 f.

10 Papanicolaou, George, *Diagnosis of Uterine Cancer by the Vaginal Smear*, Commonwealth Fund, New York 1943.

11 Stoler, Mark et al., »Interobserver Reproducibility of Cervical Cytologic and Histologic Interpretations«, *JAMA* 2001; 285, S. 1500–1505.

12 Campion, M. J. et al., »Psychosexual Trauma of an Abnormal Cervical Smear«, *Br J Obstet Gynaecol* (1988); 95, S. 175–181.

13 Posner, T. et al., *Prevention of Cervical Cancer: The Patients View*, Kings Fund Publishing Office, London 1988.

14 Britten, N., »Personal View«, *BMJ* (1988); 296, S. 1191.

15 Raffle, Angela, »Informed participation in screening is essential«, Leserbrief in *BMJ* 1997; 314, S. 1762.

16 »Europäische Leitlinien für die Qualitätssicherung von Screening-Programmen zur Zervixkarzinomfrüherkennung«; vorgelegt im Rahmen des Programms der KEG GD V E.1., »Europa gegen den Krebs«, April 1992.

17 Sawaya, George et al., »Frequency of Cervical Smear Abnormalities within 3 Years of Normal Cytology«, *Obstet Gynecol* 2000 Aug. 96 (2), S. 219–223.

18 Eigenrecherche, persönliche Kommunikation, Juli 2001.

19 Im Durchschnitt dauert es dann jedoch weitere zwanzig Jahre, bevor sich ein Karzinom entwickelt. Wird bei dieser Frau in der Zwischenzeit wegen sich bedenklich verändernder oder gleichbleibend schlechter Pap-Befunde einmal eine Konisation durchgeführt, ist danach meist auch das Virus nicht mehr nachweisbar.

20 Blumenthal, Paul et al., »Adjunctive Testing for Cervical Cancer in Low Resource Settings with Visual Inspection, HPV, and the Pap Smear«, *International Journal of Gynecology and Obstetrics* 2001; 72, S. 47–53.

21 Angela Raffle, persönliche Erklärung, 13. 7. 2001.

22 Angela Raffle, persönliche Erklärung, 9. 7. 2001.

23 Eigenrecherche.

24 Scheppokat, K. D., »Ärztliche Fehler«, *Deutsche Medizinische Wochenschrift* 125 (2000), S. 363–367.

25 Brennan, T. A. u. A., »Incidence of Adverse Events and Negligence in Hospitalised Patients. Result of the Harvard Medical Practice Study I«, *New England Journal of Medicine* 1991; 324, S. 370–376.

26 Scheppokat, K. D., a.a.O.
27 Modelmog, D, Goertchen, R., »Der Stellenwert von Obduktionsergebnissen«, *Dtsch Ärzteblatt* 1992; 89, S. A1 3434–3440.
28 Anderson, R. E. et al., »The Sensitivity and Specificity of Clinical Diagnostics during Five Decades. Towards an Understanding of Necessary Fallibility«, *J Amer Med Ass* 1989; 261, S. 1610–1617.
29 Flum, D. R., »Has Misdiagnosis of Appendicitis Decreased over Time?«, *JAMA* 2001; 286, S. 1748–1753.
30 Weingart, S. N. et al., »Epidemiology of Medical Error«, *BMJ*, Vol 320, March 2000, S. 774 ff.
31 Eigenrecherche, persönliche Kommunikation 1997.
32 Eigenrecherche, persönliche Kommunikation 1997.
33 Eigenrecherche, persönliche Kommunikation 1997.
34 Eigenrecherche, persönliche Kommunikation 1998.
35 Eigenrecherche, persönliche Kommunikation 1998.
36 Lee M. Silver, *Das geklonte Paradies*, Droemer 1998, S. 303 ff.
37 Eigenrecherche, persönliche Kommunikation 1997.
38 Eigenrecherche, persönliche Kommunikation 1996.
39 Eigenrecherche, persönliche Kommunikation 1994 und 1997.
40 Eigenrecherche, persönliche Kommunikation 1994.
41 Eigenrecherche, persönliche Kommunikation 1994.
42 Eigenrecherche, persönliche Kommunikation 1994.
43 Eigenrecherche, persönliche Kommunikation 1997.

Die vierte Todsünde: Menschenfalle Medizin

1 Spree, Reinhard, »Qualitative Aspekte der Entwicklung des Krankenhauswesens im 19. und 20. Jahrhundert: Ein Bild innerer und äußerer Verhältnisse«, in: Labisch, Alfons, Spree, Reinhard, *Einem jeden Kranken…*, S. 75.
2 Thomann, Klaus Dieter, »Die Entwicklung der Chirurgie im 19. Jahrhundert und ihre Auswirkungen auf Organisation und Funktion der Krankenhauses«, in: Labisch, Spree, a.a.O., S. 146.
3 Huerkamp, Claudia, »Ärzte und Patienten«, in: Labisch, Alfons, Spree, Reinhard (Hrsg.), *Medizinische Deutungsmacht…*, S. 57–63.
4 Elkeles, Barbara, »Der Patient und das Krankenhaus«, in: Labisch, Spree, *Einem jeden Kranken…*, S. 359, zitiert nach Popp (1983), S. 46.
5 Elkeles, Barbara, a.a.O., S. 361.
6 Huerkamp, Claudia, a.a.O., S. 62, zitiert nach Knauer (1912), S. 41.

7 Allen, Isobel, *Doctors and Their Careers*, Policy Studies Institute, 1988.

8 Hart, J. T., Dieppe, P., »Caring Effects«, *Lancet* 1996; 347, S. 1606–1608.

9 Colwill, J. M., »Where Have All the Primary Care Applicants Gone?«, *NEJM* 1992; 326, S. 387–393.

10 Ebd.

11 Spitzy, Karl H., *Ethische Aspekte der Chemotherapie*, Hrsg: Hans-Rainer Buchmüller, Passau, Wiss.-Verl. Rothe, 1997.

12 Illich, Ivan, *Die Nemesis der Medizin*, überarb. und erg. Ausgabe, München, Beck, 1995, S. 25.

13 Illich, Ivan, a.a.O., S. 40.

14 Engelhardt, Karlheinz, *Kranke Medizin*, agenda 1999, S. 36.

15 Vaillant, G. E. et al., »Successful Aging«, *American Journal of Psychiatry* 2001; 158, S. 839–847.

16 Noak, R. H. in: Wilkinson, R. G., *Kranke Gesellschaften, Soziales Gleichgewicht und Gesundheit*, Springer Verlag, Wien, New York 2001.

17 Wright, J. C., Weinstein, M. C., »Gains in Life Expectancy from Medical Interventions – Standardizing Data and Outcomes«, *The New England Journal of Medicine*, August 6, 1998; 380, S. 386.

18 Diabetes. A Serious Public Health Problem at a Glance 2001, Center for Disease Control and Prevention, http://www.cdc.gov/diabetes/pubs/glance.htmgrowing.

19 Le Fanu, J., *Rise and Fall of Modern Medicine*, Little Brown and Company, London 1999, S. 258.

20 Higginson, I. J., »Evidence Based Palliative Care«, *BMJ* 1999; 319, S. 462–463.

21 Le Fanu, J., a.a.O., S. 260.

22 Illich, I.; »Und führe uns nicht in die Diagnose, sondern erlöse uns von dem Streben nach Gesundheit«, *Le Monde diplomatique*, deutsche Ausgabe, 4/5, April 1999.

23 Mayer, K. U., Baltes, P. B. (Hrsg.), *Die Berliner Altersstudie*, Akademie Verlag, Berlin, 1999, S. 160.

24 Mayer, K. U., Baltes, P. B., a.a.O., S. 474.

25 Hutchins, L. F. et al., »Underrepresentation of Patients 65 Years of Age and Older in Cancer-Treatment Trails«, *New England Journal of Medicine*, 1999; 341, S. 2061–2067.

26 Ebbesen, J. et al., »Drug-related Deaths in a Department of Internal Medicine«,*Archives of Internal Medicine* 2001; 161, S. 2317–2323.

27 Mayer, K. U., Baltes, P. B., a.a.O., S. 152.

28 American Society of Consultant Pharmacists, The Silent epidemic, http://www.ascp.com/medhelp/silentepic.shtml.

29 Lazarou, J. et al., »Incidence of Adverse Drug Reactions in Hospitalized Patients«, *JAMA* 1998, 279; 5, S. 1200–1205.
30 Thorbrietz, P., »Wirkung ohne Gewähr«, *Die Woche,* 17. August 2001, S. 25.
31 »Concern Over Sedative Use«, BBC News, 23.7.2001, http://newssearch.bbc.co.uk/hi/english/health/newsid_1452001/1452193.stm.
32 Spannagel, E., »Der alte Mensch – Hat er noch eine Chance?«, Studienarbeit im Rahmen der zweijährigen Weiterbildung für Allgemeine Kranken- und Kinderpflege, Städtisches Ausbildungsinstitut für Krankenpflege München, 1999.
33 Eigenrecherche, persönliche Kommunikation.
34 Eigenrecherche, persönliche Kommunikation 2001.
35 Bert Ehgartner »Sorge mit der Vorsorge«, *profil,* 28.2.1999; persönliches Gespräch.

Die fünfte Todsünde: Die Verwechslung von Symptom und Ursache

1 Borgers, Dieter, Berger, Michael (Hrsg), *Cholesterin – Risiko für Prävention und Gesundheitspolitik,* Berlin 1995.
2 Borgers, Dieter, »Primärprävention durch medikamentöse Cholesterinsenkung«, *Z Allg. Med* 72 (1996), S. 389–397.
3 Schatz, E. et al., »Cholesterol and All Cause Mortality in Elderly People from the Honolulu Heart Programm«, *Lancet* 2001; S. 358.
4 HERS-Studie: Im ersten Jahr gab es bei 2763 einbezogenen Risikopatientinnen, denen das Östrogen als Prophylaxe gegeben wurde, einen Anstieg der Herzinfarkte, hervorgerufen durch die gesteigerte Blutgerinnung durch das Östrogen. Nach weiteren vier Jahren war kein Nachteil mehr festzustellen – allerdings auch kein Nutzen.
5 Monster, T. B. M. et. al., »Oral Contraceptive Use and Hormone Replacement Therapy Are Associated With Microalbuminuria«, *Arch. Intern. Med.* 2001; 161, S. 2000–2005.
6 Eigenrecherche, persönliche Kommunikation 2001.
7 Eigenrecherche, persönliche Kommunikation 2001.
8 Eigenrecherche, persönliche Kommunikation 2001.
9 Eigenrecherche, persönliche Kommunikation 2001.
10 Ornish, Dean, *Revolution in der Herztherapie,* Kreuz Verlag, 1992.
11 Ornish, Dean, Scherwitz, Larry et al, »Intensive Lifestyle Changes for Reversal of Coronar Heart Disease«, in *JAMA* 1998; 280, S. 2001–2007.
12 Eigenrecherche, persönliche Kommunikation.

13 Ornish, Dean, Scherwitz, Larry et al, »Intensive Lifestyle Changes for Reversal of Coronar Heart Disease«, in *JAMA* 1998; 280, S. 2001–2007.
14 Sillo-Seidl, G., *Die Wahrheit über Semmelweis,* Ariston, Genf 1978.
15 Kornelia Müller, Vortrag für die Grüne Akademie zum Thema »Die Zurichtung des Körpers im 21. Jahrhundert« im Oktober 2000.
16 Rockenschaub, A., *Gebären ohne Aberglaube,* Aleanor Verlag, Lauter 1998.
17 Goer, H., *The Thinking Womens Guide to a Better Birth,* The Berkeley Publishing Group, New York 1999, S. 15.
18 Wiegers, T. A. et al., »Outcome of Planned Home and Planned Hospital Birth in Low Risk Pregnancies: Prospective Study in Midwifery Practices in the Netherlands«, *BMJ* 1996; 313, S. 1309–1313.
19 Northern Region Perinatal Mortality Survey Coordinating Group, »Collaborative Survey of Perinatal Loss in Planned and Unplanned Home Births«, *BMJ* 1996; 313, S. 1306–1309.
20 Ackermann-Liebrich, U. et al., »Home versus Hospital Deliveries: Follow-up Study of Matched Pairs for Procedures and Outcome«, *BMJ* 1996; 313, S. 1313–1318.
21 Le Fanu, J., The Rise and Fall of Modern Medicine, a.a.O., S. 255–258.
22 Sykes, G. S. et al., »Foetal Distress in the Condition of New-born Infants«, *BMJ* 1983; 287, S. 943–945.
23 Grant, A. et al., »Cerebral Palsy Amon Children Born During the Dublin Randomised Trial of Intrapartum Monitoring«, *Lancet* 1989; 2, S. 1233–1235.

Die sechste Todsünde: Die Geringschätzung des Immunsystems

1 De Serres, G. et al., »Passive Immunity Against Measles During the First 8 Months of Life of Infants Born to Vaccinated Mothers or to Mothers Who Sustained Measles«, *Vaccine* 1997; 15 (6–7), S. 620–623.
2 Desgrandchamps, D. et al., »Seroprävalenz von IgG-Antikörpern gegen Masern, Mumps und Röteln bei Schweizer Kindern in den ersten 16 Lebensmonaten«, *Schweiz Med Wochenschr* 2000; 130, S. 1479–1486.
3 Eigenrecherche, persönliche Kommunikation, 15. 3. 2000.
4 Hall, Stephen S., *A Commotion in the Blood,* New York, Owl Books 1998, S. 28 f.
5 Starnes, C. O., »Coley's toxins«, *Nature* 1992; 360, S. 23.
6 Hall, Stephen S., *A Commotion in the Blood,* New York, Owl Books 1998, S. 122.
7 Kölmel, K. F., Abel, U., Kuhn, B., Vehmeyer, K., Wieding, J. U., »Behandlung des metastasierenden malignen Melanoms mit einem Endotoxin enthalten-

den Bakterienlysat – Ergebnisse einer Pilotstudie«, in: Waclawiczek, H. W. et. al. (Hrsg.), *Das Maligne Melanom – Derzeitiger Stand in Diagnose und Therapie*, Springer, Berlin 1991, S. 238–239.

8 Persönliche Kommunikation, April 2000.

9 Kölmel, K. F., Gefeller, O., Haferkamp, B., »Febrile Infections and Malignant Melanoma: Results of a Case-control Study«, *Melanoma Res.* 1992; 2, S. 207–210.

10 Kölmel, K. F., Pfahlberg, A., Gefeller, O. et al., »Infections and Melanoma Risk: Results of a Multicentic Case-control Study«, *Melanoma Res.* 1999; 9 (5), S. 511–519.

11 Persönliche Kommunikation, April 2000.

12 Abel, U., »Die antineoplastische Wirkung pyrogener Bakterientoxine«, Tumorzentrum Heidelberg 1986.

13 Persönliche Kommunikation, 10. 8. 2001.

14 Albonico, Hans Ulrich, »Impfung, Immunsystem und Biographie. Plädoyer für eine nachhaltige Medizin«, in: Andreas Beck (Hrsg.) *Einwirkung der Umwelt auf den Menschen – Auswirkungen auf die Medizin des 21. Jahrhunderts*, Europäischer Verlag der Wissenschaften, Bern 2001, S. 107–123.

15 Klein, Peter, »Impfpromotion in der Schweiz«, Referat auf dem 2. Schweizer Impfkongreß in Fribourg vom 17.10. 2000.

16 Kristensen, I. et al., »Routine Vaccinations and Child Survival: Follow-up Study in Guinea-Bissau, West Africa«, *BMJ* 2000; 321, S. 1–8.

17 Persönliche Kommunikation, Januar 2001.

18 Persönliche Kommunikation, Januar 2001.

19 Persönliche Kommunikation, November 2000.

20 Heptonstall, John P., »Re: Re: WHO response to Guinea-Bissau report«, Website des *BMJ*: www.bmj.com/cgi/eletters/321/7274/1435EL4 (23. 11. 2001).

21 Mulholland, Kim, Barreto, Mauricio L., »Vaccination and child survival in the developing world: lessons from the Guinea Bissau studies«, Website des *BMJ*: www.bmj.com/cgi/eletters/321/7274/1435EL8.

22 Persönliche Kommunikation, 12. 8. 2001.

23 Persönliche Kommunikation, 12. 8. 2001.

24 Persönliche Kommunikation, Januar 2001.

25 Petersen, Melody, »Increased Spending on Drugs Is Linked to More Advertising«, *New York Times*, 21. 11. 2001.

26 Coulter, H., Fisher, B., *Dreifachimpfung – Ein Schuß ins Dunkle*, Barthel & Barthel Verlag 1991.

27 Persönliche Kommunikation, Juli 2000.

28 Vaccine-Advisory Committees der FDA, 14. 9. 99, Session 1: Update on Thimerosal, S. 9–27.

29 Die verwendeten Daten stammen von der Forschergruppe Clements, C. J., Ball, L. K., Ball, R., Pratt, D., »Thimerosal in vaccines«, *Lancet* 355, S. 1279–1280.
30 Wheeler, J. G. et al., »Study of Infectious Intestinal Disease in England: Rates in the Community, Presenting to General Practice, and Reported to National Surveillance«, *BMJ* 1999; 318, S. 1046–1050.
31 CDC – Rotavirus Vaccine Fact Sheet, 16. 7. 1999.
32 Vaccine-Advisory Committees der FDA, 14. 9. 99, Session 3: Update on RotaShield, S. 46–71, Dr. Kathryn Carbone, FDA.
33 Persönliche Kommunikation, Juli 2000.
34 Lanata, C. F. et al., »Safety, Immunogenicity, and Protective Efficacy of One and Three Doses of the Tetravalent Rhesus Rotavirus Vaccine in Infants in Lima, Peru«, *J Infect Dis* 1996; 174, S. 268–275.
35 Linhares, A. C. et al., »Immunogenicity, Safety and Efficacy of Tetravalent Rhesus-Human, Reassortant Rotavirus Vaccine in Belem, Brazil«, *Bull World Health Organ* 1996; 74, S. 491–500.
36 Perez-Schael, I. et al., »Efficacy of the Rhesus Rotavirus-Based Quadrivalent Vaccine in Infants and Young Children in Venezuela«, *NEJM* 1997; 337, S. 1181–1187.
37 Keusch, G. T., Cash, R. A., »A Vaccine Against Rotavirus – When is Too Much Too Much?«, *NEJM* 1997; 337, No. 17.
38 Ebd.
39 CDC – Rotavirus Vaccine Fact Sheet, 16. 7. 1999.
40 Altman, Lawrence K., »In Turnabout, Federal Panel Votes Against Vaccine«, *NY Times*, 23. Oktober 1999.
41 Zitiert nach Pschyrembel und Gesundheits-Brockhaus.
42 »Intussusception Among Recipients of Rotavirus Vaccine – US 1998–1999«, *MMWR* 48 (27); S. 577–581 (16. 7. 1999).
43 Vaccine-Advisory Committees der CDC, 14. 9. 99, Session 3: Update on RotaShield, S. 46–71, Dr. Kathryn Carbone, FDA.
44 Altman, Lawrence K., a. a. O.
45 Riedler, J. et al., »Exposure to Farming in Early Life and Development of Asthma and Allergy: a Cross-sectional Survey«, *Lancet* 2001; 358, S. 1129–1133.
46 Eigenrecherche, persönliche Kommunikation 1999.
47 Eigenrecherche, persönliche Kommunikation 1999.
48 Eigenrecherche, persönliche Kommunikation 1999
49 Eigenrecherche, persönliche Kommunikation 1999.
50 Eigenrecherche, persönliche Kommunikation 1999.
51 Eigenrecherche, persönliche Kommunikation 1999.
52 Eigenrecherche, persönliche Kommunikation 1999.

53 Susan Dominus »The Allergy Prison«, *New York Times,* 10. 6. 2001
54 Eigenrecherche, persönliche Kommunikation 1999.
55 Eigenrecherche, persönliche Kommunikation 1997.
56 Richard Doll »Controlled Trials: the 1948 Watershed«, *BMJ* 1998; 317, S. 1217–1220.
57 Martin Enserink, »Can the Placebo Be the Cure?«, *Science* 1999; 284, S. 238–240.
58 Blakeslee, Sandra, »Placebos Prove So Powerful Even Experts Are Surprised«, *New York Times,* 13. 10. 1998.
59 Eigenrecherche, persönliches Gespräch 1999.
60 Persönliche Kommunikation, Februar 1999.
61 Block, K. I., »Psychooncology and Total Survivorship«, Kommentar zu Greer, S., »Mind Body Research in Psychooncology«, *Advances in Body Mind Medicine* 1999; 15, S. 236–281.
62 Interview in »Mind over Body«, BBC 1998.
63 Persönliche Kommunikation, Februar 1998.
64 Interview in »Mind over Body«, BBC 1998.
65 Eigenrecherche, persönliche Kommunikation 1997
66 Eigenrecherche, persönliche Kommunikation 1997.
67 Abel, U et al., »Common Infections in the History of Cancer Patients and Controls«, *J Cancer Res Clin Oncol* 1991; 117 (4), S. 339–344.
68 Eigenrecherche, persönliches Gespräch 1997.
69 Kappauf, H. et al., »Use of and Attitudes Held Towards Unconventional Medicine by Patients in a Department of Internal Medicine/Oncology and Haematology«, *Support Care Cancer* 2000; 8 (4), S. 314–322.
70 Futterman, A. D. et al., »Immunological and Physiological Changes Associated with Induced Positive and Negative Mood«, *Psychosom Med.* 1994; 56 (6), S. 499–511.

Die siebte Todsünde: Die Versklavung der Medizin durch die Industrie

1 Rusconi, Sandro, »Gentherapie-Forscher: Verkannte Helden oder Roulettespieler?«, *Neue Zürcher Zeitung,* 2. 12. 1999.
2 Marshall, Eliot, »Gene Therapy Death Prompts Review of Adenovirus Vector«, *Science* 1999; 286, S. 2244–2245.
3 Koch, Erwin, »Jesses Asche«, *Spiegel* 20/2001 S. 72–80.
4 Rusconi, Sandro, »Gentherapie-Forscher: Verkannte Helden oder Roulettespieler?«, *Neue Zürcher Zeitung,* 2. 12. 1999.

5 Persönliche Kommunikation, Juni 1997.
6 Jaroff, Leon, »Fixing the Genes«, *Time,* 11. 1. 1999.
7 Persönliche Kommunikation, Juni 1997.
8 Nelson, D., Weiss, R., »Gene Researcher Defends Test on Teens«, *Washington Post,* 9. 12. 1999.
9 Persönliche Kommunikation, Juli 2000.
10 Dettweiler, Ulrich, Simon, Perikles, »Gen-Therapie wird zur Gen-Lotterie«, *Süddeutsche Zeitung,* 16. 11. 1999.
11 Nelson, D., Weiss, R., »Methods Faulted In Gene Test Death«, *Washington Post,* 8. 12. 1999.
12 Nelson, Deborah, Weiss, Rick, »Hasty Decisions in the Race to a Cure«, *Washington Post,* 21. 11. 1999.
13 Ebd.
14 Ebd.
15 Ebd.
16 Ebd.
17 »FDA Halts All Gene Therapy Trials at Penn«, *Science,* 287, S. 565–567.
18 Marshall, Eliot, »Gene Therapy Death Prompts Review of Adenovirus Vector«, *Science* 1999; 286, S. 2244–2245.
19 Nelson, Deborah, Weiss, Rick, »FDA Lists Violations by Gene Therapy Director at U-Penn«, *Washington Post,* 4. 3. 2000.
20 Dettweiler, Ulrich, Simon, Perikles, »Gen-Therapie wird zur Gen-Lotterie«, *Süddeutsche Zeitung,* 16. 11. 1999.
21 Ebd.
22 Ebd.
23 Ebd.
24 Borgers, Dieter, »Cholesterin: Risiko für Prävention und Gesundheitspolitik«, *Zeitschrift für Allgemeinmedizin* 9/2001, S. 373–374.
25 *Wall Street Journal,* 23. 4. 2001.
26 Interview mit Pfizer-Chef Henry McKinnell, *Wirtschaftswoche,* 24. 1. 2001.
27 Eigenrecherche, persönliche Kommunikation, August 2001.
28 Davidoff, F. et al., »Sponsorship, Authorship, and Accountability«, *JAMA* 2001; 286, S. 1232–1233.
29 Eigenrecherche, persönliche Kommunikation, 21. 3. 2001.
30 Ehgartner, Bert, Kraft, Ulrich, »Die Macht der Industrie«, *profil,* 26. 3. 2001; persönliches Gespräch 21. 3. 2001.
31 Kahn, J. O. et al., »Evaluation of HIV-1 Immunogen, an Immunologic Modifier, Administered to Patients Infected With HIV Having 300 to 549 106/L CD4 Cell Counts«, *JAMA* 2000; 284, S. 2193–2202.

32 DeAngelis, Catherine, »Conflict of Interest and the Public Trust«, *JAMA* 2000; 284, S. 2237–2238.

33 Hilts, P. J., »Company tried to bar report that H.I.V. vaccine failed«, *The New York Times,* 1. 11. 2000.

34 Cho, M. K., Bero, L. A., »The Quality of Drug Studies Published in Symposium Proceedings«, *Ann Intern Med* 1996; 124(5), S. 485–489.

35 Gerichtsurteil vom 1. November1999, Richterin Elaine E. Bucklo, United States District Court for the Northern District of Illinois.

36 »Professor Coca-Cola«, *Spiegel* 45/99, S. 276–278.

37 Wazana, A., »Physicians and the Pharmaceutical Industry«, *JAMA* 2000; 283, S. 373–380.

38 Palmisiano, P., »Teaching Drug Promotion Abuses to Health Profession Students«, *J Med Educ* 1980; 55, S. 453–455.

39 Orlowski, J. P. et al., »The Effects of Pharmaceutical Firm Enticements on Physician Prescribing Patterns«, *Chest* 1992; 102 (1), S. 270–273.

40 *Zeitschrift für ärztliche Fortbildung und Qualitätssicherung,* Bd. 8, 1999, S. 569.

41 Zitiert nach: »Einseitige Lehrer«, *Süddeutsche Zeitung,* 8. 2. 2000.

42 Godlee, F. et al., »Effect on the Quality of Peer Review of Blinding Reviewers and Asking Them to Sign Their Reports: a Randomized Controlled Trial«, *JAMA* 1998; 280 (3), S. 237–240.

43 Smith, R., »Peer Review: Reform or Revolution?«, *BMJ* 1997; 315, S. 759.

44 Diehl, V. et al., »Publizierter Betrug. Die Veröffentlichung verfälschter medizinischer Forschungsergebnisse«, *Deutsche Medizinische Wochenschrift* 125 (2000), S. 1112–1114.

45 »Das machen doch alle«, *Spiegel,* 23. 6. 1997.

46 Abbot, A. et al., »Science Comes to Terms with the Lessons of Fraud«, *Nature* 1999; 398, S. 13–17.

47 Gale, E. A. M., »Lessons from the Glitazones: a Story of Drug Development«, *Lancet* 2001; 357, S. 1870–1875.

48 Grady, Denise, »Quest for Aids Vaccine Rises From Ashes of Dashed Hopes«, *New York Times,* 5. 6. 2001.

49 Ho, D. D. et al., »Rapid Turnover of Plasma Virions and CD4 Lymphocytes in HIV-1 Infection«, *Nature* 1995, 373, S. 123–126.

50 Wolthers, K. C. et al., »T Cell Telomere Length in HIV-1 Infection: No Evidence for Increased CD4+ T Cell Tunover«, *Science* 1996, S. 1543–1547.

51 Persönliche Kommunikation, Oktober 1997.

52 *Aerztezeitung.de,* 3. 7. 2001.

53 Fellay, J. et al., »Prevalence of Adverse Events Associated with Potent Anti-

retroviral Treatment: Swiss HIV Cohort Study«, *Lancet* 2001; 358, S. 1322–1327.

54 Bogner, Schirin, *Ich wollte hundert Jahre werden,* Lübbe 2001.

55 Zitiert nach: »Complete Text of South African President Thabo Mbekis Letter to World Leaders on Aids in Africa«, *Washington Post,* 19. 4. 2000.

56 Eigenrecherche, persönliche Kommunikation, Mai 2001.

57 Fiala, Christian, *Lieben wir gefährlich? – Ein Arzt auf der Suche nach Fakten und Hintergründen von Aids,* Deuticke, Wien 1997.

58 Fiala, Christian, »Dirty Tricks Over Aids Figures«, *New African,* April 1998, S. 36–38.

59 Hodgkinson, Neville, *Aids – the Failure of Contemporary Science,* Forth Estate, London 1996, S. 222.

60 Hodgkinson, Neville, a. a. O., S. 224–226.

61 Dournon, E. et al., »Effects of Zidovudine in 365 Consecutive Patients with AIDS or AIDS-related Complex«, *Lancet* 1988; 2 (8623), S. 1297–1302.

62 Zusammenfassung einer Expertendiskussion vom 21. Oktober 1996 am Columbia-Presbyterian Medical Center in *The Aids Reader* 1997; 7 (5), S. 165–172.

63 Inspectial Observation of the FDA, Department of Health and Human Services, Patricia A. Spitzig, Investigator.

64 Lynn Gannett »An Eyewitness Account«, *www.virusmyth.com,* 19. 11. 2001.

65 Söderlund, N. et al., »Prevention of Vertical Transmission of HIV: Analysis of Cost Effectiveness of Options Available in South Africa«, *BMJ* 1999; 318, S. 1651–1656.

66 Gunneberg, Christian, »Findings Probably Do Not Apply to Rest of Sub-Saharan Africa«, *BMJ* 1999; 319, S. 1431.

NAMENREGISTER

Aaby, Peter 276–282
Abel, Ulrich 98, 121, 124, 271 f., 313
Ader, Richard 311
Aguiar, Eric 330 f.
Albonico, Hans Ulrich 274
Alexander, Albert 96
Alexander, Peter 99
Allen, Woody 17
Althoff, Friedrich 66
Anderson, William French 324–326
Armstrong, Lance 262
Ashe, Arthur 354

Barnard, Christiaan 360
Barreto, Mauricio L. 280
Batshaw, Mark 325–327
Beck, Ingrid 302
Behring, Emil von 70, 82 f.
Bero, Lisa 339
Bezwoda, Werner 120–122
Billroth, Theodor 156
Blaese, Michael 324–326
Blair, Tony 349
Bland, Cornelis Shaw 113
Block, Keith 310
Blumenthal, Paul 134
Boetticher, Joseph von 51
Bogner, Schirin 349
Boner, Attilio 300
Borgers, Dieter 218, 334
Brach, Marion 343 f.
Braun-Fahrlander, Charlotte 299
Breitenecker, Gerhard 130, 133
Brown, Louise 154
Buek, Heinrich Wilhelm 45
Burstow, Paul 190
Butler, Dwayne 234–239, 241 f.
Butler, Kathy 238, 241

Cameron, Charles E. 116
Caprivi, Georg Leo von 65
Carbone, Kathryn 286–288, 290 f.
Chain, Ernst 94 f.
Chamberland, Charles 30 f.
Childe, Charles P. 110
Cho, Mildred 339
Cichon, Günther 332
Clements, John 278 f.
Clinton, Bill 349
Cochrane, Archibald L. 71–78
Cohen, Nicholas 311
Cohn, Ferdinand 36
Cohnheim, Julius 36, 40
Coley, William Bradley 260, 264–270
Coulter, Harris 283

Crile, George »Barney« 115 f.
Crystal, Ronald 333
Curie, Marie 112
Curie, Pierre 112

Daland, Ernest P. 118
Dashiell, Bessie 263–265
Daum, Robert 290
Dawber, Thomas 222 f.
DeAngelis, Catherine 338
DeSilva, Ashanti 324–326
Doll, Richard 306
Dougherty, Thomas 99
Doyle, Arthur Conan 67
Duesberg, Peter 351
Durant, John 122

Ebbesen, Just 188
Egan, Bill 284 f.
Ehrlich, Else 81
Ehrlich, Paul 41, 70, 80–85, 87, 99, 101
Emmerich, Rudolf 60
Engelbrecht, Justina 341
Engelhardt, Karlheinz 180
Erb, Klaus 279
Erickson, Robert 328
Ernst, Edzard 309

Farber, Sydney 261
Fauci, Anthony 347
Fehleisen, Friedrich 266
Fellay, Jacques 349
Felten, Suzanne 312
Fiala, Christian 351
Ficken, John 268
Fisher, Barbara Loe 283–287, 290 f.
Fleming, Alexander 90–94
Fletcher, Charles 96 f.
Florey, Howard 94–96
Folb, Peter 278, 280
Franco, General 74
Freiberg, Hedwig 57, 66, 68
Friedmann, Theodore 144
Frühwald, Wolfgang 344
Füsgen, Ingo 187
Futterman, Ann 315

Gaffky, Georg 51 f., 58, 60
Gale, Edwin 345 f.
Galilei Galileo 25
Gallo, Robert 347
Galvani, Victor 224, 232
Gannett, Lynn 356 f.
Geison, Gerald L. 22
Gelsinger, Jesse 319–322, 326, 330–333
Gelsinger, Paul 320 f.
Gilman, Alfred 87, 100
Godlee, Fiona 342
Gotzsche, Peter C. 72
Gould, Stephen J. 145
Gradmann, Christoph 64
Graninger, Wolfgang 280
Greenberg, Harry B. 284
Greenough, Robert B. 118
Gunneberg, Christian 357

Haagensen, Cushman C. 114, 117, 119
Hall, Stephen 270
Halsted, Mrs. 106
Halsted, William Stewart 104–108, 111, 113, 116, 118–120
Hampton, Caroline 105
Hansemann, D. P. von 118
Hare, Ronald 92
Hässig, Alfred 348
Herrmann, Friedhelm 343 f.
Hillesheimer, Gisa 148, 151 f.

Hillesheimer, Kyra 152
Hinterberger, Wolfgang 121
Hippokrates 39
Hitchcock, Alfred 337
Ho, David 347
Hoffmann, Felix 82
Hölzel, Dieter 125
Horwitz, Jerome 348
Husslein, Peter 243
Hüther, Gerhard 310
Huxley, Aldous 146

Iftner, Thomas 132
Illich, Ivan 180, 187
Isner, Jeffrey 318, 333
Israel, Lucien 102

Jenner, Edward 29
Jensen, Henrik 277 f., 280, 282

Kannel, William 222
Kappauf, Herbert 314
Kaufmann, Manfred 121
Kemnitz, Frau 213
Kemnitz, Josef 205–208, 210–214
Keynes, Geoffrey 111
Kirsch, Irving 308
Klausner, Richard 262
Klein, Peter 275
Knauer, Thomas 157
Koch, Emmy 34, 66
Koch, Robert 28, 32–36, 39–42, 51–54, 56–71, 75, 80 f., 267
Kollaritsch, Herwig 337
Kölmel, Klaus 270–273
Kristensen, Ines 277
Kruif, Paul de 83

Langley, Evelyn 221, 223 f., 229, 232
Lassmann, Hans 312
LaTouche, C. J. 92
Laurence, Jeffrey 355
Laurent, Marie 23–25
Lennon, John 193
Levy, Daniel 232
Libbertz, Arnold 67, 69
Liebig, Justus von 48
Lister, Joseph 62, 105, 156
Livengood, John 291

Marten, Benjamin 40
Maximilian II. von Bayern 49
Mbeki, Thabo 349–351
McKeown, Thomas 19
Meadors, Glicin 223
Mendelsohn, Andrew 60
Merck, George W. 334
Molerman, Dan 309
Montagnier, Luc 347, 351–353
Morgan, Richard 332
Moss, Ronald B. 338
Mountin, Josef 222 f.
Mühlhauser, Ingrid 220 f.
Mulholland, Kim 280
Murphy, George 303
Mutius, Erika von 293 f., 299–302

Nauts, Helen Coley 263, 265
Newton, Isaac 25
Nixon, Richard M. 103, 128, 261
Nothnagel, Hermann 180
Nurejew, Rudolf 354

Oda, Hiroshi 314
Ornish, Dean 234, 240 f.
Orth, Johannes 68
Osterland, Rosemarie 304 f., 314

Papanicolaou, George 128–130
Pasteur, Louis 21–33, 51, 60 f., 64, 70, 91
Pawlow, Iwan Petrowitsch 307
Payr, Erwin 156
Pettenkofer, Max von 48–51, 54 f., 58–60, 79
Pirquet, Clemens von 70, 292
Popp, Adelheid 157
Putin, Wladimir 349

Raffle, Angela 131, 134 f.
Raper, Steve 320
Reik, Theodor 74
Remmling, Florian 302
Remmling, Gerald 302
Remmling, Gerlinde 302
Remmling, Maik 301
Reuben, David 115
Reul, Johannes 312 f.
Rhoads, Cornelius P. »Dusty« 102
Richard III. von England 292
Riedler, Josef 299
Roberts, Julia 98
Rockefeller, John D. 263–265, 268, 270
Rockenschaub, Alfred 243
Röntgen, Wilhelm von 111
Rook, Graham 301
Rossignol, Hyppolite 21 f., 31
Roux, Emile 51
Rush, Benjamin 45

Samonigg, Hellmut 104
Sawaya, George 132
Sawicki, Peter 340 f.
Scanzoni, Friedrich Wilhelm 243
Schatz, Irwin 219
Scheppokat, Klaus-Dieter 136–139, 142 f.
Scherwitz, Larry 235, 237, 239
Schober-Bendixen, Susanne 337
Schreer, Ingrid 214 f.
Schröder, Gundula 152 f.
Schröder, Mareike 153
Schröder, Martin 152 f.
Schücking, Beate 149
Schwann, Theodor 24, 26
Schwarz, Reinhold 305
Scott, Campbell 98
Seibold, Frank 297 f.
Semmelweis, Ignaz Philipp 243
Shaw, Paul 126 f.
Silver, Lee 146
Simon, Perikles 329
Simon, Steve 73
Sjönell, Giran 123
Skolnick, Mark 147
Slaughter, Frank 114
Smith, Richard 343
Snider, Dixie 285
Solter, Davor 146
Spiegel, David 304
Spitzig, Patricia 356
Starnes, Charlie 269
Stein, Fred 265 f.
Steinthal, M. 119
Sternheim, S.L. 45
Straus, Stephen 328
Sullivan, Walter 223, 232

Thullier, Louis 53
Toussaint, Jean-Joseph 22, 30 f.

Verma, Inder 327
Villemin, Jean-Antoine 40
Virchow, Rudolf 37 f., 41 f., 62, 66, 68, 79, 105, 107, 156, 225
Volkmann, Richard 107
Voltaire 306

Wagner, Ernst 145
Wangensteen, Owen H. 116
Watson, James 145
Webster, Daniel 45
Weinstock, Joel 296–298
Weiss, Raymond 122
West, Philip 307f.
Wichmann, Erich 294
Wilson, James M. 319, 320f., 326–333
Wöppel, Wolfgang 314
Wright, Mr. 307f.

Zola, Mr. 266–268
Zorzi, Heidi 148–150

SACHREGISTER

Aids 338 f., 346 f.
Allergien 260 ff., 279 ff., 292 ff.
Antibiotika 88 ff., 293
Arzneimittel-Nebenwirkungen 187 ff., 288 ff., 319 ff., 344 ff., 348 f.

Bluterkrankheit 152 ff.
Brustkrebs 103 ff., 124 f., 147, 203 ff.

Chemotherapie 81 ff., 98 ff., 120 ff., 195 ff., 262 ff., 304 ff.
Cholera 43 ff., 56 ff.
Cholesterin 214 ff., 232 ff., 335 f.

Darmkrebs 125 f.
Diphtherie 75 ff., 82 f.
Down-Syndrom 149 ff.

Epidemiologie 119 f., 186 ff., 293 ff., 351 ff.
Ernährung 77 f., 237 ff.
Eugenik 144 ff.
Evidenz-basierte Medizin 71 ff., 112 f., 306 f., 342 f.

Fruchtwasseruntersuchung 146, 148 ff.

Gebärmutterhalskrebs 123 ff., 126 ff.
Geburtshilfe 242 ff.
Gentest 147 f.
Gentherapie 144 ff., 318 ff.

Herz-Kreislauf-Erkrankungen 218 ff., 232 ff.
Hormonersatztherapie 220 f.
Hygiene 48 f., 295 ff., 300 ff.

Impfungen 28 ff., 257 ff., 273 ff., 283 ff., 337 f.
Immunsystem 260 ff., 273 ff., 292 ff., 311 f., 327 f.
Immuntherapie 263 ff., 313 ff.

Krebsfrüherkennung 113 f., 123 ff., 128 ff., 202 ff.
Krebsstadien 118 f.
Krebsnachsorge 124 f.
Kunstfehler 135 ff., 152 ff., 189 f., 214 f.

Lebenserwartung 183 ff., 186 ff.

Medizinerausbildung 169 f., 178, 340 ff.

Milzbrand 21 f., 30 ff., 35 f., 40 f.
Multiples Myelom 195 f.

Pathologie 37 ff., 141 ff., 205 ff.
Pap-Test 128 ff.
Papillomaviren 133 ff.
Penicillin 92 ff.
Placebo 71 f., 305 ff.
Prostatakrebs 125 f.
Psychosomatik 232 ff., 303 ff.

Qualitätssicherung 137 ff., 244 ff.

Röntgen 111 f., 202 ff., 207 f., 214 f.

Screening 123 ff., 132 ff., 223 ff., 231 f.
Seuchenbekämpfung 51 f., 56 ff., 71 ff.
Sozialmedizin 37 ff., 155 ff., 225 ff., 232 ff.
Spontanheilung 304 ff.
Syphilis 84 ff.

Tuberkulose 39 f., 41 ff., 61 ff., 76 ff., 279 f.

Übergewicht 183 f., 228 ff., 234 f.

Wissenschaftsbetrug 121 f., 210 ff., 319 ff., 343 f., 355 ff.

PIPER

Dr. Bob Arnot
Prostatakrebs

Vorbeugen und Heilen mit richtiger Ernährung und Lebensweise. Aus dem Amerikanischen von Helga Migura. 374 Seiten. Gebunden

Prostatakrebs ist inzwischen noch vor dem Lungenkrebs die häufigste Krebserkrankung bei Männern. Etwa 40 Prozent der Männer um fünfzig müssen mit dieser Krankheit rechnen. Wird der Krebs manifest, kann er sehr schnell lebensbedrohend werden. Viele führende Wissenschaftler sind allerdings davon überzeugt, daß eine derartige Entwicklung verlangsamt, ja ganz verhindert werden kann. Dr. Bob Arnot, der Autor des vieldiskutierten »Anti-Brustkrebs-Buches«, hat ein Programm entwickelt, das dem »Männerkrebs« vorbeugen und die Heilungschancen verbessern kann. Es basiert auf der Erkenntnis, daß die Ernährung und die Lebensweise von zentraler Bedeutung sind, und setzt dort an. Arnots umfassendes »Anti-Prostatakrebs-Konzept« enthält vor allem Ernährungsratschläge mit ausgewogenen Rezepten und Menüs, außerdem Anti-Streß-Techniken, Fitneß-Programme, einen Test für das eigene Risiko und ausführliche Hinweise zu Schutzmaßnahmen, neuen Medikamenten und Nahrungsergänzungsmitteln.

01/1005/01/L

Dr. Bob Arnot

Das Anti-Brustkrebs-Buch

Vorbeugung durch richtige Ernährung und Lebensweise.
Aus dem Amerikanischen von Helga Migura. 276 Seiten.
Serie Piper

Die Brustkrebsforschung in aller Welt läuft auf Hochtouren. Und endlich gibt es Hoffnung, daß Frauen durch richtige Ernährung und Lebensweise dieser Krankheit vorbeugen können. Dr. Bob Arnots Buch bietet das richtungsweisende Ernährungsprogramm.
Gibt es doch Möglichkeiten, dem Brustkrebs vorzubeugen, und damit das Risiko einer Erkrankung zu senken? Jahrzehnte hindurch nahm Brustkrebs eine Sonderstellung unter den schweren Krankheiten ein, weil es praktisch keine Präventivmaßnahmen gab. Die intensiven Forschungen über die möglichen Zusammenhänge zwischen Brustkrebs und Ernährung bündelt Dr. Bob Arnot, in den USA ein führender Mediziner, in der Aussage: Die individuell richtige Ernährung kann einen dramatischen Einfluß darauf haben, ob eine Frau an Brustkrebs erkrankt oder nicht. Deshalb bietet sein Buch ein Ernährungs- und Gesundheitsprogramm für alle Frauen.

01/1133/01/R

Jacob Liberman

Die heilende Kraft des Lichts

Der Einfluß des Lichts auf Psyche und Körper. Aus dem Amerikanischen von Hans Finck. 287 Seiten. Serie Piper

Licht gehört zu den ältesten, einfachsten und wirksamsten Heilmitteln der Menscheit. Der gezielte Einsatz sowohl des Sonnenlichts als auch des künstlichen Vollspektrumlichts sowie spezieller, klinisch erprobter Licht-Therapien vermag verblüffend schnell und nachhaltig viele akute Krankheiten und chronische Beschwerden – von Kopfschmerzen bis zu Krebs und Arteriosklerose – zu lindern oder sogar vollständig zu heilen. Auch bei psychischen Störungen wie Depressionen oder Sexualproblemen wird Licht seit einiger Zeit immer häufiger angewandt. Der amerikanische Augenarzt Jacob Liberman gilt international als Kapazität auf dem Gebiet der Licht-Therapie. Er hat Tausende von Patienen mit den unterschiedlichsten Leiden erfolgreich mit genau dosierter Lichteinwirkung behandelt.

05/1260/01/L

Jacob Liberman

Natürliche Gesundheit für die Augen

Sehstörungen beheben, die Sehkraft verbessern. Aus dem Amerikanischen von Diane von Weltzien. 319 Seiten. Serie Piper

Warum nehmen die Sehprobleme in unserer Zeit unaufhaltsam zu? Welche Zusammenhänge gibt es zwischen unserer Sehkraft, unseren Überzeugungen und unserem emotionalen Zustand? Diese Fragen standen am Anfang von Jacob Libermans ganzheitlicher Augentherapie. Inneres und äußeres Sehvermögen bilden für ihn eine Einheit und können daher auch nur als Ganzes beeinflußt werden. »Nimm deine Brille ab und sieh!« – so lautet der kühne Imperativ, den er an den Beginn jeder Augentherapie stellt. Denn für ihn ist der klare Blick nicht nur eine Sache der Augen. Auch unsere »innere Brille« kann getrübt sein. Anhand klar strukturierter visueller Meditationen, Atem- und Sehübungen zeigt Liberman, wie man die Selbstheilungskräfte der Augen aktiviert, um die Sehkraft zu stärken und den geistigen Blickwinkel zu erweitern.

05/1261/01/R

SERIE PIPER

Remo H. Largo

Babyjahre

Die frühkindliche Entwicklung aus biologischer Sicht. Aktualisierte Neuausgabe. 506 Seiten. Serie Piper

Die Bedürfnisse eines Säuglings und Kleinkinds zu erkennen und richtig zu deuten ist für Eltern nicht immer leicht, besonders wenn es ihr erstes Kind ist. Sprechen kann das Baby nicht, aber es hat eine Vielzahl von Möglichkeiten, sich auszudrücken. Der erfahrene Kinderarzt Professor Remo H. Largo will mit seinem Buch das Verständnis bei Eltern und Erziehern für die biologischen Gegebenheiten und die Vielfalt des kindlichen Verhaltens wecken. Dabei orientiert er sich nicht an abstrakten Normen oder überlieferten Erziehungsprinzipien, sondern schärft den Blick für das individuelle Kind und vermittelt Einsichten in seine entwicklungs- und altersspezifischen Eigenheiten. Der Bestseller »Babyjahre« wurde für diese Taschenbuchausgabe grundlegend überarbeitet und aktualisiert.

05/1354/01/L

Remo H. Largo

Kinderjahre

Die Individualität des Kindes als erzieherische Herausforderung. 378 Seiten. Serie Piper

Wie man Kinder fit fürs Leben macht, ihnen hilft, im Einklang mit ihrer Umwelt zu leben – das zeigt Remo H. Largo in diesem Buch. Er ist seit über zwanzig Jahren Leiter der Abteilung Wachstum und Entwicklung am Kinderspital in Zürich und kennt daher die ganze Bandbreite kindlicher Entwicklung. So kann er Eltern und Erziehern wirkliche Hilfe anbieten, nicht nur Theorien. Anschaulich führt er durch die entscheidenden Jahre zwischen dem Kleinkindalter und der Schwelle des Erwachsenseins. Wie entsteht die Individualität des Kindes? Welche Rolle spielen Anlagen und Umwelt? Wann und wie können Eltern die Entwicklung ihres Kindes unterstützen? Auf diese Fragen gibt der Autor fundierte Antworten mit praktischen Beispielen.

05/1355/01/R

Silvano Arieti

Schizophrenie

Ursachen, Verlauf, Therapie, Hilfen für Betroffene. Aus dem Amerikanischen von Brigitte Stein. Mit einem Vorwort von Asmus Finzen. 252 Seiten. Serie Piper

Die Wahrscheinlichkeit, an Schizophrenie zu erkranken, ist genauso wie bei Diabetes – sie liegt bei einem Prozent. Im Gegensatz zu anderen Krankheiten haftet ihr jedoch immer noch der Ruch des Unheilbaren an. Dabei ist eine erfolgreiche Behandlung der Schizophrenie möglich. Silvano Arieti gibt allgemeinverständlich und umfassend Auskunft über den Forschungsstand zur Schizophrenie: Was kann geheilt werden und was nicht? Wie sehen die Anzeichen einer beginnenden Schizophrenie aus? Wie verlaufen die einzelnen Stadien der Krankheit, welche Ursachen hat sie, und welches sind die wichtigsten Behandlungsmethoden?

05/1268/01/L

Michael Murphy

Golf und Psyche

Der kleine weiße Ball und die Intuition des Spiels. Aus dem Amerikanischen von Michael Windgassen. 247 Seiten. Serie Piper

Zen oder Die Kunst, einen Golfball zu schlagen. Golf erlebt derzeit einen weltweiten Boom. Damit haben immer mehr Menschen die Chance, diesen Sport auch als eine Reise nach innen und zu den Kraftquellen des Selbst zu entdekken. Denn Golf erfaßt den ganzen Menschen – seinen Körper, seine Psyche und seine Spiritualität. Golf als Meditation, als Versenkung betrachtet, das ist der Kern von Michael Murphys sehr witzigem, weisem und persönlichem Buch, das unter eingefleischten Golfern längst zum Kultbuch avanciert ist.

05/1259/01/R